于增瑞临证经验集粹

主　审　于增瑞

主　编　刘惠杰

副主编　见国繁　徐寅平　聂锦坤

编　委（以姓氏笔画为序）

见国繁　刘惠杰　张志欣　陈海荣

邵丽君　聂锦坤　徐寅平

人民卫生出版社

图书在版编目（CIP）数据

于增瑞临证经验集粹 / 刘惠杰主编. —北京：人
民卫生出版社，2019
ISBN 978-7-117-29299-3

Ⅰ. ①于… Ⅱ. ①刘… Ⅲ. ①中医临床－经验－中国
－现代 Ⅳ. ①R249.7

中国版本图书馆 CIP 数据核字（2019）第 288451 号

| 人卫智网 | www.ipmph.com | 医学教育、学术、考试、健康，购书智慧智能综合服务平台 |
| 人卫官网 | www.pmph.com | 人卫官方资讯发布平台 |

于增瑞临证经验集粹

主　　编：刘惠杰
出版发行：人民卫生出版社（中继线 010-59780011）
地　　址：北京市朝阳区潘家园南里 19 号
邮　　编：100021
E － mail：pmph @ pmph.com
购书热线：010-59787592　010-59787584　010-65264830
印　　刷：河北新华第一印刷有限责任公司
经　　销：新华书店
开　　本：710×1000　1/16　　印张：14　　插页：8
字　　数：202 千字
版　　次：2019 年 12 月第 1 版　2019 年 12 月第 1 版第 1 次印刷
标准书号：ISBN 978-7-117-29299-3
定　　价：49.00 元
打击盗版举报电话：010-59787491　E-mail：WQ @ pmph.com
质量问题联系电话：010-59787234　E-mail：zhiliang @ pmph.com

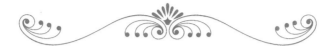

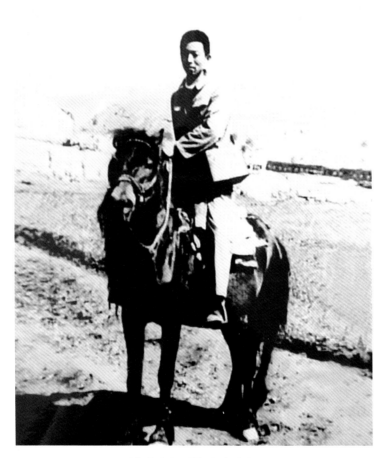

于增瑞青年时期在青海行医

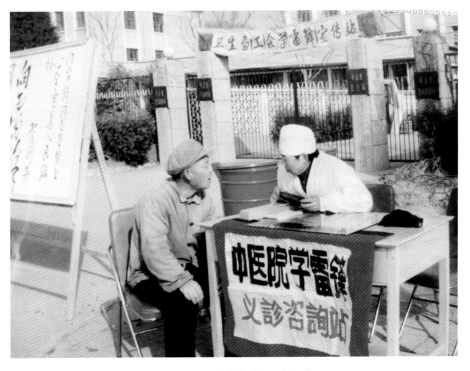

1986 年于增瑞在中医院义诊

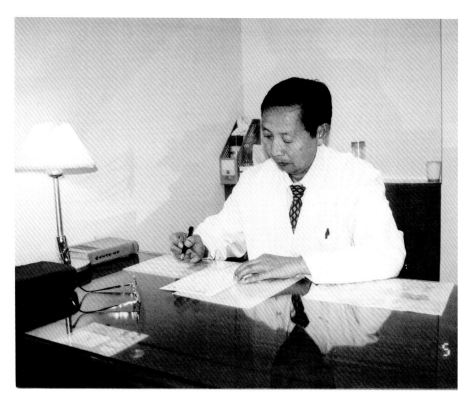

于增瑞在香港行医

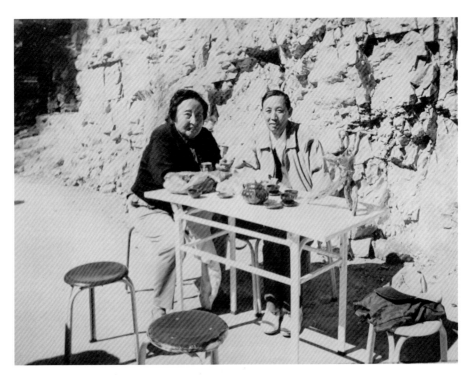

于增瑞与国医大师柴松岩

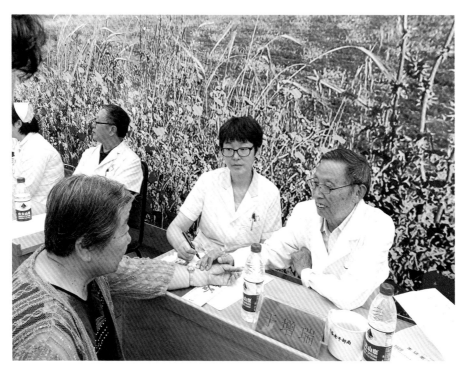

2017 年 6 月于增瑞在北京市平谷区老干部局义诊

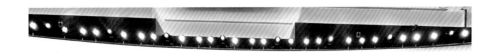

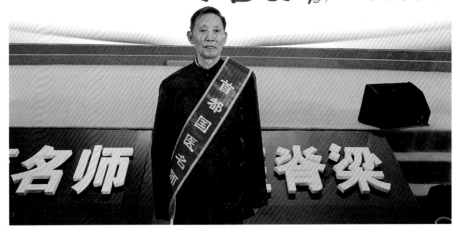

2017 年 7 月于增瑞参加首都国医名师宣传活动

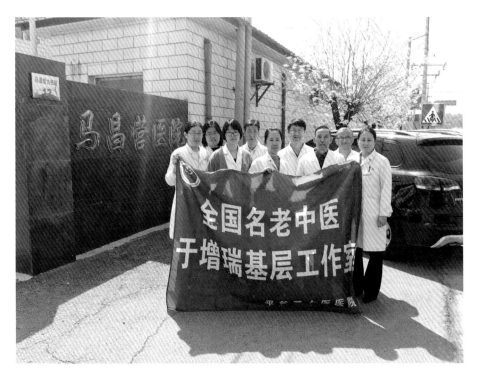

2017 年 12 月于增瑞带领工作室弟子到北京市平谷区马昌营社区卫生服务中心义诊

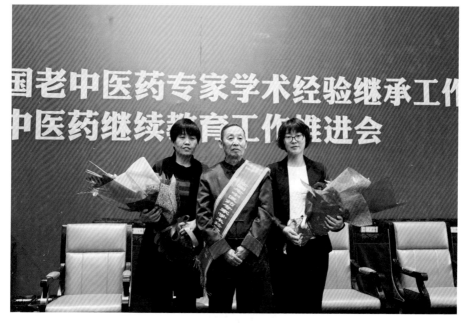

2017 年 12 月于增瑞与弟子在第六批全国老中医药专家学术经验继承工作拜师仪式上

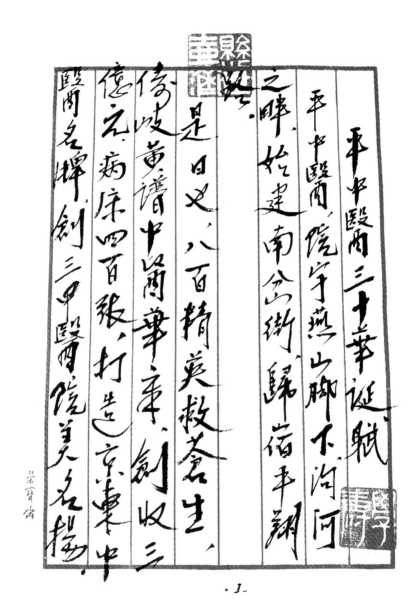

平中医院三十华诞赋

平中医院宇燕山脚下沟河
之畔，始建南岔街，驿宿平翔
是日也，八百精英救苍生
仿岐黄谱中医篇章，创收三
德元病床四百张，打造京东中
医界名牌，创三甲医院美名扬

·1·

于增瑞书写平中医三十华诞赋

序

　　中医药学是祖国文化的瑰宝，具有完整的理论体系和丰富的实践经验。几千年来，经过我国中医药专家们的反复实践验证，这块医药学的瑰宝已载入我国的历史之中。不断发掘祖国医学的遗产，乃为我辈之责任。

　　于增瑞老师和我在北京中医药学会妇科专业委员会共事多年，20世纪60年代大学毕业后，长期在青海高原和京畿农村工作，潜心研习岐黄，精勤不倦，善博采众方，衷中融西，临床经验丰富，行医五十载，疗效显著，享有"送子菩萨"盛名。

　　本书详尽地介绍了于增瑞老师的学术经验和学术专长。医论医话篇，介绍了对杂病沉疴、不孕不育、产后诸疾的诊治特色。临床验案与点评篇则总结了他多年的临床医案，实乃"千方易得，一效难求"。与此同时，在传承中医上，于增瑞老师提出了辨证，识药，博、约、精、悟，是培养名医的成功之路。

　　于增瑞主任医师，又为首都国医名师，此书由其门人弟子整理旧稿，补入新篇，笔耕多年撰著而成。内容主要为其在临床、教学、科研工作积累的资料基础上，结合历年的临床经验，系统地反映了他的辨证思路，内容翔实，朴实无华，不乏其科学性和实用性。

　　本人在阅学之际，书中所载实乃同道及后学者之益友良师，故愿致以为序。

柴嵩岩

首都医科大学附属北京中医医院

2019年8月29日

前言

　　不孕不育是困扰社会、家庭的实际问题，其患病因素日趋复杂，发病率呈逐年上升的趋势，医务工作者有责任把患者从痛苦的煎熬中解救出来，使每个家庭能抱上一个可爱、聪明的小宝宝。这是我们的殷切愿望。

　　首都国医名师、第六批全国名老中医药专家学术经验继承工作指导老师于增瑞主任医师1967年毕业于北京中医学院，是享受国务院特殊津贴专家。于增瑞老师从事中医临床工作50余年，尤其擅长不孕不育、疑难杂症的治疗，被百姓亲切地称为"送子菩萨"。作为入室弟子，有幸跟随老师学习多年，深受教诲。众弟子在跟师随诊、面传口授的基础上将老师多年从医经验及中西合参、辨证辨病相结合的学术思想进行整理，旨在继承和发扬老师多年的临床经验及学术思想，以期抛砖引玉，激励同道士子有所顿悟，桂心远志，传承岐黄。

　　全书共分为四篇：第一篇介绍老师的学术思想及渊源。第二篇记载了老师平时的手书及诊间的医论医话，最能体现老师的治疗思路和经验。第三篇还原了老师临证的经典医案，从女子的经、带、胎、产到经断前后诸证，从男子不育到内科杂症，详细记录了老师遣方用药的始末。第四篇介绍了老师临证50余年的经验方，均是临床疗效切实可信的验方，也是老师临床经验的精华。本书突出中西合参、中药为主的整体辨证思维，适合临床妇科、内科医师参考阅读。

　　整理老师书稿和临床病案的过程，是弟子们继承和学习的过程，但因理论水平有限，不能深入和全面地加以阐明，某些理论认识如有不够准确、不够恰当之处，希望同道们不吝批评指正！

刘惠杰

2019年9月30日

目录

目 录

第一篇

于增瑞学术思想及渊源

于增瑞，男，主任医师，全国最美中医，第三届首都国医名师，第六批全国老中医药专家学术经验继承工作指导老师，第四批北京市老中医药专家学术经验继承工作指导老师，北京中医药薪火传承"3＋3"工程建设项目指导老师，北京市中医药传承"双百工程"指导老师，享受国务院政府特殊津贴。从事临床、教学、科研 50 余年，学识渊博，医德高尚，医术精湛，擅治内、妇、男科诸疾，尤以治疗不孕不育见长。

一、勤读书，善思考，矢志不渝术岐黄

于增瑞 1940 年出生于北京市平谷镇东鹿角村一个普通的农民家庭，童年时恰逢中华人民共和国成立，一穷二白，百废待兴，从小就饱尝了农村缺医少药看病难的苦楚，他便立志长大后要为国家和社会做贡献。

1961 年，老师以优异的成绩考入北京中医学院六年制中医专业。在这里，他如饥似渴地背诵中医四大经典，课余时间经常前往图书馆博览群书，为日后临床打下了坚实的理论基础。同时，他在课堂上认真聆听，敢于提问。当时，学校授课老师大都是来自全国各地的名老中医，如刘渡舟教授讲《伤寒论》，董建华教授讲《温病学》，王绵之教授讲《方剂学》，颜正华教授讲《中药学》，印会河教授讲《中医内科学》等。他们学识渊博，临床经验丰富，讲课不遗余力，使学生们受益匪浅。特别是中医妇科专家刘奉五长年悬壶实践，颇多创见，如主张妇人病应责诸肝、肾、脾三经及冲任二脉，创立了瓜石汤、四二五合方、清热安胎饮等验方，临床治疗屡有卓效，对老师今后的治学及学术思想形成产生了深远的影响。

大学毕业后，老师作为北京中医学院的高材生，响应毛主席的号

召，踏上了奔赴青海的列车。到青海后，他被分配到门源回族自治县东川卫生院工作。那里经济条件落后，缺医少药，再加上少数民族游牧的特点（卫生条件、保健意识较差），不孕症成为当地妇女常见病之一，这一现象引起了他的注意。于是，尝试治治不孕不育的念头犹如一粒种子，在其心中埋下，开始生根发芽。为使那些没有孩子的家庭从痛苦、遗憾中解脱出来，老师潜心刻苦学习，孜孜以求，不断进取。没有人带教，他就自行读书钻研；没有钱买书，他就向当地同行和同学借来抄阅。几年时间下来，老师手抄了整本的《傅青主男科》《傅青主女科》以及大量中医文献资料，在清油灯下度过了无数个夜晚。他边学、边干、边总结，灵活运用刘奉五经验进行治疗，很快就使一些家庭喜得贵子，受到患者的好评，被当地群众称为"送子观音"。

在青海工作的这些年，他积累了大量的临床资料，这为他后来从事不育不孕的临床研究打下了坚实的基础。期间，有件事让他记忆深刻。一次下乡时，老师在田间碰见一位农民用麦秸把泥土烧焦成块，很是不解，便上前询问究竟。老农答曰："小伙子，你不懂，这边的泥土太冷了，如果不烧一烧，来年就长不了麦子。"后来，他在读《傅青主女科》看到一句话："夫寒冰之地，不生草木，重阴之渊，不生鱼龙，今胞宫既寒，何能受孕？"此刻恍然大悟，人同自然一样，土地冷了长不了庄稼，妇女宫寒不温同样无法怀孕。老师结合临床经验认为，女性不孕症尽管病因众多，其根本是肾虚宫寒而不能摄精受孕。正如《圣济总录》曰："妇人所以无子，由于冲任不足，肾气虚寒故也。"故治疗肾虚宫寒型女性不孕症，应从肾入手，暖宫散寒，以调补冲任督脉为治，为此创立"暖宫助孕汤"治疗此型患者，使许多不孕症女性抱上了娃娃，给患者带来了福音。

1975 年，老师回到北京，被安排在北京市平谷县医院工作。当时，正是"文革"末期。当时平谷的中医行业很不景气，许多老中医遭到迫害，而年青人才又补充不上来，中医事业面临着人才短缺、后继乏人的困境。看到这种青黄不接的状况，老师十分着急，于是主动请缨，向卫生局领导提出加强中医人才培养的建议。上级领导十分重视，很快就做出决定，由其负责，先后多次在全县范围内开展中医培训，极大提高了年青中医师的理论水平和实践能力。与此同时，老师继续不断提高自身的业务水平，精益求精。在勤求古训同时，他还撷采众长，虚心向前贤和名家学习，向民间医家学习，利用业余时间收集了大量民间配方，极大地丰富了自身的医疗方法。如 20 世纪 70 年代末，得知本县北辛庄村尉宝元手藏治疗外伤特效秘方，他几次登门拜访求药，并验证探讨其疗效；1978 年，又为已故名老中医阎子光总结临床经验近二万字。更难能可贵的是，老师在借鉴别人经验的基础上，常结合自己的临床实践加以提高升华。比如皮炎汤是广安门医院皮科名家朱仁康的经验方，具有清营凉血、泄热化毒之功效，老师不囿于原方治疗接触性及日光性皮炎，临床但见湿疹、风疹、银屑病、痤疮属热入营血、外走肌腠者，均使用本方化裁治疗而取效。这种举一反三、触类旁通的思维方法非常值得我们去学习和借鉴。

1983 年之前，老师主要从事"女性不孕症"的研究和治疗。由于受传统观念的影响，有些青年妇女结婚后多年不生育，男方便认为问题出在女方身上。然而，老师在治疗中经常发现，有些女同志根本就没有妇科病和生理缺陷，或即使有妇科病，治愈后仍难怀孕，可见问题出在男方身上。在当时，男性学还是一门新兴学科。关于男性不育症的治疗，在我国中医古籍中虽多有著述，但较散乱，缺乏系统性论述和科学诊断。于是从这年开始，老师把主要精力逐渐转移到"男性不育症"的学科领域上。他一方面精读《傅青主男科》《妙一斋医学正印种子编》《万氏家传广嗣纪要》等中医古籍，寻求历代先贤治疗男性不育症的经验；另一方面，根据中医四诊并结合各项检查结果，对患者进行具体的分析和辨证治疗。1986 年，平谷县中医医院正式成立，老师出任首任院长。他坚持突出中医特色，走中西医结合道路，并于第二年专门开设了男性不育症门诊，利用中医理论治疗男性不育症，当年就收治患者近千人，特色门诊很快打出了名声。

经过数年的研究和临床实践，老师基本上掌握了平谷地区继发性男性不育症的病因病机。他认为，造成平谷地区男性不育症的病因病机主要为精虚、精浊、精瘀以及食用棉籽油，因棉籽中含有醋酸棉酚，而棉酚是抗生育的有效成分。对此，他先后创制了"益肾种子汤""三紫振痿汤""滋阴液化汤""解郁射精汤"等验方。由于辨证深得要领，立法吻合病机，方药切中病情，故疗效确切，历验不爽。

1997年，老师从工作岗位退休后，仍像过去一样，坚持每周一、三、五出门诊，风雨无阻，节假日也不例外，继续探索中医药学伟大宝库。经过长年的不懈努力，老师不仅对中医不育不孕临床研究卓有建树，对男、女科相关疾病，诸如男科的精、腺、性，妇科的闭经、崩漏、产后病以及疑难杂症，也积累了丰富的临床经验，先后发表各种论文和科普文章50余篇。老师尊古而不泥古，认识疾病视角独到，见解深刻。例如他根据中医辨证施治原则，结合自己的实践经验，认为慢性前列腺炎多因"肾虚膀胱热"，采用张景岳的"济川煎"加减进行治疗；考虑女性不同年龄段生理病理有差别，独创性地运用"三期五法"治疗崩漏；根据"不通则痛"理论，自拟经验方"柴附青金汤"治疗原发性痛经；提出多囊卵巢综合征以肝脾肾虚损为病之本，痰湿内阻为病之标，治疗宜疏肝益肾健脾、燥湿化痰、理气和血，注重月经各期特点，分期施治；认为 ABO 血型不和之胎停育，多与湿热内蕴、毒邪侵扰、瘀血内停以及整体的阴阳气血失调有关，责之脾肾，肾虚者即根怯，脾虚者则本薄，临床予以补肾健脾益气、活血化瘀、清热利湿法治之，每获良效；杂症论治善用"四逆散"加减化裁，提出产后多实勿徒温补、男性不育皆非肾虚的观点，运用身心学观点治疗阳痿和闭经，均有独到之处和较强的临床指导价值。

二、男益精，女调血，各有侧重孕育成

"男精女血"首见于明朝万全《万氏家传广嗣纪要》，其中"寡欲篇"云："男精女血……此求子之道，男子当益其精，女子当益其血……夫男子以精为主，女子以血为主，阴精溢泻而不竭，阴血时下而不愆，阴阳交畅，精血合凝，胚胎结而生育蕃矣。"指出了精血在男女生育中所起的重要作用。老师在长期临床中，深刻体会到治疗不孕不育时，男子重在益精、女子重在调血（经）。

首先，先阐述男子与精的关系。中医理论认为，"精"分两种，一种是先天之精，正如《灵枢·决气》所言："两神相搏，合而成形，常先身

生，是谓精。"这里的"精"指的是男女生殖之精。"男女构精，万物化生"，两精的结合形成了具有生命的胚胎，为生命的诞生打下了基础。这是先天之精，禀受于父母，从胚胎时期开始，直至衰亡，不断地滋生化育，维持着人体正常的生理功能。另一种是后天之精，主要来源于水谷精微，由脾胃化生，转输五脏六腑，《存存斋医话稿》就有"饮食增则津液旺，自能充血生精也"的记载。先天之精是有限的，只有依赖后天之精的滋养才不致枯竭。但无论是先天之精还是后天之精，都藏于肾。经云："肾者，主蛰，封藏之本，精之处也。"肾所藏之精化生为肾气，而肾气是生气之源，是生命力活动的原动力，与人体的生、长、壮、老、死的生命过程密切相关。

与女性相比，男性与肾精的关系更加密切。因为男性的主要生理特点就是生精与排精，男性的腺、性、精、育都与肾精有着密切的关系。《素问·上古天真论》曰："丈夫八岁，肾气实，发长齿更。二八，肾气盛，天癸至，精气溢泻，阴阳和，故能有子。三八，肾气平均，筋骨劲强，故真牙生而长极。四八，筋骨隆盛，肌肉满壮。五八，肾气衰，发堕齿槁。六八，阳气衰竭于上，面焦，发鬓斑白。七八，肝气衰，筋不能动。天癸竭，精少，肾脏衰，形体皆极。八八，则齿发去……夫道者，能却老而全形，身年虽寿，能生子也。"这段经文论述了男性生长发育的生理过程，以及不同阶段主要生理变化特点，强调了肾气（精）在此过程中的重要作用，同时明确指出如能注意养生，即使过了六十四岁，仍具有生育功能。

从上可知，男子大凡欲生育，肾精必先强盛，精气溢泻，才能有子，而男性第二性征发育、天癸之至竭、性欲等，也都与肾精有着密切的关系。若肾精受损，则会导致发育不良、精液异常、性功能障碍等，甚至无法延续子嗣。老师认为，男子不育症的病因甚为复杂，尚不能完全阐明，就中医而言，究其病因，不外乎七情内伤、六淫侵袭，饮食不节，房事过频，劳倦损精，脏腑虚弱以及中西药物所伤，造成"精气不足"，致精少、精弱、精寒、精稠、精瘀、精浊等。其主要责于肾，以肾精亏损者为多。如明代王肯堂《证治准绳·子论》中记载："医之上工，因人无子，语男则主于精，……男从补肾为要。"又《万氏家传广嗣纪要·调元篇》云："补养之法，诚求子之所当讲求者也……男之弱者，精常不足，当补肾以益其精。"著名中医专家谢海洲亦云："男子不育，总属肾精亏虚。"因此，治疗男子不育，应以治肾为主，益精是治疗男性不育症的大法。如少精弱精症，临床不少患者无不适症状，无证可辨，通过化验精液发现精子数量少、成活率低、活动力下降，通过益肾填精法治之，使精液质量改善，多能嗣后生子。再如不液化患者，多属湿热精稠，通过益精化浊，每收卓效。

其次，谈谈女子与血的关系。女子以血为本，以血为用，胞宫每月定期出血，即为月经，月经是女性生殖功能成熟的标志之一。《素问·上古天真论》："女子七岁，肾气盛，齿更发长。二七而天癸至，任脉通，太冲脉盛，月事以时下，故有子。三七肾气平均，真牙生而长极。四七筋骨坚，发长极，身体盛壮。五七阳明脉衰，面始焦，发始堕。六七三阳脉衰于上，面皆焦，发始白。七七任脉虚，太冲脉衰少，天癸竭，地道不通，故形坏而无子也。"这段原文是《黄帝内经》关于女子生殖生理轴的论述。它在脏腑、经络学说的基础上，较完整、系统地提出了女子一生的生殖生理的活动功能及其演变过程，即脏腑、天癸、气血、冲任督带与胞宫，是月经产生的生理基础，其中肾、天癸、冲任、胞宫是产生月经的中心环节，称为"肾气-天癸-冲任-胞宫生殖轴"。由此可见，只有肾气充盈，冲盛任通，月事以时下，阴阳交媾，两精相搏，方能受孕。胎孕形成后，肾主封藏、主蛰的作用又对胞胎及冲任起固涩作用。肾藏精，精化血，胚胎及胎儿的发育主要靠气血滋养，肾气盛，肾精旺，遂能系胎载胎，正如老师"肾主系胎，气主载胎，血主养胎"之谓。而分娩后还要哺乳，且乳汁也是由气血生化而来的。可见，女人的经、带、胎、产都与气血有着密切的联系。

就不孕而言，月经不调是女性不孕症患者的主要表现。《济阴纲目》云："每见妇人之无子者，其经必或前或后，或多或少，或将行作痛，或行后作痛，或紫或黑或淡，或凝而不调，不调则血气乖争，不能成孕矣。"《女科切要》亦云："妇人无子，皆由经水不调。"老师在长期的临床实践中，尤其重视调理月经在治疗不孕症方面的作用，认为"妇人所重在血，血能构精，胎孕乃成"。通过调经，可使肾气充盛，阴阳平衡气血调和，为受孕奠定良好的基础，即古人所谓"种子先调经，经调孕自成"。

而月经又具有周期性、节律性，在"肾气 - 天癸 - 冲任 - 胞宫生殖轴"中是以肾阴阳消长、血的盈亏变化而体现的，分为行经期、经后期、经间期、经前期四个不同时期，形成月经周期。老师强调，各个时期机体气血阴阳不相一致，治法亦有所区别。如行经期是"重阳转阴"阶段，采用活血化瘀之法使经行通畅，方用桃红四物汤加味，祛瘀生新，为受孕做好准备。而经后期血海空虚，子宫藏而不泻，治疗宜滋阴养血，可选用归芍地黄丸、左归丸等，通过经后"复阴"保精养血促排卵，忌用清热利湿、活血化瘀等动血耗阴之品。经间期"重阴转阳"，为排出卵子关键，此期在滋养精血同时加温肾助阳、行气活血以促卵泡排出，如穿山甲、皂角刺、羌活等药物。经前期阴阳俱盛，以备种子育胎。若已受孕，精血聚以养胎安胎；如未受孕，则调补肾脾以调经。总之，调经以调气血、固冲任为本，择时调治才能达到良好的治疗效果。

三、精辨证，擅用药，中西结合疗效彰

老师行医 50 载，精于辨证，知其常而达其变，能够根据疾病不同的病理阶段，抓住本质，直中病机。如 2011 年老师曾会诊一位 85 岁女性患者，直肠癌根治术后因肺炎、呼吸衰竭入住 ICU，给予抗感染、呼吸机等治疗，期间出现气短乏力、纳差、腹胀腹泻等症状，脱机困难，住院达 2 个月之久。老师察舌诊脉后，考虑其年老体迈，脾胃已虚，又遭受手术之打击，卧病在床，正气愈虚，故现一派脾虚失运、湿邪中阻之象，遂予益气健脾法治之。由于辨证精准，药中肯綮，诸症豁然，半个月后顺利出院。又如临床上较难治的溃疡性结肠炎，常见遇冷则痛，但用附子理中丸却不效，老师明察秋毫，认为其非单纯阳虚，尚需考虑湿热内蕴因素，属寒热错杂之症，法宜健脾温肾、清肠化湿，方用乌梅丸加味，验之临床，每每获效。

老师常讲，中医的优势与特点有许多方面，但十分重要的一条，就是讲求辨证论治。来了一个患者，我们先望闻问切，然后在阴阳五行、脏腑经络、气血津液等理论的指导下，分析其病因病机，确定治疗法

则，最后组方遣药。整个过程就是体现中医辨证论治方法的思维过程。故辨证论治是中医学的精华与核心，是中医学的生命力所在，讲究因时、因地、因人制宜，强调个体差异、个性化医疗，同病异治，异病同治。需要指出的是，其在宏观方面的研究虽有其独到之处，但在微观方面却有不足，且临床上常可遇到"无证可辨"的患者。如一男性慢性肾炎患者，无不适，舌正脉和，仅尿常规示蛋白（+），红细胞 0～2 个/Hp，辨证陷入困境。而西医讲"辨病论治"，是在寻找病源、明确诊断的基础上，针对病源用药，其在辨病上有优势，治疗上却缺乏个体差异化。如治疗顽固性失眠，不论男女老少，均给予镇静催眠药。

有鉴于此，老师倡导辨病辨证相结合，采用现代医学的诊疗技术诊断疾病，明确西医诊断，然后运用中医学理论辨证选方用药，形成一种"西医诊断、中医辨证、中药为主"的诊治思维方法，中西医结合，优势互补。在治疗男性不育症时，在辨证论治的基础上，充分利用现代技术进行相关检查，如精液常规、B超、前列腺液检查、内分泌检查等，使用微观参数来补充辨证之不足。举例来说，精液常规中，精液量的多少、液化程度、精子数量与活力、成活率与畸形率等指标均可以为辨证施治提供参考，同时还可用来判断治疗效果。对女性不孕症患者，老师也常采用妇科检查、性激素检查、基础体温测定、输卵管造影、生殖序列检测等，以获取患者生理病理信息。如对"O"型血胎停育史患者，应首先进行免疫抗体 IgG 效价测定，若血清中 IgG 抗 A 或抗 B 效价 >1∶64 者，要予以补肾健脾、利湿化瘀治疗，可选用黄芩、茵陈、白芍、木香、益母草等药物。据报道，这几味中药内含有 ABO 血型半抗原物质，可中和免疫抗体，对 ABO 血型的免疫抗体蛋白有显著的抑制作用。又如封闭抗体（APLA）是母体产生的一种有益抗体，具有降低抗原参与免疫反应敏感性的作用，使胎儿不受母体排斥。研究表明，反复自然流产的发生与母体缺乏 APLA 有关，流产次数越多的患者，其体内 APLA 缺乏的可能性越大。因此，老师认为，对于胎停育≥3 次的患者进行 APLA 检测是非常有必要的。

在遣方用药上，老师亦有理有法，配伍灵活，每有独到之处。首先，他强调"以法代方"，笃信"师其法不泥其方"。"法"即立法、治法，是根据辨证的结果，确定相应的治疗方法，再进一步组方选药。中医常说"法随证立""方从法出"，就是这个意思。老师认为，由于多种剂型治同一种病，一个方剂又治疗多种疾病，所以治法比方剂更接近证型，更易掌握，更适用于临床。至于具体选择哪个方剂，关键要看疗效，疗效才是治病的硬道理，所谓"千方易得，一效难求"。同时，老师又指出，一个临床大夫若能掌握和牢记数十个基础方，据病情灵活变通，就足以应付内外妇儿常见病，关键在于加减损益，需要有点悟性。其常用基本方，可归纳为"二、三、四、五、六"字头方，如二陈汤为治疗痰湿证的通治方，加减化裁愆化成温胆汤、涤痰汤、导痰汤、金水六君煎等；又如四逆散，可衍化成大小柴胡汤、逍遥散、芍药甘草汤、枳实芍药散等，临床运用很广，可谓"学会四逆散，看病就不难"。

老师擅于用药，主张对症下药，注重药物配伍。老师强调，选药首先要掌握方中的主要药物组成，如小柴胡汤中的柴胡、黄芩，小陷胸汤中的瓜蒌、黄连；自组方也应遵法用药，明确君臣佐使，如三紫振痿汤中紫霄花、紫河车、紫丹参必用。老师还喜用药对，取相须相使之意。如墨旱莲、女贞子合用，滋补肝肾作用大大增强；穿山甲、皂角刺同用，走窜行散，以促排卵；川楝子、路路通合用，疏肝行气，活血通络，为治疗输卵管阻塞之良品；乌梅、僵蚕、白芍合用，具益阴和阳、宁络止血之功，可用于血热妄行之崩漏。治疗证候多端者，宜选用一药多效的药，如痰瘀互阻之喘证，用桃仁活血、平喘而又通便，非常合拍。另外，老师又擅结合现代药理研究，选用专病专药，如黄精、枸杞子、巴戟天富含锌、锰，有助于提高精子质量；鸡内金、生麦芽、生山楂富含酶类，有助于改善精液不液化现象；葛根、丹参、淫羊藿等药有类植物雌激素作用，调节性腺轴，提高调经种子的效果。

总而言之，老师认为，中医、西医虽然理论体系不同，但各有其长短，互有优劣，不能相互攻击其短，而应该取长补短。一个高明的中医，在学习中医的同时，要善于不断学习现代医学知识，为我所用。若在辨证论治的前提下，进一步辨识西医的病，使二者结合起来，就能更好地提高临床疗效，而且还能有效避免误诊漏诊。老师常讲，中医治病简单，并不深奥。简言之，一个好中医掌握运用好4个字就可以了，即"辨证、用药",并写下一首七言诗来概括学医之道:"辨证用药乃真谛,气血痰食湿是因。二三四五六方剂,博约精悟育名医。"

四、重先天,培后天,治病求本法堪遵

"治病求本"之论,首见于《素问·阴阳应象大论》:"阴阳者,天地之道也,万物之纲纪,变化之父母,生杀之本始,神明之府也,治病必求于本。"老师认为,所谓"求本"就是要在辨证时找出疾病的根本原因,抓住疾病的主要矛盾,审因论治,治病才能得心应手,提高疗效,否则只能是对症治疗,效果往往不佳,甚至酿成坏症。如临床上不少医生在治疗感冒时,见其发热,不论风寒风热,处以金银花、连翘、黄芩、石膏等清热解毒药,只求治"标",故病常常不愈,甚则发生传变。可见,辨证论治如仅停留在对症治疗水平上,见热清热、遇寒祛寒,不从疾病的演变规律角度考虑,疗效就很难提高。因此,老师指出,"治病求本"是中医辨证的精髓,符合"透过现象看本质"的哲学观点,对于指导临床具有重要意义。

老师恪守《黄帝内经》"治病必求于本"之旨,诊病必细审其因,辨明机制为要。他发现,不孕不育病因病机较为复杂,与五脏六腑息息相关,尤其是与肝脾肾的关系更为密切。盖肾藏精,主生殖,胞络系于肾,为先天之本。肾气充盛,精血有源,冲盛任通,两精相遇方能成孕。若肾气不足,肾藏精功能失常,男子精液异常,女子胞宫失养,则不能孕育。脾统血,主运化,为后天之本,是气血生化之源。脾虚失运,化源不足,可造成精血亏虚,而见男子少精弱精,女子月经量少、月经后期等诸症。肝藏血,主疏泄,喜条达,为女子之先天。肝气郁滞,疏泄失常,则致男子阳痿、不射精,女子痛经、经行前后不定,甚则崩漏、经闭。

因此,老师在治疗不孕不育时,非常注重顾护先天后天,常从肝、脾、肾三脏入手,往往达到事半功倍的效果。如老师认为,月经后期虽有虚实之分,但肾虚血亏、冲任不调是其主要病机,其中又以肾的作用尤为重要,因肾精是月经产生的原动力,正如《傅青主女科》谓"经水出诸肾""经本于肾"。故调理月经的根本在于补肾,通过益肾养血使得肾

气充足，精血旺盛，则月经自然通调，即所谓"水满自溢"，千万不可一味破血攻伐。临床多用紫河车、熟地黄、山萸肉、枸杞子、菟丝子、女贞子之类以补肝肾之阴而益精血，为月经提供物质基础，疗效满意，此正是他"治病必求于本"学术思想的具体体现。又如老师诊治疾病时，崇尚李东垣"脾胃为后天之本"之学说，察病必先观察脾胃的强弱，虚者补之，对一些易伤脾胃之药物，总是斟酌再三，审慎应用。例如精液不液化以湿热内蕴者为多，需清热利湿，但若滥用苦寒解毒之品，则有伤脾胃之弊，使水谷精微无以化生，即使液化问题得以改善或治愈，其精子数量和活力亦下降，仍难以孕育，从而得不偿失。

另外，老师还注重药食同源，提出日常饮食上"男性要壮阳，女性要滋阴"的观点，叮嘱男性要多食海参、虾、羊肉、鹌鹑、韭菜等益肾壮阳之品，而豆制品、贝类、果仁等食物富含锌、硒、钙微量元素及精氨酸，有助于提高精子活动力，改善性腺功能，亦可多食；女性宜多吃山药、核桃、大枣、黑色食品（黑芝麻、黑豆、黑米、黑木耳、紫菜、桑椹、乌鸡）等益肾养阴之物，从而造就优良卵子。老师对孕前和孕期妇女还有一食疗方，嘱咐每天食用 1 袋牛奶、2 个鸡蛋、3 个核桃、5 个大枣、10 个花生，既能增强体质、助其受孕，又能在产后提供充足的母乳，可谓一举两得。

五、语之善，开之苦，身心同调恙可康

早在两千多年前，古人就认识到情志因素可致心身失调而致病，如《吕氏春秋》中有"百病怒起"的记载，而《黄帝内经》亦有"怒伤肝""思伤脾""恐伤肾"及"百病皆生于气"之说，提出了心理情志的异常变化可伤及内在脏腑的心身医学观点，从而创立了精神内伤学说。在病机方面，中医学认为是由于情志过极影响了人体气机的调畅，使之升、降、出、入的功能发生紊乱，从而百病由生。在治疗上，中医学对于人的精神情志因素与疾病形成的关系方面尤为重视，提倡心身（形神）兼治，如华佗有"善医者，必先医其心，而后医其身"之言，《黄帝内经》有"心病须要心药医""凡刺之真，必先治神"之述。同时，注重养生，未病先防，如《素问·上古天真论》云："恬淡虚无，真气从之，精神内守，病安从来？"

在长期临床实践中，老师对运用心身医学观点治疗不孕不育症有着深刻体会，积累了丰富的经验。老师认为，情志变化、心理障碍是引起男性不育症和女性不孕症的重要因素。临床所见，男性疾病诸如阳痿、不射精、遗精、早泄以及精子异常等，如《素问·痿论》曰："思想无穷，所愿不得，意淫于外，入房太甚，发为筋痿，及为白淫。"《景岳全书·阳痿》提出"凡惊恐不释者，亦致阳痿"。由上可知，因情绪抑郁、惊恐等皆可造成机体功能紊乱，导致性功能障碍和精子异常。女性疾病方面，诸如闭经、痛经之类，如《素问·阴阳别论》云"有不得隐曲，女子不月"。又如《傅青主女科》在"嫉妒不孕"中云："夫经脉出诸肾，而肝为肾之子，肝郁则肾亦郁矣"，创"开郁种玉汤"，从"郁"论治不孕症。对于这种因以七情为主所致疾病，老师强调其治疗不能单纯依赖药物的作用，必须改变患者致病的心理社会因素才能使疾病痊愈，宜"身心同调"。正如《灵枢·师传篇》所谓"语之以其善，导之以其所便，开之以其所苦"，使患者放下沉重的思想包袱，树立治愈疾病的信心，积极主动地配合医生，则对不育不孕的治疗起到事半功倍的效果。

举例来说，老师在长期治疗阳痿过程中，不但创立了经验方三紫振痿汤益肾疏肝、活血通络，以兴阳事，还擅于心理疗法，提出"用心身医学观点治疗阳痿"的见解和看法。他认为，心藏神，主宰人的精神、意志、思维活动，因此人的性功能与性行为的产生、控制与调节有赖于心主神明的作用。同时，肝主疏泄，喜条达、恶抑郁，具有调畅气机与情志的作用。当肝气畅达、心情愉悦时，有利于性兴奋、阴茎正常勃起；反之，当肝气郁结、疏泄失常，宗筋所聚无能，遂致阳痿。如张介宾在《景岳全书》中指出"凡思虑焦作忧郁太过者，多致阳痿……"。据临床观察，在阳痿患者中，85%～90%的人属于心因性阳痿，若单纯使用药物治疗，效果并不理想。因此，老师在治疗时在辨证与辨病相结合的基础上，对患者用药同时常进行心理治疗。通过疏导，患者肝之疏泄条达正常，人之精神愉快，则有利于性兴奋和阴茎勃起，疗效明显提高。如2013年老师曾治一例阳痿患者，主诉阴茎勃起不坚硬3个月，近1个月痿软不能行房事。询之，乃因其妻与其母长年不睦，故终日情怀抑郁，恚怒不悦，精神不振，嗳气频繁，夜梦纷纭，肢体倦怠，渐而性欲淡漠，阴茎勃起不坚，以致不能行房事。诊脉弦细，舌质暗苔薄白。四诊合参，辨证为肝郁肾虚、瘀阻脉络，予以益肾疏肝、兴阳振痿之三紫振痿汤加夜交藤、炒枣仁，同时对其夫妻二人说理开导，劝双方要正确对待婚姻与家庭，善待他人。首服 10 剂，患者自觉心情愉悦，欲念时起，阳器易举，原方继服 10 剂，夫妻来诊，共述性生活满意。继服五子衍宗丸及舒肝颗粒，以巩固疗效，两年之后喜得千金。

再如，现今二孩政策已全面放开，临床上常见高龄妇女前来求嗣，她们往往有着迫切的求治心理，精神压力很大，直接影响了其内分泌功能，导致性激素分泌失调、排卵障碍、输卵管痉挛、性生活不和谐等，大大降低受孕率。《女科辑要》有"求子心愈切，得之愈难"之语，可见备孕过急，求子太切，是受孕之大敌。因此，老师指出，对于此类患者，一定要体贴入微，互相沟通，帮助她们建立乐观向上的心态，从而放下心理负担，轻装前行。明代万密斋曾云："种子者，女则平心定气以养其血……忧则气结，思则气郁，怒则气上，怨则气阻，血随气行，气逆则血逆，此平心之气为女子第一紧要也。"可见，放松心态，顺其自然，养精蓄锐，择时种子，心定神宁，方可如愿！

综上可见，情志因素尤其是肝郁可导致不育不孕。在临证时，老师强调首先应该建立信任、尊重、良好的医患关系，要充分了解患者的性格特点、家庭环境与人际关系等各方面情况，结合患者的实际情况，依照辨证求因、审因论治的原则，做到医者、患者、家属紧密合作，使之"志意和则精神专直，魂魄不散，悔怒不起，五藏不受动"（《灵枢·本脏》）。即通过从身心两方面的平衡入手，达到整体治疗的目的。除此之外，还要给患者普及性知识，指导其适时同房，以提高受孕率。

六、结语

在 50 多年的临床实践中，老师勤学苦读，善于思考，不断总结。对于疑难疾病，他反复研究，有时为了解决某一问题，他多方求教，并查阅古今中外的医学名著，废寝忘食，如饥似渴。正因有这种决心和恒心，才使得他医术精湛，逐步形成了自己独到的学术思想和临床经验。老师常讲，是患者造就了名医。作为一名称职的医生，任何时候都不要拒绝患者，都要感谢患者才对。因此，他一直坚持着"只看病情，不看背景"的原则，对所有患者都一视同仁、真心相待。在看好病的前提下，千方百计地为患者节省每一分钱，以减轻患者的经济负担。

老骥伏枥，志在千里。如今，已近耄耋之年的老师仍然精神矍铄，思维敏捷，笔耕不辍，勤于临床，教书育人。也正因为如此，他那高超的诊治技术，严谨的工作作风，创新的学术思想，正直的人格魅力，高尚的医德医风，以及突出的医学成就，教育和影响了一代又一代人，赢得了患者、同事和学生的信任、爱戴与尊敬，堪称大家的楷模。

（聂锦坤　整理）

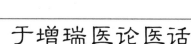

【第二篇】

于增瑞医论医话

一、读经典，做临床

于增瑞老师在长期的医药实践中深深体会到，要在医学领域中有所作为，必须在中医经典原著上狠下工夫。中医学术理论源远流长，要溯本求源，就必须以经典原著为基础，根基牢固，日后才能根深叶茂。

（一）经典的含义

广义的经典是指历代医家对中医学术的发展起到了创造性贡献，对现代临床仍具重要指导意义的中医著作，可以涵盖具学术价值和临床意义的历代医学名著。

狭义的经典现有三种说法，除《黄帝内经》《伤寒论》《金匮要略》外，集中在《神农本草经》《难经》《温病条辨》三者之间。教学中说的"四大经典"包含《温病条辨》。

（二）经典对于中医的重要意义

首先，中医经典是构成中医基础理论的核心内涵，是中医临床思维观点的源头。例如：《黄帝内经》提出的"整体观""天人相应观""不治已病治未病"等理念，《金匮要略》所载"千般疢难，不越三条……三者，房室金刃虫兽所伤也"，都是中医临床思维的核心观点，对疾病的诊断、治疗和预防都重视致病的内外因素，从整体出发充分分析人与自然的联系。

其次，中医经典构建了诊疗标准体系。如《黄帝内经》在诊断方法上奠定了望、闻、问、切四诊的基础，并提出四诊合参的重要性。而《伤寒论》提出的"六经辨证"法，开创了辨证论治之先河，为后世种种辨证方法的形成奠定了基础。再如《难经》说通过望诊而知道疾病的称为神，通过闻诊而知道疾病的称为圣，通过问诊而知道疾病的称为工，通过切脉而知道疾病的称为巧。工、巧、神、圣的全面作用，这符合辩证法全面看问题的观点。

早在春秋战国时期，古人就认识到疾病是逐渐发展的。如《素问·玉机真藏论》："今风寒客于人，使人毫毛毕直，皮肤闭而为热。当是之时，可汗而发也。盛痹不仁肿病，当是之时，可汤熨及火灸刺而去之。弗治，病入舍于肺，名曰肺痹，发咳上气。弗治，肺即传而行之肝，病名曰肝痹，一名曰厥，胁痛出食。当是之时，可按若刺耳。弗治，肝传之脾，病名曰脾风，发瘅，腹中热，烦心，出黄。当此之时，可按、可药、可浴。弗治，脾传之肾，病名曰疝瘕，少腹冤热而痛，出白，一名曰蛊。当此之时，可按、可药。弗治，肾传之心，病筋脉相引而急，病名曰瘛。当此之时，可灸、可药。弗治，满十日，法当死。"这段文字详细描述了五脏疾病的传变问题。

因此，诊察疾病中需要了解发病的起因、经过和结局，掌握疾病的内在的起因和外界因素。疾病的证候若发生变化，则病证也已变，辨证的结果也应随之而变，诊疗也随着变化。中医辨证施治采用同病异治、异病同治，因时、因地、因人制宜，具体反映了辨证论治的原则性和灵活性，要求全面地看问题，把天时、气候、地域环境和患者年龄、性别和体质强弱等与疾病的病理变化联系起来，分别用与之相应的不同的方法去治疗，方能取得好的疗效。

再次，中医经典是临床诊疗的主要依据和方法。《伤寒论》包含了113首方剂，《金匮要略》详载了262首方剂，这些都为中医临床提供了宝贵的诊疗技术的经验。老师临床善用的"四逆散""小柴胡汤""小陷胸汤""金匮肾气丸""温经汤"等皆源于《伤寒论》和《金匮要略》。

老师认为，当代中医应借鉴各种自然科学知识、现代生命科学和医学，来领悟中医经典理论的内涵，把握经典著作中的医学唯物辩证法思想，并运用指导临床诊疗的全过程，做到从今达古，古为今用，融汇古今。

（三）如何读好经典

首先，理解经典、背诵经典应当是首要基本功，用经典指导临床，从临床中领会经典。高年资临床医生，从事科室专业不同，要结合自身专业学习情况，即临床实践的专科、专病特色等方面，进行有选择性地学习，做到一般照顾、宽泛知识，同时要精读要点、有的可攻，比如从自身学习实践有疑问的某一经典段落、词句反复研读，找出其精髓所在，如此粗读和精读并重，才能学以致用，所谓书读百遍，其义自见。

其次是学与用紧密结合，才能深刻领会原文的精神实质。例如《素问·六节藏象论》云："肾者，主蛰，封藏之本，精之处也。"如何理解肾为"主蛰，封藏之本"？老师在临床实践中发现，在治疗方妇女崩漏阴道流血停止后，后期巩固治疗往往从补肾入手，可收到良好的疗效；再如对习惯性流产的患者，在辨证论治的基础上，孕前注意补益气血，孕后未病先防，用调补肝肾之法治疗多能使孕妇足月顺产，从而体会到肾"主蛰，封藏之本"的重要性。

再者，阅读古籍宜批判性继承、创造性学习，即研究性学习。古人言"学而不思则罔"，熟读还须精思，思而得悟，举一反三。老师认为，对经典名著中的精辟论述，常精研细读，反复玩味，去粗存精，突破前人理论和治疗上的局限，进行创造性发挥，临证才能得心应手。

（聂锦坤　整理）

二、于增瑞传道育人理念

（一）博约精悟育名医

进门伊始，老师就谆谆善诱，要做到"博约精悟"，用他的口头禅来说就是"博约精悟育名医"。

"博"和"约"是中国哲学的一对范畴。孔子的学生颜渊曾赞叹说孔子"循循然善诱人，博我以文，约我以礼，欲罢不能"。在人们治学打基础阶段需要博览多闻，待到一定程度则对某些问题又要做到精深探讨，这时就又回到了约以求精的阶段，治学之道就是一个由"约"到"博"，和由"博"返"约"反复交替的过程。治学之理即研医之理，这不仅因为中医药理论博大精深，广涉天文气象、地理物候、运气历律、人文社会、哲学心理、伦理道德、吐纳养生等多方面知识，亦因医籍浩瀚而人之精力有限，能博览群书悟透掌握，进而精专某科灵活运用者，确实要付出诸多时间和心力。因此，由"约"到"博"，和由"博"返"约"反复交替的过程是每一个中医成长的必由之路。

"精"，与"粗"相对，是物质中最纯粹的部分。精包含有很多含义：一、精密、精细。医学是一门精密的学问，来不得一点马虎和随性，时刻要求医生专心仔细以对。二、精确。要求学者有严谨的治学态度，失之毫厘谬以千里，手术刀下的操作必须精确无误。三、精读、精心、精研。一个人的精力和时间是有限的，很少有人能够博通百家，在相对的"博"的基础上，学者当精勤不倦，树立某个研究方向，精读、精研才能有所建树。

悟性是学的最高境界，是一种感悟的思维能力，它具有偶发性、跳跃性和创造性的特点，一般来说，其表现形式有未卜先知，举一反三，去伪存真，触类旁通和心有灵犀等。而开启悟性在于学，学习的本质是悟道，悟通天下，悟得智慧。悟性重在悟，它是在无功利，无压力，无恐惧的心境下，通过自学、自问、自疑、自答、自赏、自娱等一连串的顿悟过程中而获得的。

老师反复叮嘱我们："博约精悟"的过程就是增长学识的过程，一定要谨守此道。

（二）疗效就是王道，口碑胜过奖杯

临证中，老师常常强调："疗效才是王道"。基层看病，两次看不好病，第三次患者肯定就不再来了，唯有以疗效立足。以广告、宣传等手段可能一时间引来患者趋之若鹜，但虚假繁荣之后，就无人问津了，疗效才是硬道理，并且在基层要尽可能处以简、便、验、廉的治疗方法救治病患。金钱、名誉、奖励这些东西都是身外之物，患者的口碑远胜奖杯。年轻人要耐得住寂寞，耐得住诱惑，在疗效上做文章，钻研医道，秉承苍生大医之心，机缘一到，则自然功成名就。用老师的话说就是"有为才有位"。

（三）医生要有"三头"

老师常说"一个良好的医务工作者要有三头"，即行头、笔头和舌头。"行头"是作为医生要有一个良好的外表，注重衣冠整齐。患者对医生的第一印象，始于外表，良好的形象是获得信任的第一步。"笔头"指要练就一手好字，练就良好的行文能力，写好病历，著书立说。学富五车却说不出来、写不出来是不行的，医者之间的交流，学术的挖掘

等，文字功底是基础。"舌头"指要有和患者沟通的能力，让患者在和你接触的同时，能够充分地信任和依赖你。

老师诊病，患者都会被他整齐的着装、诙谐的语言、专业的知识、和蔼的笑容、高超的医术所吸引，国内外有许多患者都慕名来找他看病。他给我们活灵活现地诠释了"三头"的内容和意义，潜移默化地教育和影响着一批又一批的弟子。

（四）人生哪能多如意，万事只求半称心

在临床上，常常可以看到很多患者的病因都与情志不遂有关。中医整体观体现在形神合一、天人合一、脏象合一。百病皆生于气，肝为五脏六腑之贼。在开导患者之余，老师也常常教弟子为人处世的道理，针对实事指点迷津。老师很喜欢杭州灵隐寺的一副对联"人生哪能多如意，万事只求半称心"，并把这句话送给每一位弟子，要求弟子心态平和，中正有为。有句谚语："当你选择面对阳光，黑暗永远在你的背后。"所以，生活里有阳光就会有黑暗，不可能事事称心如意。在五光十色、眼花缭乱的花花世界的诱惑面前，特别是在竞争激烈、崇尚快餐文化的今天，只有"万事只求半称心"，才能坦然地面对人生，淡泊地看待荣辱得失。人生的道路总是坎坷不平，总会遇到许多困难和挫折。遇到困难别倒下，告诉自己不求事事称心如意，只为不虚度人生而顽强拼搏，以万事只求"半称心"的豁达心态，坚韧不拔地去克服困难、解决困难，去做生活中的强者。

（刘惠杰　整理）

三、师其法不泥其方——谈立法、选方体会

老师常讲，在中医的辨证论治中，立法是处方用药的根据，没有立法作为指导的处方是盲目的。因此，老师强调，临床论治要"以法代方"。"法"即立法、治法，是根据辨证的结果，确定相应的治疗方法，再进一步遣方用药。我们常说"法随证立""方从法出"，就是指这个意思。由于多个方剂治同一种病，一个方剂又治疗多种疾病，所以治法比方剂更接近证型，更易掌握，更适用于临床。至于具体选哪个方剂，关键要看疗效，所谓"千方易得，一效难求"。

（一）如何立法

临床经常体会，如果立法正确，而选方用药不完全相同，也可取得同样的效果，这就充分体现了立法的重要性。那么，一个患者四诊完毕，初步掌握其病因病机后，下一步该如何立法呢？老师认为，立法应紧扣病机，需要注意以下几点：

其一，精通八法。八法即汗、吐、下、和、温、清、消、补，是立法的总纲。临床首先应当学会掌握八法这一基本规律，然后才能根据病情和具体表现而化裁，采用单一或综合治法。由此达到"一法之中，八法备焉，八法之中，百法备焉"的化境。

其二，立法必须适应病情，做到以变应万变，不可执一法，一方应万变。

其三，立法要注意整体关系，如从阴阳气血相互关系上立法（阳中求阴、阴中求阳、补气生血），从五脏滋生制约关系立法（滋水涵木、培土生金），从邪正虚实之间关系立法。

其四，立法必须注意个体特异性。在临床上，由于病情复杂，虚实夹杂，寒热互见，又当按具体情况分清主次，权衡标本，适时采用复合立法，方能适应具体病情。比如治疗痹证，常常寒热并用，治疗阳痿，又需阴阳相求。综上所述，按照复合立法的思路组方用药，不仅可以适应疾病的复杂性，即使单一性质的病变，亦有助于提高疗效。正如《素问·异法方宜论》云："杂合以治，各得其所宜，故治所以异，而病皆愈者，得病之情，知治之大体也。"

（二）如何选方

病证一有立法，则要开方用药。如何选方，自然就显得很重要，方选不准确，要想取得疗效则难矣。方有大方、小方之别，处方合乎医理，适合病情，用药自能衰其病势，有助于机体自身康复。因此，老师认为，无论遵古方还是自己组方，在处方体现法中有方、方中有法，贯彻理法方药的一致性，做到小方药少力宏，大方、复方和自组方也大而不乱、繁而不杂，诚如施今墨方之雍容华贵。

古往今来，历代医书所载的处方，难以计数。《张氏医通》说："医林最繁，……故选择方论，如披沙拣金。"在如何选方、用方、组方用药上，不应拘泥成法，不可死方治活病。对先贤的名方，一是熟记，时常注意灵活变通，一是明其理、化其意，只有这样，才能做到机圆法活，所谓"师其法而不泥其方"。要想把处方开得切中病情、丝丝入扣，且疗效又好，应该掌握有关处方的基本知识，逐步达到从识方、用方到制方的境界。

首先，据病选方。病情较重的为大病，故处方要大、药力强、药量重，服药次数间隔短，企图即时取效，即大病用大方。病情较轻，处方应采用药味少、药量轻、药力薄的小方治疗。病程较长之缓病，其好转和根治需要一个相当长的过程，采用缓方以徐徐见效，使病情稳步好转，疗效牢固，不可急于求成。急病用急方，药物齐备，立即给药，马上见效。病情复杂，处方时需要各方面都照顾到，用复方。不仅药味多、寒热并用，攻补兼施，面面俱到，然不同于杂方，要达到庞而不杂、药多而不乱。

其次，主治方与通治方运用。主治方是通过对相应疾病的辨证论治，再结合方药理论而制定出来的有较强针对性的处方，它往往能间接反映出疾病的主要病理规律。临证时借鉴主治方，将会有助于辨证论治的系统性，通过掌握主治方来联系疾病，以加强对疾病的认识过程。各种医籍所制定的疾病主治方，不尽相同，反映了各医家立方各有所长，又体现临床经验差异，值得研究和体悟。我们应通过实践，不断创新。通治方也叫统治方，有通用、统括的意思，主要是指能同时治疗几种疾病的方子。如二陈汤现为多种疾病痰湿证的通治方，又是治疗痰饮、咳嗽、呕吐、头晕等疾病的主治方。如徐灵胎在《兰台轨范》所说："如一方而所治之病甚多者，则为通治之方。"

（三）临床常用方

老师认为，一个临床大夫掌握和牢记几个基础方就够了，关键在于加减变化增损，据病遣方用药，需要有点悟性。其常用基本方，可归纳为"二三四五六"，总计 18 个方，据病情灵活运用，治疗内外妇儿等疾病，足矣！

①二字头方：二陈汤、二至丸、二仙汤、二妙丸。以二陈汤为例，其通治方，主要治疗多种疾病痰湿证，加减化裁成温胆汤、涤痰汤、十味

温胆汤、黄连温胆汤等。

②三字头方：三子养亲汤、三甲复脉汤、三物备急丸、三才封髓丹。

③四字头方：四君子汤、四物汤、四逆散、四生丸（《妇人良方》）、四妙勇安汤。以四逆散为例，衍化成小柴胡汤、逍遥丸、芍药甘草汤、枳实芍药散、大柴胡汤，再加上合方，临床运用很广，可以说"学会四逆散，看病就不难"。

④五字头方：五子衍宗丸、五苓散、五味消毒饮。比如五子衍宗丸由枸杞子、菟丝子、覆盆子、五味子、车前子组成，味厚质润，蕴含生生之气，具有填精益肾、种嗣衍宗的作用，尤适用于肾精亏虚所致的男性不育。

⑤六字头方：六味地黄丸（治肾阴亏损）、六一散。以六味地黄丸为例，其可衍化为杞菊地黄丸（治肝阴虚）、知柏地黄丸（治肝肾阴虚）、都气丸（治肾阳不足）、八味（桂附）地黄丸（治肾阳虚）、麦味地黄丸（治肺肾阴虚）、归芍地黄丸（治填精养血）。

（聂锦坤　整理）

四、读《素问·上古天真论》，谈男女生殖生理

（一）女子生殖生理

西医认为，女性生殖系统的生理特点之一是它的周期性变化，月经是这个周期性变化的重要标志。月经周期的调节主要是通过丘脑下部、脑垂体和卵巢的激素作用，称为下丘脑 - 垂体 - 卵巢轴，简称生理轴，也叫性腺轴。它的作用是决定女人的"经、带、孕、产"及性别角色，主宰女性身体发育、成熟、衰退的全过程，是健康及衰老的根本轴。

《素问·上古天真论》曰："女子七岁，肾气盛，齿更发长。二七而天癸至，任脉通，太冲脉盛，月事以时下，故有子。三七肾气平均，真牙生而长极。四七筋骨坚，发长极，身体盛壮。五七阳明脉衰，面始焦，发始堕。六七三阳脉衰于上，面皆焦，发始白。七七任脉虚，太冲脉衰少，天癸竭，地道不通，故形坏而无子也。"

这段原文可以看作是中医理论关于女子生殖生理轴的论述。它在脏腑、经络学说的基础上，较完整、系统地提出了女子一生的生殖生理

的活动功能及其演变过程，即脏腑、天癸、气血、冲任督带与胞宫，是月经产生的生理基础，其中肾、天癸、冲任、胞宫是产生月经的中心环节，称为"肾气 - 天癸 - 冲任 - 胞宫生殖轴"，在这个生殖轴中是以血的盈亏变化而体现的。

具体来讲，中医所说之肾包括生长、发育、生殖之功能。女子到7周岁左右，先天之肾气得到后天水谷精气滋养而开始旺盛。肾主骨，齿为骨之余，乳齿逐渐更换为恒齿，肾之气其华在发，此时头发也华润而修长。天癸，是男女到达青春发育期所产生的与生殖有密切关系的一种物质，其作用关系到人体的生长发育和生殖等重要的功能，与现代医学所谓性腺内分泌功能相似。"冲为血海，任主胞胎"，冲脉起于气街，并少阴之经，侠脐上行；任脉起于中极之下，以上毛际，循腹里，上关元。从冲任二脉之起点、循行路线及其作用，与子宫及卵巢所在之位置及功能特相似，起直接主生殖器官的功能。肾主生殖，冲任本在肾，故冲任是与生殖系统有密切关系的经络。

21～28岁是妇女身体壮盛时期，也是比较适合育龄时期，故古人提出"女子必二十而后嫁"。49岁左右，生殖器官及功能开始衰退，天癸这种物质也衰退，月经便停止，而缺乏生殖能力。这段文字把妇女从生长发育而至衰老的过程，描述得很清楚，与实际情况相符。如《中国不孕不育现状调查报告》称，我国不孕者以25～30岁人数最多，80后夫妻被丁克数量最多（8∶1），其中避孕过度、晚婚晚育是其中原因之一。女性最佳生育年龄在25岁左右，最好不超过28岁。35岁以上妊娠率仅为25岁的5%（25岁妊娠率为50%），试管婴儿40岁以上成功率为5%。

综观"肾气 - 天癸 - 冲任 - 胞宫生殖轴"，主要是以"肾"为中心。精气的盛衰贯穿着机体的生长、发育以及生殖过程。肾藏先天之精，为生命基础，并受脾胃化生的后天之精滋养，使肾气旺盛，促使天癸趋向成熟，任冲二脉作用于胞宫，以完成"月事以时下，故有子"的生殖生理功能。冲、任二脉通过十二经联系，调节脏腑与胞宫的作用，使胞宫的整体作用得以维持一系列的生殖生理功能，这主要体现为月经与孕育。其中，冲脉为奇经八脉之一，乃气血汇聚之所，既是联系先天的肾与后天的胃（脾）的通道，又是储存输布经血、供养胎儿孕育之本。而《十四经发挥》指出："任之为言妊也，行腹部中行，为妇人生养之本。"可见任脉对孕育胎儿起着重要的作用。此外，肝脉汇合于任脉，对调节气血、保证月经与孕育的正常活动规律，起着相互协调的作用。胞宫属奇恒之腑，是具有脏与腑双重功能的器官，当月经来潮及分娩时似腑，月经间期及妊娠期似脏。如前所述，它的各种生理变化，离不开肾、胃、经络（冲任）及天癸的支配调节。

（二）男子生殖生理，兼谈肾虚≠肾病

《素问·上古天真论》曰："……丈夫八岁，肾气实，发长齿更。二八，肾气盛，天癸至，精气溢泻，阴阳和，故能有子。三八，肾气平均，筋骨劲强，故真牙生而长极。四八，筋骨隆盛，肌肉满壮。五八，肾气衰，发堕齿槁。六八，阳气衰竭于上，面焦，发鬓斑白。七八，肝气衰，筋不能动。天癸竭，精少，肾脏衰，形体皆极。八八，则齿发去。肾者主水，受五脏六腑之精而藏之，故五脏盛，乃能泻。今五脏皆衰，筋骨解堕，天癸尽矣，故发鬓白，身体重，行步不正而无子耳。"

这段经文论述了男性不同时期生长发育过程和生理变化特点，以及对生育和寿命的认识，这对今天的预防医学及临床医学有现实的指导意义，正是中医治未病的具体体现。

男子以 8 岁为基数，基本符合实际，特别强调了肾在人体生长发育过程中的重要作用。生长发育功能皆赖于肾气盛强，人之衰老、功能减退、失去生育能力，皆由肾气衰竭。肾者主蛰，封藏之本，精之处也。肾不仅藏先天生殖之精，而且藏全身五脏六腑之精，其所藏之精是人生殖、生长发育的物质基础及化生成人的正常生理活动力。肾精在人体生长发育过程中不断消耗，且人出生之后，则无先天之精之来源，故要得到五脏六腑之精不断补充，即经文所言"肾者主水，受五脏六腑之精而藏之，故五脏盛，乃能泻"，实际上就是肾和五脏六腑之间、先后天之精的关系。

男性不育症的病因虽甚为复杂，但就中医而言，主要责于肾，以肾精亏损者为多。如著名中医专家谢海洲亦云"男子不育，总属肾精亏虚"。临床上，某些男患者在被告知病因为肾虚后，如临大敌，以为自

己得了大病。有鉴于此，老师经常强调，肾虚不等于肾病，首先应明确中医的肾与西医的肾不是同一概念。中医谈的是功能肾（中医研究人体形态功能），西医讲的是解剖肾（西医研究人体的形态），从宏观讲，中西医不同。从中西医学术体系看，中医注重整体，西医注重局部；中医注重宏观而西医注重微观；中医偏重机体反应观，西医偏重病原致病观。

西医的肾就是俗语"腰子"，和输尿管、膀胱、尿道一起构成了泌尿系统，共同负责水液的调节和排泄、清除毒素。西医的肾病是指肾脏疾病（解剖肾），如肾炎、肾衰竭、肾结石、肾肿瘤等等。这些疾病都使肾脏发生了器质性的改变，通过实验室检查或经超声、X线检查都可明确诊断，然后采用相应的药物或手术进行治疗。

而中医的肾，并非人体的单一内脏，除了包括西医泌尿系统的肾以外，还有一个非常重要功能，那就是生殖系统。如果把泌尿系统的肾叫做"内肾"，那么，就可以把生殖系统的肾称作"外肾"。中医理论认为：肾藏精、肾主水、肾主纳气、肾开窍于耳、肾司二便等。比如在治疗慢性咳喘患者时，根据"肾主纳气"，可采取"发作时治肺，缓解时治肾"的原则。再如肝肾关系有乙癸同源之说，因肝藏血、肾藏精，精血互生，精血同源，所以在治疗肾虚不育时，若加入补肝生血之品，效果立增。

因此，从中医角度来看，肾脏的功能范围也远远超出西医理论的功能范围。故肾虚是一个中医证候，包括肾阳虚和肾阴虚。肾阳虚时表现为面色㿠白或黧黑，腰膝酸冷，精神不振，男子阳痿早泄，女子宫寒不孕，遗尿浮肿，五更泄泻等。而肾阴虚则表现为腰膝酸软，五心烦热，头晕耳鸣，失眠健忘，盗汗，男子遗精早泄，女子经少经闭，大便秘结，舌红少苔，脉细数等。

所以中医说的肾虚，广义上是指整体功能的低下，多种疾病均可出现肾虚证，不仅包括西医的肾病，还包括心脑血管疾病、血液病等，或者根本无实质性疾病，仅表现为功能低下，狭义上是指生殖功能（包括性功能）减退。只有肾脏病的肾虚证可出现尿常规和肾功能的异常，其他疾病肾虚证的尿常规和肾功能是正常的。对此，马晓年认为："所谓肾虚实际上是一种文化病,它只在中国及部分东方国家如印度这种特定文化中才会出现。"

(聂锦坤 整理)

五、谈多囊卵巢综合征证治

多囊卵巢综合征(PCOS)是一种发病多因性、高度变异性、表现多态性、不可根治性,以雄性激素分泌过多和持续无排卵为临床特征的内分泌综合征。中医无此病名,临床分月经后愆型和崩漏不调型两类。临床表现可以不同程度地表现为月经稀发或闭经、多毛、肥胖、痤疮等,是不孕症的常见病因。老师认为,肝脾肾虚损为病之本,痰湿瘀血内阻为病之标,本虚标实、虚实兼夹为本病的主要病机,故治疗宜疏肝益肾健脾、燥湿化痰、理气和血祛瘀,注重月经各期特点,分期施治,如此可取得较为满意的效果。

(一)补肾健脾、化痰祛瘀法

肾主藏精,为天癸之源,具有促进人体生长发育和生殖的功能。肾阳者,职司气化,主前后二阴,有调节水液代谢的作用。若肾阳虚气化不利,水液代谢失常,水液停聚而成痰湿,痰湿阻络,气血瘀阻,从而导致月经失调、肥胖、不孕等症。脾主运化水湿,脾气虚衰,运化失调,水精不能四布,反化为饮,聚而成痰。肾阳偏虚,火不暖土,脾土更虚,不能运化水湿、通调水道,聚液成痰,痰湿阻塞胞脉而致月经不调、不孕。

由上可见,脾肾阳虚是形成痰湿的重要因素,即脾肾阳虚为本,气滞湿阻、痰瘀互结为标。治疗上则补肾健脾治其本,化痰祛瘀利湿治其标。常用经验方:紫石英、紫河车、淫羊藿、菟丝子、苍术、白术、陈皮、茯苓、胆南星、天竺黄、丹参、香附、甘草、姜半夏。其中,紫石英、紫河车壮督脉、温肾阳,填精益髓;淫羊藿、菟丝子温补肾阳、调理冲任;苍术、陈皮、胆南星、天竺黄、姜半夏健脾祛湿化痰;白术补气健脾,茯苓淡渗利湿,湿得温化从小便而出,无生痰之源;丹参、香附活血理气通经;甘草调和诸药。共奏温肾健脾、化痰祛瘀利湿、理气调经助孕之功。卵巢增大者加皂角刺、穿山甲、鳖甲、生牡蛎;形态肥胖者加冬瓜皮、车前子。另外，可配合炔雌醇环丙孕酮片，其可使卵巢源性雄激素减少（抗雄激素生成），3 个月为 1 疗程。

（二）补肾活血化瘀法

该法适用于肾虚血瘀者。PCOS 患者增厚而坚韧的卵巢包膜成为机械性影响排卵障碍，可作为血瘀证诊断依据，故活血化瘀是中药治疗 PCOS 的一种常用方法，治疗关键是促进卵巢排卵。常用经验方：紫石英 24g、地龙 12g、淫羊藿 10g、肉苁蓉 10g、当归 12g、熟地黄 12g、山茱萸 10g、丹参 10g、三棱 10g、莪术 10g、穿山甲 10g、香附 6g。方中紫石英、淫羊藿、肉苁蓉温补肾阳；地龙、丹参、三棱、莪术、穿山甲走冲任而活血化瘀；当归补气活血；熟地黄、山茱萸平补肾阴；香附疏肝理气。

研究发现，补肾中药多有促排卵的作用，补肾活血类中药具有降低胰岛素、睾酮水平，促进排卵作用。穿山甲、皂角刺、胆南星等化痰软坚药能促使 PCOS 患者多毛现象好转，疗效提高。白芍、当归、熟地黄、皂角刺能降低胰岛素及雄激素水平，改善卵巢微循环，促进卵泡发育和排卵。地龙、三七、泽泻、泽兰能使卵子得以顺利排出，具有促排卵作用。补骨脂、紫石英、葛根、女贞子、枸杞子、杜仲等具有雌激素样作用，能提高子宫内膜对胚胎的接受性，改善宫颈黏液的分泌，有利于精子顺利通过。丹参活血化瘀，且具有抗雄激素作用。

（三）补肾疏肝为原则，祛湿为大法，佐以清热解毒

该法适用病机：因于肝郁，肝木乘脾伐肾，而脾肾两虚，水湿内聚为其主要病理变化。常用经验方：紫河车、鹿角片、巴戟天、菟丝子、续断、柴胡、青皮、陈皮、白芍、钩藤、茯苓、生薏苡仁、瞿麦、车前子、五灵脂、桃仁、皂角刺、蒲公英、败酱草。方中紫河车、鹿角片改善雌激素低下；巴戟天、菟丝子、续断温和补阳；柴胡、青皮、陈皮、白芍、钩藤疏肝，缓疏以防伐肝，量宜少；茯苓、薏苡仁、瞿麦、车前子化湿利湿，量宜大，治脾湿盛、湿阻卵巢；五灵脂、桃仁、皂角刺活血化瘀通络促排卵；蒲公英、败酱草清热解毒，以防阳毒积于内，用量 20g 以上。

（四）治疗 PCOS 辨证用药技巧

1. 黄体生成素 / 促卵泡激素 < 2.5 或更低者，多见于肾阴虚，宜在辨证基本方上加枸杞子、山茱萸以滋补肾阴。

2．黄体生成素／促卵泡激素＞2.5者以肾阳虚为主，在辨证基础上加淫羊藿、仙茅、巴戟天以温肾补阳促排卵。宜用桃仁、白术、穿山甲、贝母、皂角刺、昆布等软坚散结、通络走窜类药物。在补肾药物同时加夏枯草、贝母、皂角刺等化痰软坚类药物，能够改善多毛现象，提高疗效。

3．对于高雄激素血症，如痤疮、多毛，应避孕，应用补肾壮阳药，配伍清热药。

4．对于日益明显的胰岛素抵抗或高胰岛素和高脂血症，注意选用消脂化痰药，如决明子、焦山楂、胆南星、白芥子、天竺黄、山慈菇、皂角刺、贝母、夏枯草、法半夏等。

5．对于卵巢增大、被膜纤维化增厚，抑制卵泡发育和排卵的患者，宜应用穿破石、透骨草、桃仁、红花、丹参、赤芍、泽兰、三棱、白术等活血化瘀药以促排卵；卵巢明显增大，可加鳖甲、生牡蛎、鸡内金等软坚散结之品；经少闭经，舌紫暗瘀阻重时，酌情应用虫类破血之品，如水蛭、土鳖虫、穿山甲等。地龙、三七、泽泻、泽兰、王不留行活血利水，畅通冲任，有助于卵子顺利通过排出。

6．紫石英入心肝肾经，取其甘温之性，温肾助阳、暖宫助孕。《本草纲目》曰："紫石英，手少阴、足厥阴血分药也，上能镇心，重以去怯也；下能益肝，湿以去枯也。"

（聂锦坤　整理）

六、论"三期五法"治崩漏

崩漏是指妇女非周期性子宫出血，其发病急骤，暴下如注，大量出血者为"崩"；病势缓，出血量少，淋漓不绝者为"漏"。崩与漏虽出血情况不同，但在发病过程中两者常互相转化，如崩血量渐少，可能转化为漏，漏势发展又可能变为崩，故临床多以崩漏并称。该病以青春期和更年期妇女多见。

老师认为，崩漏发病，原因多端，病变非一脏一经，常是因果相干，气血同病，多脏受累，尤与肝、脾、肾密切相关。盖肾藏精、主生殖，肾气盛，天癸至，任脉通，月事以时下。若肾虚，则肾气不固，固摄无权，冲任不能制约经血而致崩漏。又《校注妇人良方》曰："崩之为患，或因脾胃虚损，不能摄血归经。"故脾虚也是崩漏常见病因之一，多因素体脾虚，或饮食劳损，或忧思过度，脾虚统摄无权，冲任失固而致。七情内伤，肝郁化热，或内蕴湿热之邪，热伤冲任，迫血妄行，亦可发为崩漏。但总的来说，其根本在肾，位在冲任，主要病机为肾虚，病因主要是"虚、瘀、热"三端。

在治疗上，老师认为应本着"急则治其标，缓则治其本"的原则，"谨守病机"参会临床见证，采取"塞流""澄源""复旧"大法辨证论治。肾虚是致崩漏之本，病变在冲任失去制约，故治本当益肾固冲任，而治本之法当贯穿治疗之始终。由于女性随着年龄的增长，其脏腑功能、气血阴阳出现变化，造成崩漏的病因不相一致，故治疗也应有所区别。

临床中，老师根据肾气 - 天癸 - 冲任 - 胞宫轴理论，依据患者年龄所处的生理状态，以判断肾气、天癸盛衰，采用"三期五法"治疗崩漏。即根据患者所处的年龄特点，将患者分为青春期、育龄期、围绝经期等不同时期。同时，结合临床表现，分期施治，活用治崩五法，即青春期崩漏采用补肾益气、调摄冲任法和清热凉血、固摄安冲法，育龄期崩漏采用清肝补肾、固摄冲任法和补肾化瘀、调理冲任法，更年期崩漏采用滋补肝肾、固涩冲任法进行治疗，效果显著。同时，老师强调补益清化并施，化瘀止血并重；擅用通因通用之反治法，止血而不留瘀；非经期重视调补脾肾，补先后天之本以助复旧。

（一）青春期崩漏

是指月经初潮至生殖器官逐渐发育成熟的时期，世界卫生组织定为 10～19 岁。此期肾气未盛，天癸甚微，冲任未充，阴阳尚未平衡，气血尚未充实。而肾主藏精固摄，是天癸之源，冲任之本，也是月经正常的根本。老师结合临床经验认为，青春期崩漏以肾虚、血热、冲任失调为多见，临床多以补肾益气，调补冲任和清热凉血、调固冲任为大法。

1. 补肾益气，调摄冲任　此法适用于出血量多或淋漓不尽，血色暗红，质薄，无血块，伴头晕耳鸣而烦，腰腿酸软，小腹寒痛而坠，面色晦暗，舌淡暗，苔薄白。方选六味地黄丸、二至丸、五子衍宗丸、当归补血汤合方加减：生熟地各 10g，白芍 10g，牡丹皮 10g，山茱萸 10g，山药 30g，墨旱莲 15g，女贞子 15g，枸杞子 15g，菟丝子 15g，覆盆子 10g，炙黄芪 30g，当归 10g，阿胶（烊化）15g，海螵蛸 30g，仙鹤草 15g，乌梅炭 10g，椿根皮 10g，醋香附 10g。水煎服。方中枸杞子、菟丝子、覆盆子、女贞子补肾固精，其性温润，补而不燥。生地黄、熟地黄、白芍、牡丹皮、山茱萸、山药滋补肾阴，与上 4 味共奏阴阳互补，益精生血，取精血互化之意。黄芪、当归补血生血，墨旱莲、海螵蛸、椿根皮、乌梅炭、仙鹤草固涩止血以治其标，阿胶补血生血止血，白芍、香附调肝，香附为气中血药，防其滋腻留瘀。本方精血互生，阴生阳长，标本兼治，诸药合用共奏益肾固冲之功。

2. 清热凉血，固摄安冲 青少年肾气未成熟，制约经血之力较弱，加之此期阳气偏盛，易蕴结生热，而阴阳之气易失去平衡。若过食辛辣厚味之食，即可导致热扰冲任，血海不宁而造成崩漏，症见阴道出血量多，色鲜红或紫暗，便干尿黄，口干心烦，伴头晕心慌，面颊潮红，舌红，苔黄，脉大滑数。治用清热凉血，固摄安冲。组方为：生牡蛎 30g，柴胡 10g，白芍 10g，生地黄 10g，黄芩 10g，栀子 10g，椿根皮 10g，地骨皮 10g，仙鹤草 15g，益母草 15g，甘草 10g。水煎服。方中生牡蛎、黄芩、侧柏炭清热凉血，固冲止血，仙鹤草益气止血，椿根皮、地骨皮清下焦之热而不伤阴，白芍、生地黄滋阴养血，益母草养血祛瘀（现代药理研究发现，益母草煎剂对动物子宫有兴奋作用与垂体后叶素相似），柴胡清热疏肝且有提升作用，以达到治崩的目的。甘草调和诸药，且与白芍配伍取芍药甘草汤之意以缓急止痛敛阴。

（二）育龄期崩漏

育龄期妇女是指女性性成熟后直至更年期，此时生理、心理皆已成熟，但生理、心理上的压力亦大，受各种因素刺激，如妊娠、分娩、哺乳、劳累、忧虑、焦急等，皆可出现肝气郁结，气血失和，冲任失调。肝为妇女之先天，血为妇人之本，肝藏血，主疏泄，性喜条达而恶抑郁。肝之疏泄失常，郁而气滞，日久化热，耗伤肾阴，下迫血海，损伤冲任，发为崩漏，同时因寒、因热、因虚、因郁而瘀血内生。故《先醒斋医学广笔记》曰："故凡血证，总以去瘀为要。"唐容川亦说"失血何根，瘀血即其根也"。故补肾、清肝、化瘀是此期治疗之大法。

1. 清肝补肾，固摄冲任　此法治疗崩漏，临床症见月事淋漓，经血不调，周期不定，血色红或深红，量多且挟有血块，腰痛及少腹疼痛，手足心烦热，纳食不馨，体倦乏力，心悸气短，夜寐不宁，口干不欲饮，诊脉弦细，舌质淡红，苔薄黄略干。组方为：当归10g，白芍10g，墨旱莲15g，女贞子15g，山茱萸10g，枸杞子15g，生地黄10g，何首乌15g，补骨脂15g，荆芥炭10g，地榆炭10g，乌梅炭10g。水煎服。方中当归、白芍、生地黄养血清肝；墨旱莲、女贞子、枸杞子、何首乌、山茱萸滋补肝肾之阴；补骨脂、乌梅炭固涩下元，荆芥炭、地榆炭祛风凉血。其中荆芥炭有顺肝之性，升发下疏的肝阳之气，炒炭则加强止血固涩之功。白芍、乌梅炭、地榆炭酸苦，以倾泻肝火，收敛肝阳。

2. 补肾化瘀，调理冲任　此法适用于月经淋漓不断、血色鲜红、出血量较多且夹有血块，小腹疼痛或胀痛，头晕耳鸣，腰膝酸软，夜寐不宁，舌质暗红或舌尖有瘀点，诊脉弦细或涩。组方为：墨旱莲15g，女贞子15g，何首乌15g，续断10g，山茱萸10g，白芍10g，益母草15g，生蒲黄10g，阿胶15g（烊化），三七3g（冲服），海螵蛸10g，仙鹤草10g。水煎服。若瘀血现象明显加土鳖虫10g，莪术10g，桃仁10g；气滞者加柴胡10g，荆芥10g，枳壳10g。方中何首乌、续断、山茱萸、白芍补肝肾、收敛止血；墨旱莲、女贞子滋阴清热、凉血止血；仙鹤草益气止血；阿胶养血止血；生蒲黄、益母草、三七化瘀止血，且有提高子宫肌张力，促进子宫内膜剥脱的作用，以利于内膜排出；海螵蛸收涩止血。诸药合用，共奏补肾化瘀、固冲止血之功。

（三）围绝经期崩漏

围绝经期，即"更年期"，是指女性从性成熟期逐渐进入老年期的过渡时期，包括绝经前期、绝经期、绝经后期。从年龄上讲，此期肾气渐虚，冲任二脉虚衰，天癸渐竭，生殖器官及乳房也逐渐萎缩，也是卵巢功能减退的过渡时期。在这段时期，妇女机体处于一种肾阴不足、阳失潜藏的状态，可出现阴阳失调、肾虚肝旺、火扰心神、心肾不交、脾失统血等诸多病机。临床症见月事淋漓不净，或量多如崩，血色鲜红，质稍稠，伴腰膝酸软，夜尿频多，烦热汗出，烦躁易怒，失眠健忘，发枯易脱，口苦咽干，头晕耳鸣，诊脉弦细，舌质红、苔薄白有裂纹。此时治用滋补肝肾、固涩冲任法。方用：生熟地各 10g，山茱萸 10g，枸杞子 15g，墨旱莲 15g，女贞子 15g，山药 30g，茯苓 12g，白芍 10g，龟甲胶 15g（烊化），阿胶 15g（烊化），乌梅炭 15g，仙鹤草 10g，三七粉 3g（冲服）。水煎服。方中六味地黄丸滋肾水，二至丸封藏，龟甲胶潜阳固涩，白芍、乌梅炭收敛柔肝，阿胶养血止血；仙鹤草固涩下元，益气止血，三七化瘀止血。全方补水以泻火，水足而热自消，热去而血自安。

试举一例，以兹说明。患者女性，15 岁。初诊 2010 年 12 月 12 日。现病史：患者 13 岁初潮，伴有原发性痛经。平素经期偏早，而连绵日久方停，逐渐形成崩漏，有时来经提前 15 天，又淋漓 20 余日，兼有黄带。刻下症见，来经已 20 余日未停，腰酸乏力，口燥咽干，颧红目肿，诊脉细数，舌红苔黄腻。辨证：热扰胞宫，冲任不固。治法：清热凉血，固摄安冲。处方：当归 10g，白芍 10g，黑芥穗 10g，地榆炭 10g，黄芩 9g，生地黄 10g，升麻 6g，防风 6g，醋香附 12g，炙甘草 10g，栀子 9g，椿根皮 10g，益母草 9g。7 剂，水煎服。二诊：2010 年 12 月 19 日服上方 4 剂后，淋漓自止，而黄带连绵，乃用健脾束带法，服后带下亦减，先后调理 4 个月，月经已趋于正常，隔 1 年后随访，1 年来月经已准，痛经亦减，未有崩漏现象。

（聂锦坤　整理）

七、谈女性不孕症

不孕症概指妇女在育龄期有正常性生活，其性伴侣生殖功能正常，未避孕而经两年以上未受孕者。现代医学称为"原发性不孕症"，传统中医文献称"无子"（《神农本草经》）、"全不产"（《备急千金要方》）。曾生育或流产后，再发生不孕者，现代医学称为"继发性不孕"，《备急千金要方》称"断续""断绪"。

近年来，不孕不育正呈年轻化和逐年递增。2010 年《中国不孕不育现状调查研究报告》称：二十年前我国育龄人群中不孕不育率仅为 3%，而如今攀升到 12.5%～15%，接近发达国家 15%～20% 的比率，其中以 25～30 岁人数最多。普遍的晚婚晚育现象、不良的现代生活方式、巨大的工作压力和日益严重的环境污染，都是造成不孕不育年轻化和发病比例迅速上升的重要原因。

受孕是一个很复杂而协调的生理过程，从女性讲，《素问·上古天真论》曰："女子七岁，肾气盛，齿更发长。二七天癸至，任脉通，太冲脉盛，月事以时下……阴阳和，故能有子。"从中可知受孕的基本条件在于肾之精气充盛，肾之精气亏虚是不孕症的基本病机。明代万全《万氏家传广嗣纪要·寡欲篇》说："夫男子以精为主，女子以血为主，阳精溢泻而不竭，阴血时下而不衍，阴阳交合，精血互凝，胚胎结而生育滋矣。"说明了只有肾气盛，天癸至，任通冲盛，月事应候，精气溢泻，阴阳交媾，两精相搏，胞宫摄受，才能正常受孕。

老师根据多年临床经验，认为肾之肾气亏虚是不孕症的基本病机，而气滞、痰凝、血瘀为主要矛盾。肾气—天癸—冲任—胞宫生殖轴是女性生殖理论的核心，以肾气为主导，有天癸来调节，通过冲任的通盛相资，最后由胞宫孕育养胎，直至分娩。生殖轴任何一个环节失调，都会引起不孕，而其中又以肾最为关键。《傅青主女科》曰："经水出诸肾。"肾藏精，主生殖，肾为天癸之源、冲任之本、气血之根，是五脏阴阳之本。肾通过多渠道、多层次、多位点对月经的产生发挥主导作用。故任何原因伤及肾脏都影响孕育，或先天肾气不足，或后天房劳伤肾、长期吸烟，或大病久病"穷必及肾"，或年事偏高、肾气渐虚均足以导致肾气虚损，伤及冲任，造成不能摄精成孕。此外，如今不孕不育还呈现一个特点，即女性由于流产不孕的比例已经占到不孕症的三分之一。因为频繁的人流，人为地中止妊娠，导致体内的内分泌水平急剧下降，机体遭受双重打击，会逐渐使各方面功能减退，出现早衰，以及诸如宫颈粘连、盆腔炎、输卵管阻塞等疾病，从而难以受孕。

宗肾主生殖之旨，不孕症与肾虚关系密切，而补肾法是中医治疗不孕症最常应用的治法。在助孕上，实践表明，根据中医肾主生殖的理论，在辨病和辨证相结合的中西医结合治疗原则指导下，采用以补肾为主的中药人工周期法进行治疗（经期——活血化瘀调经；卵泡期——益肾养血；排卵期——温肾活血助孕；黄体期——调补脾肾），对排卵功能障碍所致的不孕症、黄体功能不全等引起的不孕，疗效满意。又如在安胎上，对于免疫性因素造成胎停育者，补肾安胎是重要治法。另外，中医认为胎元不固多因母体先天禀赋不足，孕产频多、房劳不节致肾气不足、胎失所系，运用补肾健脾、益气养血之法，如使用寿胎丸，效果不错。

同时，临床所见不孕症患者，在肾之精气不足、冲任虚损的基本矛盾基础上，往往夹有气滞（肝郁）、痰湿和瘀滞（血瘀），故有疏肝解郁、补肾填精，燥湿化痰、行滞调经、补肾填精，以及活血化瘀、温经通络、补肾填精等法。

首先是肝郁气滞，临床最为常见。肝主疏泄，气机调畅，疏泄正常，冲任调和，胞脉得养故能受孕。若心情忧郁，疏泄失常，气血不和，冲任不能相资，不能摄精受孕，俗有"求子心愈切，得之愈难"（《女科辑要》）、"思虑无穷，皆难有子"之说。

由于社会转型，中国进入物质时代，人们倾向于右脑思维模式，特别是白领，竞争加剧，女性压力大，长期处于忧虑、抑郁或恐惧的精神状态。从心理学上讲，忧郁、焦虑、失眠增多，表现六大缺失，即轻松、公平、安全、幸福、归属、同情。久不孕育之人，受到各方面的不良刺激，形成恶性循环的肝郁困境，进而产生更复杂的内分泌失调，导致不孕。

其次是痰湿（痰湿阻胞），多由素体脾虚或恣食膏粱厚味，脾虚不运，痰湿内生，阻塞气机，冲任失调，或湿浊内盛，躯脂满溢，闭塞子宫，不能摄精成孕。又由肝郁克脾、脾失健运，水湿内停；肝郁不舒，日久化热，湿与热相并下注冲任，蕴结不通，阻滞胞脉，继发盆腔炎、输卵管积水、阻塞。正如《医宗金鉴》云："女子不孕之故……因体盛痰多，脂膜壅塞，胞中不孕。"

再次是血瘀（瘀滞胞宫）。《医宗金鉴》云："女子不孕之故……因宿血寄于胞中，新血不生，不能怀孕。"肾虚可致血瘀，因肾虚元气不足，无力运血。肝郁气滞亦见血瘀，因肝主疏泄，能促进血与津液的运行输布，若肝郁气机不畅，气血运行受阻而致血瘀。临床可见经期、产后余血未净而合阴阳，精池与瘀血相搏为瘀，瘀结冲任，不能摄精成孕。另胞中宿有癥瘕积聚，积气搏结于子宫，致阴阳血气不和，不能摄精成孕，如子宫肌瘤、输卵管积水不通……相关资料表明，有25%～35%的子宫肌瘤患者不孕，主要是由于宫腔变形或伴卵巢功能失调，影响受精卵着床。

由上可知，女子不孕主要病位在冲任、胞宫以及肾、肝、脾的功能失常，气血失调，而气滞、痰湿、血瘀是其病理产物，并且贯穿于本病的始终。有鉴于此，老师认为，女性应该保护好肾、肝、脾，使其不受伤害，维持正常生理功能，藏其精，疏其气，运其湿。而部分不孕症是可以避免的，这涉及生活方式、社会道德伦理、个人修养，以及卫生知识普及。具体来讲：

其一，避免过度晚婚晚育。研究表明，人的最佳生育年龄，女性为24～28岁，男性为30～35岁。而女性35岁以上卵巢的功能会逐渐下降，不孕风险增加，同时过晚怀孕会导致卵子质量下降，胚胎畸形概率增高。古人早认识到21～27岁是妇女身体壮盛时期，也是比较适合孕育的时期。

其二，应避免体重超重。肥胖会导致月经异常，如痰湿肥胖、PCOS，主要是由于内分泌失调（糖代谢、脂肪代谢……）所致。《傅青主女科》就有肥胖不孕的论述："妇人有身体肥胖，痰涎甚多，不能受孕者……是湿盛之故也……肥胖之妇，内肉必满，遮隔子宫，不能受精，此必然之势也。"因此，平素要注意饮食的调节，诸如肉类的选择、蛋白质的摄入，绝对戒烟忌酒。有研究表明，1个星期喝5次酒，会影响妇女的生育能力，而吸烟会使女性的怀孕概率降低40%。需要指出的是，过度节食减肥也不可取。

其三，要心情开朗，减少精神紧张，避免过度劳累。尤其是高学历、高收入的职业女性，皆有巨大的工作、精神压力，又盼子心切，干扰了神经内分泌功能（肝郁），造成不孕。《傅青主女科》曰："……其郁而不能成胎者，以肝木不舒，必下克脾土而致塞。脾土之气塞，则腰脐之气必不利。腰脐之气不利，必不能通任脉而达带脉，则带脉之气亦塞矣。带脉之气既塞，则胞胎之门必闭，精即到门，亦不得其门而入矣。"

其四，重视第一胎孕育，减少人流手术。频繁人流对女子的身心造成很大的伤害，子宫内膜损伤是最常见病因，另外，由于宫腔手术感染导致炎症，诸如输卵管炎、子宫内膜炎、附件炎性包块、宫颈粘连，从而引发月经不调，导致不孕。临床统计，婚后不孕患者85%有婚前人流史。

（聂锦坤　整理）

八、体外受精胚胎移植的论治

自 1978 年人类第一例体外受精后代在英国诞生以来,不孕症的治疗便有了新的突破。在这 40 年间,以体外受精 - 胚胎移植(IVF-ET)为代表的辅助生殖技术,已发展成为生殖医学的重要组成部分和临床治疗不孕症的常规手段之一。但需要指出的是,IVF-ET 的成功率并非百分百。对于小于 35 岁,卵巢储备正常,子宫条件好者,IVF 成功率可达 40%～50%,而大于 45 岁或卵巢储备很差者 IVF 助孕成功率极低(小于 5%)。老师临床中发现,因 IVF-ET 失败而求助中医者在逐年增加,提出要充分运用中医理论进行辨证论治,从而提高体外受孕妊娠成功率。

(一)男方少精、弱精症

宗肾主生殖,肾藏精以精血互化理论,因男方少精、弱精、甚至睾丸取精导致体外受精胚胎移植失败者宜益肾填精,通络活血治之。方药如下:熟地黄 10g,山萸肉 10g,枸杞子 15g,紫河车 6g(后下),鱼鳔 6g,淫羊藿 10g,肉苁蓉 10g,菟丝子 15g,续断 10g,鹿角镑 10g,炙黄芪 30g,当归 10g,鸡血藤 15g,川牛膝 10g。

(二)免疫因素

1. 抗心磷脂抗体阳性导致体外受精胚胎移植失败者宜补肾健脾,养血活血治之。方药如下:菟丝子 20g,续断 20g,杜仲 20g,丹参 10g,当归 15g,白芍 10g,熟地黄 15g,阿胶 15g(烊化),炙黄芪 30g,党参 10g,白术 15g,砂仁 6g(后下),苎麻根 15g,黄芩 10g,大枣 5 枚。

2. 抗精子抗体阳性导致体外受精胚胎移植失败者宜补肾滋阴养血、调肝活血利湿治之。方药如下:黄芩 10g,当归 10g,赤芍 10g,生地黄 10g,山药 30g,山萸肉 10g,牡丹皮 10g,党参 15g,泽泻 10g,菟丝子 15g,茯苓 12g,甘草 10g。

3. 血型抗体(ABO 溶血)导致体外受精胚胎移植失败者宜清热利湿、活血化瘀治之。方药如下:茵陈 20g,竹茹 10g,苎麻根 15g,益母草 15g,白芍 10g,黄芩 10g,桑寄生 15g,当归 10g,生甘草 10g。

（三）胚胎质量因素

胚胎质量导致体外受精胚胎移植失败者宜调补冲任、益肾健脾治之。方药如下：当归10g，熟地黄10g，白芍10g，丹参15g，续断10g，紫河车6g（后下），山药30g，鹿角胶15g（烊化），白术10g，炙黄芪30g，菟丝子15g，龟甲胶15g（烊化），桑寄生15g，枸杞子15g，甘草10g。

（四）内分泌因素

内分泌因素（如黄体功能差、子宫内膜薄等）导致体外受精胚胎移植失败者宜固肾健脾治之。方药如下：菟丝子15g，续断10g，桑寄生15g，杜仲10g，白术10g，山药30g，党参15g，紫河车6g（后下），枸杞子15g，熟地黄10g，砂仁3g（后下）。

（五）子宫内膜异位症因素

子宫内膜异位症导致体外受精胚胎移植失败者宜疏肝活血、祛瘀散结治之。方药如下：柴胡10g，当归10g，赤芍10g，丹参15g，夏枯草10g，玄参15g，川贝母10g，生牡蛎30g（先煎），海藻10g，牡丹皮10g，桂枝10g，海浮石10g（先煎），桃仁10g，香附10g，青皮10g。

（六）输卵管积水因素

输卵管积水导致体外受精胚胎移植失败者宜清热利湿、行气豁痰治之。方药如下：瞿麦10g，萹蓄10g，生薏苡仁30g，车前子12g（包煎），萆薢10g，黄芩10g，乌药10g，滑石20g（包煎），茯苓12g，木香10g，木通6g，荔枝核10g。

凡久病不愈，正气内伤，痰瘀结于冲任、胞宫，瘀阻生化之机，五脏之伤，穷必及肾，拟用补肾活血通络汤治之。方药如下：柴胡10g，枳壳12g，山萸肉20g，杜仲12g，桑寄生30g，桂枝10g，茯苓20g，丹参30g，益母草30g，皂角刺15g，炮山甲4g，泽兰20g，路路通12g，红藤30g，鸡血藤30g。此方由四逆散、桂枝茯苓丸、薏苡附子败酱散之意加味而成，其中四逆散疏肝理气，桂枝茯苓丸活血化瘀消癥，酒萸肉、杜仲、桑寄生补益肝肾，丹参、鸡血藤、益母草、泽兰活血利水，红藤清热解毒、活血化瘀，皂角刺、炮山甲活血通络。也可加生薏苡仁利湿排脓，附子辛热散结，苍、白术、姜半夏健脾理气和胃。

（聂锦坤　整理）

九、谈饮食与孕育

人之孕育是一个复杂的生理过程，需要有健康的卵子和精子结合到一起，并且能够着床在子宫腔发育，这就需要男女双方各有个良好的身体素质，而保持一个健康强壮的身体与平常饮食是脱离不开的。研究发现，孕前通过科学合理的饮食，可以加大怀孕的概率。那么，如何通过饮食调节来达到益精、调血而嗣孕之效呢？老师认为，男性要壮阳，而女性则要滋阴。

（一）男性壮阳

1. 增加锌硒的摄入　锌是酶和激素的组成成分，能促进性器官和性功能的正常发育，提高人体免疫功能等。对于男性来说，锌不仅参与维持精子生存环境的稳定，还参与精子的构成，与精子的成熟、获能及顶体反应密切相关。缺锌时患者不仅精液量减少，精子生成受阻，精液液化延迟，还将影响精子的活动力，而精子活动力对男性生育力起着决定性作用。植物性食物中含锌量比较高的有豆类、花生、小米、萝卜、紫菜、芝麻、核桃等；动物性食物中，以牡蛎含锌最为丰富。此外，牛肉、猪肉、鸡肝、蛋黄、鱼虾等含锌也较多。

硒是精浆中过氧化物酶的必需组成成分，当精液中硒含量降低时，酶的活性降低，不能抑制精子细胞膜脂质过氧化反应，造成精子损伤，死精增多。一些食品中含硒较高，如海产品、食用菌、肉类、禽蛋、魔芋精粉、芦笋、蘑菇、大蒜等。鱼鳔为大、小黄鱼之鱼肚，味甘性平，具有补肾生精滋肝之功，其主要成分为高级胶原蛋白，并富含钙、锌、铁、硒等多种微量元素，可促进精囊分泌果糖。

2. 增加精氨酸和钙的摄入　精氨酸有促进男子性功能的生精作用，富含精氨酸的食物有冻豆腐、木松鱼、豆腐皮、花生、核桃、大豆、芝麻、紫菜、豌豆、章鱼、海参等。而钙离子能刺激精子成熟，改善男子生殖能力，常见含钙丰富的食品有虾皮、咸蛋、乳类、豆类、蛋黄、海带等。

3. 多食强肾补精的食物　常见强肾补精的食物有海参、虾、韭菜、羊肉、鹌鹑。其中海参性味甘咸，可温补益精、壮阳疗痿，是一种典型的高蛋白、低脂肪、低胆固醇食物。而虾味甘咸，性温，具壮阳益肾、补精之功。韭菜因温补肝肾、助阳固精作用突出，故又称"起阳草"，对男性勃起障碍、早射等疾病有很好的疗效。

（二）女性滋阴

女子以血为先天，故女子食疗的基本原则是滋阴养血。血足才能使面色红润，经血正常，胞宫摄受，从而孕产。若气血亏虚，就容易出现面色萎黄无华、经血量少、经期延迟等，甚至不能怀孕。因此，孕前饮食是女性身体恢复和调理非常重要的一个步骤，有助于增加受孕概率。

1. 增加蛋白质的摄入　蛋白质是人类生命的基础，是脑、肌肉、脏器最基本的营养素，占总热量的 10%～20%，故孕前应多进食海鲜、肉类、蛋、奶、豆制品等以补充蛋白，如鸭肉有滋阴养胃、清解虚热、利水消肿之效，海参具养血润肺、美颜乌发、补中益血、养肾固精之功。老师对孕前和孕期妇女有一食疗方，嘱咐每天食用 1 袋牛奶、2 个鸡蛋、3 个核桃、5 个花生、10 个大枣，既能增强体质、帮助怀孕，又能在产后提供充足的母乳，可谓一举两得。

2. 增加钙铁的摄入　钙是骨骼与牙齿的重要组成成分，怀孕时的需要量约为平时的 2 倍。如果孕前摄入钙不足，怀孕以后孕妇因失钙过多可患骨质软化症、抽筋，胎儿易发生佝偻病、缺钙抽筋。故孕前开始补钙，且钙在体内贮藏时间较长，对孕期有好处。孕前应多进食含钙丰富的食品，如鱼类、牛奶、绿色蔬菜等。同样铁在体内可贮存 4 个月之久，在孕前 3 个月即开始补铁很有好处。牛奶、猪肉、鸡蛋、大豆、海藻等均含有丰富的铁，还可用铁锅做饭炒菜。

3. 增加维生素的摄入　维生素不仅为人体生长发育所必需，而且还是维持正常生殖功能所必需。人体如果缺乏维生素，则不易怀孕，怀孕后还可能发生流产、早产和死胎，或影响子宫收缩，导致难产。故在怀孕前应有意识地补充各种维生素，多进食肉类、牛奶、蛋、肝、蔬菜、水果等。

4. 多食补肾养阴的食物　女性多吃益肾养阴的食物，可造就优良卵子。比如山药，作为具有补肾作用的药食两用之品，对于肺和脾的补益效果也很明显，不仅孕前有用，孕后更可以用来养胎。再如核桃是补肾精效果很好的食品。中医素有食物"以形补形"的理论，核桃仁形似脑，故补脑，所以孕前和孕中多吃核桃，有助补养肾精，生下的孩子更聪明，新妈妈则更容易恢复。此外，可多吃黑米（补肾益精，活血润肤，补胃养肝、明目）、黑大豆（补肾益精，活血润肤，抗衰老，美发）、芝麻（味美甘平，养阴润燥，补肾益脑）等粮食，蔬菜类如菠菜（味甘性凉，滋阴润燥，养血止血，通利肠胃）、莲藕、蘑菇、黑木耳、银耳，瓜果类如梨（味甘性寒，润肺消痰止咳，降火清心）、桂圆、甘蔗、大枣（益气生津，养血安神，补血养颜，润肺解毒）、西瓜、香蕉等。

（聂锦坤　整理）

十、四逆散方证临床体悟

老师在临证时常说"学会四逆散，看病就不难"。普普通通的一句话，其中蕴含着深刻的道理，随着临证的增多，愈发觉得这是我们临床治疗疾病的一个有效切入点。

（一）方证分析

四逆散首见于《伤寒论》辨少阴病脉证并治篇第318条："少阴病四逆，其人或咳、或悸或小便不利，或腹中痛，或泄利下重者，四逆散主之。"

组成：甘草（炙）、枳实（破，水渍，炙干）、柴胡、芍药各十分。上四味，各十分，捣筛，白饮和服方寸匕，日三服。咳者，加五味子、干姜各五分，并主下利；悸者，加桂枝五分；小便不利者，加茯苓五分；腹中痛者，加附子一枚，炮令坼；泄利下重者，先以水五升，煮薤白三升，煮取三升，去滓，以散三方寸匕，内汤中，煮取一升半，分温再服。

四逆散由柴胡、枳实、白芍、炙甘草四味药组成。柴胡、甘草实为小柴胡汤的雏形。柴胡味苦平，甘草味甘平，二药相伍，实为助肝用，补脾体，疏肝气，畅脾气是也。白芍、甘草，芍药甘草汤也，相伍酸甘化阴以生津血，泄郁结，畅气道。枳实、白芍乃《金匮要略》枳实芍药散（产后腹痛、烦满不得卧，枳实芍药散主之）相伍宣畅气血，治疗产后气血郁滞之腹痛。枳实、柴胡、白芍乃大柴胡汤重要组成部分，三药相伍，疏肝木，理脾滞，解枢机。

四味药物组方精妙，也暗合"升降"之理，柴胡主升、枳实主降、白芍主收、甘草主散，升降收散相辅相成，调理枢机以治疗多种"气机紊乱"之病。在气，枳实破滞降气，柴胡疏散升气，白芍收摄失位之气，甘草和其不调之气；在血，柴胡扬气行血，枳实破瘀滞，白芍通营和血，甘草缓中补虚调养新血；在表里，柴胡舒启外达，枳实消泻内降，白芍疏通经络，甘草和调脏腑；在阴阳，柴胡、甘草行阳，枳实、白芍走阴。阳升阴降，升降相宜，气机无碍，流通百骸。四药相合，可疏升肝木，理通脾滞，和解枢机，调畅道路，宣布阳气。

从原文中分析，仲景就提示了本方可治疗很多疾病。或咳，凡见胸中阳气失去宣通的咳嗽、胸闷等，诸如见咳引两胁疼痛的可用四逆散加减治疗。（《素问·咳论》曰："肝咳之状，则两胁下痛，甚则不可以转，转则两胠下满"。）或悸，见于心阳失宣引起的心慌、惊悸，可用四逆散加减治疗。或小便不利，见于膀胱气化失司引起的小便量少、尿频、尿急等用四逆散加减治疗。或腹中痛，或泄利下重者，见于肝气郁滞，肝木乘土引起腹痛、腹泻等，可用四逆散加减治疗。从上可知，凡是呼吸系统、心血管系统、泌尿系统、消化系统疾病皆可运用四逆散。

为何应用四逆散可以治疗多种疾病？因为四逆散是"调肝"的有效方剂和代表方。张子和云："诸病皆生于气。"沈金鳌在《杂病源流犀烛》中总结"肝和则生气，发育万物，为诸脏之生化。若衰与亢，则能为诸脏之残贼。"从肝的生理功能上讲，肝为血脏，功能贮藏和调节全身的血量，故五脏六腑皆赖血以养，肝罢极之本，疏调气机，故肝可使五脏六腑功能调和，抵制外邪。具体地讲，肝与肾，乙癸同源，相互滋养。肝与脾，脾的运化赖肝之疏泄。肝与肺，肝主调节全身之血，肺主调节全身之气。肝与心，主要表现在血液环流上与血量调节关系上，从妇科上讲，肝与冲任脉、经络系连属关系，冲为血海，任主胞胎，肝血充足则血海满盈，月经能以时下。从肝的病理上讲，其体阴而用阳，喜柔恶刚，肝气太过与不及均可致病，表现为肝气、肝火、肝风、肝寒等。进而影响他脏，或为夹杂为病。临床多见肝与肾、肝与肺、肝与脾胃、肝与心的病理变化，如肝寒，则肝阳不足，虚寒循经下行，则见寒疝，女子则多见少腹两侧、腰骶部寒痛。肝火灼肺，则见咳嗽咳血……故肝之功能失常，则五脏受其戕害。

（二）四逆散临证化裁

老师在临床中运用四逆散可谓炉火纯青，涉猎病种广泛，总结老师临证中应用四逆散的病证、处方如下：

1. 肝郁气滞证　腹部、胃脘疼痛，胀满不舒，痛无定处，连及两胁，攻撑走窜，每因情志不遂而加重，嗳气则舒，心烦易怒，时作太息，不思饮食，寐差，舌苔薄白，脉弦。

治疗处方：柴胡疏肝散加减。

2. 肝气犯胃证　胸胁胃脘胀满疼痛，呃逆嗳气，呕吐，或见嘈杂吞酸，烦躁易怒，舌苔薄白或薄黄，脉弦或弦数等。

治疗处方：柴胡疏肝散合左金丸。

3. 肝脾不调证　胸胁胀闷窜痛，抑郁或急躁易怒，纳呆腹胀便溏不爽，肠鸣矢气，或大便溏结不调或腹痛欲泻，泄后痛减，舌苔白或腻，脉弦。

治疗处方：逍遥散加减或疏调汤。偏于泻者用四逆散加痛泻要方。

疏调汤是国医大师张震的方子，组成为：柴胡、香附、郁金、枳壳、薄荷、丹参、川芎、白芍、白术、茯苓、淫羊藿、甘草。本方疏肝解郁、畅达气机、补益肝肾。以调肝为组方基础，柴胡、香附、郁金、枳壳、薄荷以疏肝之气；白芍、川芎、丹参、甘草以养肝之体，"见肝之病，知先传脾"，以白术、茯苓、甘草健运中州；辅以淫羊藿以益肾，肝肾同源，补肾以益肝。全方组方精妙，调肝气、养肝体以畅达气机。

4. 肝郁脾虚证　胸腹胀满，口淡不渴，不思饮食，或有恶心呕吐，大便溏泻，困倦嗜睡，舌不红，苔厚腻。脉滑或弦滑。

治疗处方：四逆散合平胃散。主治肝郁不舒，脾土不运，湿浊困中所致诸症。

5. 肝郁湿热证　头晕、面目红赤、脾气暴躁、口干舌燥、口苦、头晕、口疮频起，小便黄，烦躁不安，心烦口苦，舌红苔黄腻，脉弦数等症。

治疗处方：四逆散合龙胆泻肝汤加减。

6. 肝郁肾虚证　急躁易怒，腰酸腰痛，胸胁胀痛，善太息，夜尿频急，或大便泄泻，舌质暗红，苔白或净，脉弦细沉。

治疗处方：逍遥散合六味地黄丸。

7. 肝郁血瘀证　咳嗽，咳血，咳痰，两胁胀痛，身上瘀斑或肌肤甲错，舌质暗或有瘀斑，脉弦或涩等。

治疗处方：逍遥散合桃红四物汤。

8. 痰气郁结证　胸部闷塞，胸胁胀满，咽中如有物梗塞，吞之不下，咯之不出，苔白腻，脉弦滑等。

治疗处方：四逆散合二陈汤。

9. 火气郁结证　发热，头面痤疮或红斑，口干，口渴，舌红，脉弦滑数等。

治疗处方：四逆散合升降散。

观临床实际应用枳实、枳壳时区别巨大。《草医草药简便验方汇编》载枳壳治子宫脱垂："枳壳、蓖麻根各 15g，水煎兑鸡汤服。每日 2 次。"表明枳壳有升提的作用。全国著名中医脾胃病专家李乾构教授认为枳壳是行气而具有升提的作用，所以在应用疏肝和胃汤伴胃部重坠、中气下陷时，主张加升麻、枳壳。故四逆散中的枳实、枳壳当根据患者情况，随症选药。

肝为五脏六腑之贼，脾为后天之本，万病皆生于气，中医治疗疾病在于调气机、秘阴阳。但凡临床遇到枢机不利，相火不降，肝气不升者，皆可化裁应用。

（刘惠杰　整理）

十一、说复发性流产

复发性流产指同一性伴侣连续发生 3 次及以上的自然流产。复发性流产大多数为早期流产，少数为晚期流产。虽然复发性流产的定义为连续 3 次及以上，但大多数专家认为连续发生 2 次流产即应重视并予评估，因为其再次流产的风险与 3 次相近。复发性流产在育龄期妇女中的发病率为 0.5%～1%，占妊娠总数的 1%～2%。对患者来说剥夺了天伦之乐的同时也带来巨大的经济压力，对家庭和睦及社会和谐带来严重的影响，需引起全社会的高度重视。

复发性流产临床发病机制较为复杂，大部分的自然流产与胚胎染色体异常有关。流产发生越早，胚胎染色体异常的频率越高，在早期流产中为 53%，晚期流产为 36%。此外，夫妇染色体异常、母体生殖道解剖结构异常、母体内分泌失调、多囊卵巢综合征、高催乳素血症、糖尿病、甲状腺功能异常等疾病，均会导致复发性流产。近年研究的热点集中在自身免疫方面，目前研究证实自身免疫型复发性流产主要与三种疾病（抗磷脂抗体综合征、系统性红斑狼疮、干燥综合征）及其相关的三种自身抗体（抗磷脂抗体、抗核抗体、抗可抽提的核抗原抗体）有关。现代生殖免疫观点认为复发性流产与同种免疫也有关。妊娠是成功的半同种移植过程，孕妇由于自身免疫系统产生一系列的适应性变化，从而对宫内胚胎移植物表现出免疫耐受，而不发生排斥反应，使妊娠得以继续。若母体血清中缺少一种或几种能够抑制免疫识别和免疫反应的封闭因子，就会出现免疫耐受状态失衡，胚胎将遭受母体的免疫打击而被排斥。治疗上，西医以对症治疗为主，如男方染色体异常可做供者人工授精，女方染色体异常可做赠卵体外授精 - 胚胎移植术。又如黄体功能不全主要采用孕激素补充疗法，而多囊卵巢综合征、高催乳素血症、甲状腺功能异常或糖尿病等，均宜在孕前进行相应的内分泌治疗，并于孕早期加用孕激素。自身免疫型复发性流产的治疗主要采用阿司匹林、肝素、肾上腺皮质激素等。主动免疫治疗只适合于不明原因性的、淋巴细胞毒试验结果阴性的复发性流产患者。目前多采用丈夫淋巴细胞或无关个体淋巴细胞经皮下注射免疫疗法。

复发性流产，中医病名为"滑胎"。滑胎这一病名首见于叶天士《叶氏女科证治·安胎》，是指堕胎或小产连续发生 3 次或 3 次以上，亦称"屡孕屡堕"或"数堕胎"。肾虚是滑胎的根本病机。《素问·奇病论》指出"胞络者，系于肾"。可见胞宫与肾有络属关系，故胞宫受损会损伤肾气，耗伤肾精。中医学认为"肾主生殖"，《傅青主女科》云："肾水足而安胎，肾水亏而胎动。"肾为先天之本，肾主生殖、主藏精，肾亦为冲任之本，胎之所系。故安胎首重补肾，临床常用的张锡纯的寿胎丸、傅山的安奠二天汤等，是目前用于治疗先兆流产、习惯性流产和复发性流产的代表方。

老师临证 50 余年，对于滑胎的治疗，中西医并重，借助西医病因病机以及诊疗技术的发展，首先明确病因，男女同查，针对有明确病因给予西药及措施积极消除病因，然后中医辨证施治。老师强调治疗本病应以补肾健脾为大法，未孕时以补肾调冲法结合月经周期辨证治疗，养肾气以安血室，调肝气以理冲任；孕后以健脾益气法培中补土，补脾胃以资血源。同时，老师主张保胎宜早不宜晚，要求复发性流产患者试孕当月在B超下监测排卵以及指导同房，卵泡排出后立即开始保胎治疗。卵泡排出第15日自测尿妊娠试验。若阳性立即就诊进行保胎治疗，孕早期服中药至孕3月或超过既往流产月份半月。如此中西医结合治疗，效果显著。

如对于血型抗体（母子血型不合）引起的反复自然流产，老师认为脾肾两虚为本、湿热蕴结为标。冲任失和、肾虚冲任亏损，胎失系养；脾虚运化失利，湿浊不化或内蕴化热，与血搏结。故湿、热、瘀是致病关键，治疗宜补肾健脾益气、活血化瘀、清热利湿。因为补肾健脾类药能调机体免疫功能，减少自身免疫，促进免疫复合物吸收，具有抑制抗体和消除抗体作用，常用的补肾安胎药有菟丝子、续断、桑寄生、苎麻根等，健脾益气药如黄芪、党参、白术、山药、茯苓等。活血化瘀类药可以加强子宫和胎盘血液循环，促进蜕膜发育，降低毛细血管通透性，并对已沉积的抗体复合物有吸收作用，能改善血液流变性，防止免疫复合物的产生，常用的养血活血药有丹参、当归、川芎、白芍、益母草等。清热利湿类药对生殖道有较强的抗菌消炎作用，有减少炎症渗出和促进炎症吸收作用，又能抑制异常免疫反应，阻止免疫复合物沉积于组织，常用的有黄芩、茵陈、栀子、大黄。

具体方法如下：①孕前期宜祛余邪、补冲任，宜测定ABO血型不合抗体效价，即血清IgG效价1:64。宜补肾健脾利湿、活血化瘀。经验方：续断10g、菟丝子15g、苎麻根15g、黄芪30g、白术15g、当归10g、白芍10g、川芎6g、黄芩10g、茵陈30g、益母草15g、酒大黄3g、木香6g、甘草10g、丹参15g。②孕早期宜补益脾肾、固胎，佐以清热利湿、活血养胎。经验方：党参15g、黄芪30g、白术15g、黄芩15g、茵陈30g、栀子10g、菟丝子30g、苎麻根15g、续断10g、桑寄生15g、白芍15g、甘草10g、丹参15g、阿胶15g。需要指出的是，早期活血化瘀药的应用，不仅不会损伤胚胎，反而能改善胎盘、胚胎血瘀循环，促进胚胎发育，恰合"有故无殒"的观点。如方中丹参活血养血行气，瘀去血行，为保胎常用药。③中晚期宜清湿热、祛瘀血，控制血清 IgG 效价 1∶128 以下。经验方：茵陈 30g、生地黄 15g、丹参 20g、黄芩 10g、酒大黄 5g、益母草 10g、栀子 10g、甘草 10g、当归 10g、白芍 15g。宜配合西医治疗如吸氧，注射或口服黄体酮，应用维生素 E、C 等药物，同时禁食动物血及心、肝、肾等含血多的内脏。

有反复流产病史的患者心理负担较大，对再次妊娠常有困惑、怀疑、焦虑、恐惧等心理。长时间的不良情绪影响脏腑的正常功能，惊恐伤肾，肾虚而冲任不调，胎无所系；忧思伤脾，脾虚气血不足，胎失所养；焦虑抑郁则肝郁气滞，胎元不安，均可诱发流产的反复发生，并影响其临床治疗效果。老师在重视温补脾肾同时注重疏导情志及人文关怀，嘱患者调畅情志，缓解压力，恢复脏腑正常功能，减少情志因素对复发性流产的影响。

（邵丽君　整理）

十二、　漫谈难治性不孕症

难治性不孕症是指结婚 5 年，接受专科治疗 2 年以上仍未怀孕者。近几年，老师采用中西医结合的方法治疗数十例难治性不孕症患者，疗效满意，其中有辅助生殖反复治疗失败者，有免疫不孕（胎停育、ABO 抗体）者，还有卵巢早衰、多囊卵巢综合征、卵巢囊肿、输卵管阻塞、高催乳素血症、原发性不孕等。具体病因以排卵障碍和受精着床障碍为主。

中医认为，种子要调经，调经宜补肾，补肾宜调其阴阳平衡。"经水出诸肾"（傅青主语），肾主生殖，藏精系胞，为冲任之本，主导月经的产生和孕育。如先天禀赋不足，或房事不节，纵欲无度而伤肾，肾虚精亏，胞脉失养，则不能摄精成孕；或肾阴不足，阴虚内热血枯，不能凝精成孕；亦可因肾阳不足，命门火衰，胞宫失于温煦而宫寒不孕。老师临床上宗西医诊断、中医辨证、中药为主，治疗数十例不孕患者，均获贵子。现整理如下：

（一）IVF-ET 反复失败中药调治而获孕者（黄体功能不足）

据有关资料分析报道，IVF-ET 失败与卵巢功能低下、子宫内膜容受性差有关，如内分泌因素、黄体功能差、子宫内膜厚、子宫内膜异位、腺肌症、胚胎质量差、输卵管积水、免疫因素、男子少精弱精等。

本组治愈患者以卵巢功能低下（黄体功能不足）居多。其中 IVF-ET 失败后用中医辨证治疗原则是益肾填精、补养气血和温肾活血助孕。IVF-ET 失败 3 次以上胚胎移植成功而获孕，其治疗分两步，治则为予培其损：移植前予以补肾健脾、调摄冲任；移植成功后予以保胎养胎治疗，健脾补肾、益气养胎，即培其损第二阶段。

病例举要：张某，女，35 岁，已婚，2012 年 3 月 3 日初诊。

自述结婚 11 年同居未避孕未孕，既往行辅助生殖技术失败，其中丈夫精液人工授精 3 次（AIH）、体外受精胚胎移植（IVF-ET）2 次，均未成功。刻下月经后愆，素日腰膝酸软乏力，肢冷畏寒，带下清稀，性欲淡漠，末次月经 2 月 15 日，带经 5 天，经量中等，色淡质稀，少腹绵绵作痛，腰痛如折，其得热则减，BBT 双相，但高峰值 < 12 天，输卵管造影示双侧通畅，检测排卵未见优势卵泡，诊脉沉、舌红苔薄白，脉证合参，属肾虚宫寒不孕（黄体功能不健），治宜温肾暖宫、活血助孕。处方：紫石英 30g，紫河车粉 6g（冲服），肉苁蓉 10g，淫羊藿 10g，鹿角胶 15g（烊化），菟丝子 15g，巴戟天 10g，续断 10g，胡芦巴 12g，熟地黄 10g，当归 10g，羌活 10g，丹参 15g，香附 10g，穿山甲 3g，甘草 10g，水煎服，7 剂。另安坤赞育丸 10 丸，每日中午 1 丸。

2012 年 4 月 7 日二诊。病史同前，诉 3 月 19 日经至，带经 6 天，经量中等，经期腰酸痛均减，诊脉弦细，舌红苔薄白，予以益肾填精、补气健脾治之。处方：熟地黄 10g，砂仁 3g，枸杞子 15g，白芍 10g，当归 10g，鹿角胶 15g（烊化），紫河车粉 6g（冲服），淫羊藿 10g，肉苁蓉 10g，覆盆子 15g，续断 10g，炙黄芪 30g，山药 30g，香附 10g，甘草 10g，7 剂，水煎服。另安坤赞育丸 10 丸，每日中午 1 丸。

2012 年 5 月 5 日，三诊。自述 4 月 22 日经至，经量渐增，色红质稠，未见瘀血，腰腹未痛，纳香寐安，精神愉悦。诊脉弦细，色红苔薄白。查基础体温双相，值排卵期，予以温肾活血助孕治之：紫石英 30g，紫河车粉 6g（冲服），肉苁蓉 10g，淫羊藿 10g，巴戟天 10g，鹿角霜 10g，续断 10g，菟丝子 15g，穿山甲 3g，皂角刺 10g，羌活 10g，菟蔚子12g，丹参10g，香附10g，甘草10g。

2012年5月29日四诊。自述停经月余，测β-人绒毛膜促性腺激素（β-HCG）4 057.6mIU/ml，孕酮39.47ng/ml，毓麟6周，诊脉滑，舌红苔薄白，予以益肾养胎治之：续断10g，菟丝子15g，阿胶20g（烊化），白术10g，黄芩10g，桑寄生15g，生杜仲10g，苏梗10g，苎麻根15g，7剂，水煎服。

2012年7月31日，五诊。毓麟14周，北京某医院妇科查无恙，诊脉滑，色红苔薄白，予以益肾养胎配以散剂调治：续断60g，菟丝子60g，桑寄生60g，阿胶60g，白术60g，黄芩60g，苎麻根30g，山药60g，炙黄芪60g，上诸品共研极细末，每月（阴历）初一、二、三、十一、十二、十三、廿一、廿二、廿三日各服10g，开水冲服。

按语：肾藏精，主生殖，为先天之本、天癸之源，通过冲、任二脉主司月经和生殖。张锡纯《医学衷中参西录》云："男妇生育，皆赖肾气做强，肾旺自能萌胎也。"故肾气旺盛、肾精充足是卵巢功能正常和排卵的基础，肾精亏损、肾气不充则会影响生殖轴的调节，导致不孕。该患者结婚11年而未孕，既往多次行辅助生殖技术均告失败，临床可见腰膝酸软、肢冷畏寒、经色淡质稀、脉沉等一派肾精不足、肾阳虚衰之象，故予温肾补肾之法治之。方中紫石英性温，质重善走下焦而能温养胞宫、调补冲任。紫河车为血肉有情之品，其得先天之气，可养后天之脏，为精气不足、子嗣难成之要药。二药相配，具温暖下元胞宫、大补精血之功，是临床治疗不孕症的常用药对。黄芪、山药健脾益气，经调血盛则育孕嗣后。丹参、茺蔚子活血而不伤正，有助于改善生殖器官供血状况。经间期加用穿山甲、皂角刺等行气活血之品，以促卵泡排出。待怀孕成功，又予以益肾安胎之品，以固胎元。综观全程，填补肾精，通调气血，补中有行，使肾精充足、冲盛任通，达到填精种子之效。整个过程一气呵成，令人赏心悦目。

（二）免疫不孕不育（ABO抗体）

免疫性不孕不育病因复杂，其有自身免疫（抗磷脂抗体、抗精子抗体……）、同种免疫（封闭抗体）等。夫妻ABO血型导致不孕、流产、死胎及新生儿溶血。以往医学界对妊娠中晚期及产后新生儿发生溶血研究较多，而对 ABO 血型不和导致不孕、胎停育的防治重视不够。笔者近一年统计因 ABO 血型不和导致不孕、不育（胎停育）63 例，部分病例经中西医结合治疗而孕育。临床发现，ABO 血型不和之母体，多与中医所说的湿热内蕴、毒邪侵扰、瘀血内停以及整体的阴阳气血失调有关，责之脾肾，肾虚者即根怯，脾虚者则本薄，故临床予以补肾健脾益气、活血化瘀利湿，每获良效。据报道，补肾健脾类药能调机体免疫功能，减少自身免疫，促进免疫复合物吸收，具有抑制抗体和消除抗体作用；活血化瘀药可以加强子宫和胎盘血液循环促进蜕膜发育，降低毛细血管通透性，并对已沉积的抗体复合物有吸收的作用，能改善血液流变性，防止免疫复合物的产生；清热利湿类药对生殖道有较强抗菌消炎的作用，有减少炎症渗出和促进炎症吸收作用，又能抑制异常的免疫反应，阻止免疫复合物沉积于组织。

临床上对于"O"型不孕、不育（胎停育史）患者，应首先进行免疫抗体 IgG 效价测定，其血清中 IgG 抗 A 或抗 B 效价 > 1∶64 者，要予以补肾健脾、利湿化瘀治疗，在辨证基础上，加用黄芩、茵陈、白芍、木香、益母草等一两味。据报道，这几味中药内含有 ABO 血型半抗原物质，可中和免疫抗体，对 ABO 血型的免疫抗体蛋白有显著的抑制作用。

病例举要：陈某，女，34 岁，2012 年 11 月 10 日初诊。

自述结婚九年未避孕 4 年同居未孕，刻下月经提前，然量少色淡、腰膝酸软，气短乏力，带下淋漓，末次月经为 11 月 6 日，带经四天，经量少，腰腹酸痛，查输卵管（-）。血型：女方为"O"型血，男方为"B"型血。既往胎停育 2 次，测血清 IgG 效价 1∶128，诊脉弦细，舌红苔薄白，恙属肾虚湿热不孕，予以益肾健脾、利湿化瘀治之。处方：熟地黄 10g，当归 10g，白芍 10g，女贞子 15g，枸杞子 15g，菟丝子 15g，山萸肉 10g，阿胶 20g（烊化），龟甲 10g，山药 30g，黄芩 10g，茵陈 10g，益母草 15g，甘草 10g，水煎服，7 剂。安坤赞育丸 10 丸，每日中午 1 丸。

2012 年 11 月 17 日二诊。病史同前，药后带下减，诊脉弦细，舌红苔薄白，刻下值排卵期，予以温肾调冲利湿化瘀治之。紫石英 30g，紫河车粉 6g（冲服），肉苁蓉 10g，巴戟天 10g，菟丝子 15g，枸杞子 15g，山萸肉 10g，鹿角胶 15g（烊化），龟甲胶 15g（烊化），续断 10g，炙黄芪 30g，茵陈 10g，白芍 10g，黄芩 10g，丹参 15g，茺蔚子 10g，甘草 10g，水煎服，7 剂。

2012 年 11 月 24 日三诊。病史同前，月事未行，无疾苦所述，值黄体期，诊脉弦细，舌红苔薄白，予以益肾理脾，调冲利湿治之。炙黄芪 30g，当归 10g，党参 15g，熟地黄 10g，枸杞子 15g，山萸肉 10g，菟丝子 15g，续断 10g，山药 30g，白术 10g，白芍 10g，黄芩 10g，茵陈 10g，紫河车粉 6g（冲服），甘草 10g，水煎服，7 剂。

宗上法，临证化裁调治，于 2013 年元月 19 日末诊。自述停经月余，查 β-HCG：34mIU/ml，孕酮：16ng/ml。诊脉弦滑，舌红苔薄白，予以益肾养胎治之。山药 30g，石莲肉 10g，白术 10g，黄芩 15g，续断 10g，阿胶 15g（烊化），菟丝子 15g，桑寄生 15g，生杜仲 10g，竹茹 10g，桑叶 10g，丝瓜络 10g，苎麻根 10g，甘草 10g，水煎服，7 剂。嘱孕 3 月、6 月、8 月宜测血清 IgG 效价以示有无胎儿溶血，予以早期干预。

按语：ABO 血型不合是引起女方不孕及胎停育常见的免疫性因素之一，多与中医所说的湿热内蕴、毒邪侵扰、瘀血内停以及整体的阴阳气血失调有关，责之脾肾。盖肾藏精、为先天之本，脾为后天之本、气血生化之源，肾强脾健，精血充沛，两精相搏，才能受孕。若脾肾亏虚，气血不足，湿热瘀阻，则难以孕育。该患者未避孕 4 年同居未孕，血清 IgG 抗体效价升高，四诊合参，恙属肾虚湿热不孕。故治疗上一方面用熟地黄、山萸肉、枸杞子、菟丝子滋补肝肾，加紫河车、鹿角胶、龟甲胶等血肉有情之品益精血、补阴阳，黄芪、党参健脾益气。另一方面，用白术、山药健脾除湿，茵陈、黄芩清热利湿，以祛邪实。全程补泻结合，标本兼顾，以补虚治本为主，补不恋邪、泻不伤正，诸药配合，共奏益肾、健脾、利湿之功。因药证合拍，故疗效显著。

（三）原发性不孕（卵泡不发育）

原发性不孕是指女子婚后未避孕，有正常的性生活，同居 2 年而未受孕者，中医称"全不产"。

卵泡发育或不发育是排卵障碍的黄体功能不足的一种表现，而正常的排卵周期建立根于完整的下丘脑-垂体-卵巢轴的调节功能及卵巢正常的分泌功能。经云："肾者主蛰，封藏之本，精之处也。"肾所藏的先天之精即机体发育成熟后形成的生殖之精，在女性即卵泡，故卵泡发育与肾关系密切，其卵泡不发育，责之于肾，或是肾阴亏虚或是肾阳虚弱，即卵泡发育所需的物质基础匮乏或推动卵泡发育动力不足，故滋肾温肾、健脾益气是本病治疗大法。

病例举要：李某，女性，33岁，2012年6月30日初诊。

自述结婚六年，未避孕2年同居未孕，月经后愆，时而带经期长，量少色淡，肢冷畏寒，带下清稀，基础体温高峰值小于12天，子宫内膜病理检查显示间质致密、分泌不良，监测排卵未见优势卵泡，经其他医院诊为卵泡发育不全，多次予以促排，均未获孕。刻下末次月经6月12日，带经五天，腰腹冷痛，量少质稀。诊脉弦细，舌红苔薄白，证属冲任虚寒不孕，治宜温肾填精、暖宫补脾。处方：紫石英30g，紫河车粉6g（冲服），肉苁蓉10g，淫羊藿10g，鹿角胶15g（烊化），龟甲胶15g（烊化），菟丝子15g，续断10g，枸杞子15g，巴戟天10g，熟地黄10g，当归10g，小茴香10g，何首乌15g，炙黄芪30g，山药30g，白术10g，水煎服，7剂。安坤赞育丸10丸，每日中午1丸。

2012年7月7日二诊。病史同前，药后诸症均减，监测排卵示：左卵巢示1.3cm×1.3cm卵泡，子宫内膜0.8cm。诊脉弦细，舌红苔薄白，予以益肾健脾、调补冲任治之。处方：炙黄芪30g，当归10g，党参15g，熟地黄10g，枸杞子15g，山萸肉10g，菟丝子15g，紫河车粉6g（冲服），山药30g，巴戟天10g，胡芦巴10g，香附10g，甘草10g，丹参15g，鹿角霜10g，水煎服，7剂。

宗上法，据症化裁，调治两月，月事正常，诸症悉除，于9月15日复诊。自述停经37天，9月14日查β-HCG：1 863.34mIU/ml，孕酮：21.8ng/ml，诊脉弦滑，舌红苔薄白，予以益肾养胎治之。处方：续断15g，桑寄生15g，菟丝子15g，生杜仲10g，阿胶20g（烊化），白术10g，黄芩10g，竹茹10g，桑叶10g，丝瓜络10g，苎麻根12g，当归10g，白芍10g，甘草10g，水煎服，7剂。

按语：肾气旺盛、月事正常是女子受孕所必备的条件。若女子肾阴或肾阳亏虚，缺乏物质基础和动力，即可影响卵泡的成熟和排出；若月经不调，子宫、冲任功能失调，就会使氤氲之候不能如期而至，也会影响受孕。故治疗女性不孕，应从肾入手，暖宫散寒、调补冲任为治。故用紫石英温补肝肾，淫羊藿补肾壮阳；鹿角胶、龟甲胶、紫河车为血肉有情之品，滋肾以生精血；菟丝子、肉苁蓉、巴戟天、枸杞子、续断皆甘温之品，温肾暖宫益精，且补而不燥；小茴香、胡芦巴温经祛寒暖下焦；当归、熟地黄、黄芪补气养血调经脉；香附为气病之总司，气中血药，舒气调经，且防上药之滋腻之性；党参、白术、山药健脾益气，丹参活血化瘀。诸药合用，既温养先天肾气以生精，又培补后天脾胃以生血，并佐以调和血脉之品，使精充血足，冲任得养，胎孕易成。现代药理研究表明，益肾补血药配合活血通经药能促进垂体分泌促性腺激素，改善卵巢的血液循环，加速卵巢壁的血管通透性与卵巢平滑肌的收缩，从而促使卵胞成熟、排卵及性激素的分泌，达到摄精成孕的目的。

（四）多囊卵巢综合征

多囊卵巢综合征（PCOS）是一种卵泡发育障碍，以长期不排卵及高雄激素为特征的内分泌综合征，具有发病多因性、临床表现多态性。其特点为双侧卵巢增大，包膜增厚，在包膜下，卵巢的皮层中含有大量大小不等的囊性卵泡，临床可见闭经、月经稀发或不孕，肥胖或痤疮，性激素测定血黄体生成素/促卵泡激素＞2。属于中医月经病、不孕症范畴。从临床辨证上看，其病因病机为肾虚肝郁为本，寒凝血瘀痰湿互结为标。肾为先天之本，肾阳虚命门火衰，冲任失去温煦，下不能暖宫，胞宫虚寒，阳虚寒凝可致宫寒不孕。肾中之阳司气化，肾阳虚而气化不利，水液停聚而成痰湿，痰湿阻络，气机不畅，则气滞血瘀（因虚致瘀也），痰瘀互结，阻于胞络，冲任失调而不孕。女子以肝为先天，以血为本，肝者主疏泄藏血，肝气郁结，气机不畅，疏泄失司，气血失调，则冲任不能相资，精血失化，则郁而不孕。故益肾疏肝、化痰活血为本病治疗大法。

病例举要：吕某，女，26岁，2012年9月15日初诊。自述月经后愆痼疾，业已五年，结婚2年同居未孕，市妇产医院诊为PCOS，曾服达英35、黄体酮胶囊以及中药调治。刻下月经半年未行，体胖多毛、腰酸畏寒，带下淋漓，抑郁而烦，夜寐不宁。激素检查示：黄体生成素7.99mIU/ml，促卵泡激素4.8mIU/ml，雌二醇39pg/ml，催乳素6.09ng/ml，睾酮86.1ng/ml，孕酮0.68mg/ml。诊脉弦细，舌红苔薄白根厚，舌尖有瘀点。脉证合参，恙属肾虚肝郁、痰瘀互结之不孕，予以温肾疏肝、祛瘀化痰治之，宗阳和汤合四逆散增损。

处方：柴胡10g，赤芍、白芍各10g，鸡血藤15g，女贞子15g，枸杞子15g，葛根12g，山萸肉10g，丹参15g，鹿角胶15g（烊化），熟地黄10g，炙麻黄3g，白芥子10g，天竺黄10g，当归10g，炮姜10g，淫羊藿10g，香附10g，益母草15g，甘草10g，水煎服，10剂。安坤赞育丸10丸，每日中午1丸。

2012年10月13日二诊。病史同前，药后诸症悉减，10月4日经至，带经9天，经量中等，夹有血块，腰酸畏寒，值排卵期，诊脉弦细，舌红苔薄白根厚，舌尖有瘀点，予以温肾活血助孕治之。处方：紫石英30g，紫河车粉6g（冲服），肉苁蓉10g，续断10g，淫羊藿10g，鹿角胶15g（烊化），熟地黄10g，炙麻黄6g，炮姜10g，胡芦巴10g，白芥子10g，小茴香10g，穿山甲3g，皂角刺10g，香附10g，水煎服，10剂。安坤赞育丸10丸，每日中午1丸。

患者遵上法，临证加减化裁连服至2012年11月27日，电话告知停经一月余，11月24日查β-HCG：71.3mIU/ml，孕酮：16.3ng/ml。

2012年12月3日，毓麟五周，自述近日腰酸乏力，少腹不适，纳差欲呕，查β-HCG：4 773.8mIU/ml，孕酮：18.1ng/ml。诊脉滑，舌红苔薄白，予以益肾和胃安胎治之。处方：续断10g，桑寄生15g，生杜仲10g，菟丝子15g，阿胶15g（烊化），白术10g，黄芩10g，山药30g，白芍10g，桑叶10g，竹茹10g，丝瓜络10g，陈皮10g，甘草10g，水煎服，7剂。黄体酮胶囊20mg，每日2次。

按语：上述医案中，此患者初诊时，月经半年未潮，体胖多毛、腰酸畏寒、带下淋漓、抑郁而烦。舌质红，舌尖有瘀点，舌苔薄白，舌根苔较厚，诊脉弦细。脉证合参，恙属肾虚肝郁、痰瘀互结之不孕。宗阳和汤合四逆散加减。阳和汤为治疗阴疽之常用方，补血与温阳并用，化痰与通络相伍，益精气，扶阳气，化寒凝，通经络，温阳补血以治本，化痰通络以治标。四逆散疏肝理气。方中柴胡、白芍、香附疏肝解郁；女贞子、枸杞子、菟丝子、山萸肉、熟地黄、当归补肾益精、养血调经，配以血肉有情之鹿角胶、淫羊藿补肾助阳，益精养血；白芥子能祛皮里膜外之痰，与天竺黄配伍则化痰之力更强；少佐麻黄，宣通经络，与诸温和药配合，可以开腠理，散寒结，引阳气由里达表，通行周身。炮姜温中散寒，能入血分，引领熟地黄、鹿角胶直入其地，以成其功。赤芍、丹参、鸡血藤、养血活血；益母草活血通经，是调经之要药。甘草解毒而调诸药。全方共奏温肾疏肝、祛瘀化痰活血之功。二诊患者诸症减，月经来潮，带经 9 天，值排卵期，予温肾活血助孕。方中紫石英温补肝肾、淫羊藿补肾壮阳，鹿角胶、紫河车为血肉有情之品，滋肾以生精血。肉苁蓉为甘温之品，温肾益精。胡芦巴、小茴香、炮姜温经散寒暖下焦，熟地黄养血调经，麻黄宣熟地黄、鹿角胶之滞。香附为气病之总司，气中血药，有疏气调经之功。穿山甲、皂角刺二药，据现代药理研究，可促进卵泡排出卵子。全方共奏温肾活血助孕之效。后得知此患者已孕，腰酸不适，纳差欲呕，予寿胎丸加减益肾和胃安胎。

（聂锦坤　整理）

十三、谈女子胎前产后三部曲

（一）导言

孕育是一个正常而复杂的生理过程，男女双方在肾气盛、天癸至、任通冲盛的条件下，女子月事从时下，男子精气溢泻，两精相全，便可媾成胎孕。诚如《素问·上古天真论》所说："二七天癸至，任脉通，太冲脉盛，月事以时下，故有子……丈夫八岁……二八肾气盛，天癸至，精气溢泻，阴阳和，故能有子。"换言之，男精女血，两情交媾，则孕育。就女子讲，孕则必肾气充盛，肝气疏达。肾者，藏精，主生殖，冲任二脉隶属于肾，冲为血海，任主胞胎，肝主疏泄条达，肝藏血，女子以肝为先天，以血为本。从现代医学生理生殖学讲，生殖孕育必具备排卵无障碍、输卵管通畅两个基本条件。

故欲生育一个健康的宝宝，达到优生优育，特别是高龄产妇，必须从"备孕、胎前、产后"三个方面进行调治，方能适时怀孕，孕育无恙，产后母子健康。

（二）备孕须愉悦，孕前要体检

从临床观察上看，由于社会及医疗条件等因素，不孕症的发病率逐年提高。特别在全面放开"二孩"以后，不孕不育患者逐渐增多，而焦虑、自卑和内疚所造成的情绪紧张或障碍影响孕育。故怀孕前要储备"孕气"。

首先，要注意修身养性，减少精神压力，改掉熬夜、暴饮暴食、喝酒、抽烟等不良生活习惯。可听听舒缓的音乐、散步、吃清淡易消化的食物，如多食一些绿叶蔬菜、西红柿、酸奶，五谷为养（小米、黑米等），以便气血舒畅、情绪舒缓。从临床上看，患者精神抑郁恚怒烦躁均影响怀孕。百病皆生于郁，肝气主疏泄条达，肝藏血，而肝郁，精神压力大则会出现夜寐不宁、痛经、月经紊乱等病症。从现代医学讲，精神过度紧张，机体会发生应激反应，一系列激素水平会显著上升，进而通过下丘脑干扰垂体和卵巢合成必要的激素，就容易发生内分泌紊乱，造成月经紊乱，甚至闭经，不排卵。

其次，做好孕前检查，即：全身检查、生殖体检，孕期评估和指导。

1. 全身体检　即正常体检，诸如肝功、肾功、血糖、血脂、血压等。进一步采集其生育史、避孕史、全身性疾病（心脏病、高血压、糖尿病、甲状腺功能异常、肾病、结核病等）。药物治疗（特别是激素），有关排卵功能和性生活史。

2. 生殖体检

（1）内分泌检测：月经第2天或第3天空腹抽血，查促卵泡激素，以 < 10mIU/ml 为宜，黄体生成素应 < 10mIU/ml，促卵泡激素／黄体生成素 < 3.6，雌二醇应在 20～80pg/ml 为宜。基础抑制素 B 以 ≥400pg/ml 为佳，若 < 45pg/ml 为差。

（2）甲状腺功能测定：促甲状腺素（TSH）正常值为 2～10mIU/L，而备孕需控制在 2.5mIU/L 以下，FT_3 10～30pmol/L，FT_4 4～10pmol/L。甲状腺功能亚临床判断：当 TSH 降低，FT_4 升高可确定为甲亢。

（3）病毒抗体（优生五项检查）：风疹病毒、单纯疱疹病毒、弓形虫、巨细胞病毒及其他病原体等。

（4）抗苗勒管激素（AMH）检查：这是评价卵巢生育能力的参考指标。由于卵巢早期生长卵泡的颗粒细胞分泌与卵巢功能密切相关，比其他激素更早反应原始卵泡池中卵泡激素数量，能更早期更准确地反映卵巢功能状态，并且在月经周期中无周期变化，水平恒定，可在月经周期任一天抽血检测。参考标准值：2～7ng/ml，正常值；0.7～2ng/ml，提示卵巢低反应；< 0.086ng/ml，提示绝经；> 7ng/ml，提示多囊卵巢综合征、卵巢过度刺激综合征、卵巢颗粒细胞瘤。

年龄≥35 岁的孕妇必须做 AMH 检查。因为这类人群，即高龄孕妇，是高危人群，其有不易受孕、先兆流产率高、胎停育率高、畸形率高等特点。《黄帝内经》曰："五七阳明脉衰，面始焦，发始堕。"如唐氏综合征在普通人群中的发病率为 1/660～1/1400，而高龄产妇所生婴儿患唐氏综合征的风险增加，40 岁为 1/106，49 岁孕妇可高达 1/11。

然而 AMH 值低的患者也不是不能孕育。患者在监测中有优势卵泡，临床表现为肾气足、肝气舒则能孕育。如患者宗某，39 岁，查 AMH 0.06，北京某医院已拒绝进行辅助生殖技术治疗（IVF-ET），而按中医调周治疗，监测见优势卵泡，后孕育生下一男婴。

3．其他检查

（1）AFC（窦卵计数）：指的是早卵泡期，是超声下检测到直径 2～9mm 的窦卵泡数。AFCN≤5 个为卵泡储备功能不良。妊娠率下降，AFC > 15 个时，预示高反应。

（2）基础体温（BBT）测定：至少须仔细测定 2 个月。将月经来潮日期、宫颈黏液、卵泡大小、内膜厚度以及 BBT 升高天数等完整记录于表格内。基础体温监测是对中医四诊的重要补充。其呈现女性生理周期变化，展示现在、预测未来，信息量丰富，方法简便无创，对监测排卵，指导妊娠，诊断早孕，判断卵泡的质量、早孕安危、黄体功能等具有不可替代的作用。临床应用可指导辨证。

基础体温测定表

姓名_____　　　　填表时间：_____年_____月至_____年_____月

月																																								
日																																									
周期	1	2	3	4	5	6	7	8	9	10	11	12	13	14	15	16	17	18	19	20	21	22	23	24	25	26	27	28	29	30	31	32	33	34	35	36	37	38	39	40
体温																																									
.7																																									
.6																																									
.5																																									
.4																																									
.3																																									
.2																																									
.1																																									
37.0																																									
.9																																									
.8																																									
.7																																									
.6																																									
.5																																									
.4																																									
.3																																									
.2																																									
.1																																									
36.0																																									
备注																																									

说明：①体温表必须准确无误。②于每日清晨醒后未起床饮食之前，测量体温，然后将温度记入表内以黑点记之（.）。③夫妻同房日期于黑点之外加圈记之（。）。④月经日期以×号记之。⑤如遇不适或身体有病发热及其他异状时，亦必于相应日期内标明。⑥测体温造表时间较长，当耐心为之，不可中途间断，并力求其精准性。

（3）有不良孕史者、胎停育、习惯性流产等，要做免疫学检查：A．自身免疫：抗精子抗体、抗子宫内膜抗体、抗磷脂抗体。B．同种免疫：封闭抗体。C．ABO溶血：IgG效价测定1:64。

（4）输卵管造影：对于患有带下症（盆腔炎、附件炎）以及人流多次治疗3个月仍未怀孕，宜做输卵管造影，以排除输卵管异常。

（三）种子先调经，调经补肝肾

关于孕育，中医认为，女子二七肾气盛，天癸至，任脉通，太冲脉盛，生殖之精施泄，若此时两性相交，两精相合，即成胎孕。肾之生殖，女性不孕与肾关系密切。经水出诸肾，故肾气旺盛，经血充沛，任通冲盛，两精相搏，才能受孕。又冲为血海，任主胞胎，两脉相济，相互滋生，为产生月经之根本。换言之，男精壮，女经调，胞络通，真机时，胚胎结。

《济阴纲目》云："求子之法，莫不先调经。"月经是女性特殊生理。胞宫周期性出血，月月如期，经常不变，称为月经。月经的生成是脏腑，气血、经络作用胞宫的生理现象。而脏腑、气血、经络中又以肾气-天癸-冲任-胞宫为月经产生的轴心，这与西医妇科的丘脑-垂体-卵巢-子宫的作用相对应。一些丘脑-垂体-卵巢轴调节障碍导致的功能性疼痛，如月经不调、闭经、痛经等，运用中医的滋肝肾调冲任方法治疗均会收到良好的疗效。

月经失调病位在冲任二脉，源于肾、肝、脾三脏（经），并与血密切相关，"冲脉者，经脉之海也"（《素问·痿论》）。王冰说："谓之任脉者，女子得之以妊养也。"冲脉为十二经气血汇聚之所，是全身气血运行的要所。任脉为人体妊养之本而主胞胎，任脉之气通，冲脉盛，才能使胞宫排经，胎孕等生理功能。肾藏精，主生殖，胞络系于肾，肾是人体生命的根本。肾藏精是肾主生殖的基础。肾对妇女的影响不仅主要看肾气-天癸-冲任-胞宫之间的协调，还通过胞脉直接作用于胞宫。胞宫的生理功能为产生月经和孕育胎元。

月经的产生与天癸成熟，冲任通畅，脏腑气血旺盛有关。肾气化生天癸为主导，天癸是元阴的物质，表现出化生月经的动力作用。在天癸的作用下，广聚脏腑之血，满溢于胞宫，化为经血。肾为冲任之本，王冰云："冲为血海，任主胞胎，二者相资，故能有子。"故血海气血的调匀与盈溢，直接关系着月经的生化。肾的精气包括肾阴、肾阳两个方面。肾阴对脏腑起着濡润、滋养的作用。肾阳是人体阳气的根本，对脏腑起着温煦、生化作用。诚如张景岳所论："命门为精血之海，脾胃为水谷之海，均为五脏六腑之本。"这里所说的命门，即指肾。故知肾为经水之源，肾气充沛则月经按期来潮。反之，肾气不足，则月经错后或闭止不通。

肝者，藏血而主生发，在妇女为先天。肝为风木之脏，以血为体，以气为用，体阴而用阳也。盖妇女以血用事，然血为气配，气血不能分离；肝主疏泄，能生化气血。"肝者，罢极之本……以生气血。"（《素问·六节脏象论》）月时肝为冲任所系，性刚喜条达。人若精神舒畅，肝气中和，则血脉流通，经气正常。反之，木郁不达，肝气不得疏泄，则气血失调，势必影响冲任而引起月经等诸病。《妇女秘传》曰："肝为血海，冲任之所系，冲任失守，血气妄行也。"肝脉络阴器，肝主筋，前阴为宗筋所会，肝之功能失调，会影响前阴。

故调补肝肾为调经之大法。从大量临床资料统计看，妇女的疾病，尤其是不孕症，多属气血亏损，脏腑功能失调，而肝肾功能正常与否尤为主要。因为肝肾与脏腑之间存在密切的关系，其生理上相互依赖，病理上相互影响，治疗上相互促进，五行上相互生克，形成不可分割的整体。

月经病，在临床上多见月经不调（月经先期、月经后期、月经先后不定期、月经量多、月经量少等），痛经，崩漏等。求嗣之人，以月经后延为多。寒冷之地，不生草木，重阴之渊，不养鱼龙（傅青主语）。而从临床辨证上又有血热、血寒、血瘀、血虚、气郁、气血两亏，肝肾亏损之别。求嗣之人以肾虚肝郁，宫寒血瘀为多，故治疗上益肾疏肝，暖宫化瘀，贯穿调经始终。

1. 行经期　是指行经 1～4 天，此期为重阳转阴特征，其胞脉充盛，由满而溢，泻而不藏，排出经血。从生理上讲，月经来潮，阴道排出血性分泌物，初时较少，色淡红，质地较稀，亦或有黏腻状，中期经色转红，经量增多，质地稍黏。末期经量又较少，经色转淡红，质地又转稀。而排经失调，则经色、经量、经质皆有变化。或曰行经不畅，或曰经多、经少，或曰腹痛畏寒，腰痛怕冷，腰膝酸软，或曰胸胁肿痛，然此时病理为血瘀。故排除子宫血海陈旧性瘀浊是行经期主要任务。而四物汤为统治方，然女子气多血少，女子以肝为先天，经气结，情绪波动较大，尤其现代紧张压力大，人际关系复杂，工作节奏加快，故在行经期宜疏肝祛瘀调经活血为佳，经验方：

柴胡 10g	赤芍 10g	白芍 10g	鸡血藤 15g
红花 10g	当归 10g	熟地黄 10g	泽兰 10g
川芎 6g	益母草 15g	菟丝子 15g	醋香附 10g
小茴香 10g	甘草 10g	丹参 15g	茯苓 10g

方以四物汤为基础方加减化裁，考四物汤最早见于晚唐蔺道人著的《仙授理伤续断秘方》，被用于外伤瘀血作痛。后来被载入宋代《太

平惠民和剂局方》，被后人称为"妇科第一方，血证立法""调促一切血证是其所长""妇女之圣药"。清末名医张山雷认为，四物汤是从《金匮要略》胶艾汤得来，即以原方去阿胶、艾叶、甘草三味，胶艾汤是补血常用方，也是调经的基本方剂。凡血虚证，月经不调及胎前产后等病症，均可用本方治疗，从而对四物汤核心功效是活血还是补血上存有异议。从药物组成看，方中当归补血和血，调经化瘀为君，熟地黄滋阴补血为臣，白芍养血敛阴为佐，川芎理血之气为使，故四味合用，补血而不滞血，行血而不破血。

关于选方用药，宜圆机活法，临床要以法治病，不可执死方医活人。行经期运用四物汤也如此，故方中加柴胡、香附以疏肝理气通经。女人多气少血，气行则血行，香附为气病总司。加泽兰、益母草、红花、行瘀活血祛滞利水，佐四物以防留瘀浊碍生新血，以全部排尽应泄之经血。加茯苓一味以利湿排浊，经水、经血也必排经中之水浊。血得寒则凝，上药皆行泻子宫之品，性偏寒凉，故加菟丝子、小茴香以温通补肾，不伤正气。实有泻中寓藏之意，并顺利过渡到排卵期。

2．经后期　指月经干净后至经间前期，约为月经第5～13天。西医称为卵泡期。此期血海空虚，阴血不足，子宫藏而不泻，呈现阴长的动态变化，为重阴状态。重阴，是指月经周期阴阳消长节律中阴长高峰时期。国医大师夏桂成教授倡导生殖节律辨证学，提出此期复阴。他认为卵泡期是整个月经周期演变的奠基阶段。阴血的恢复，卵泡的发育，子宫内膜的生长，生殖内分泌背景的优劣等无不与此期密切相关。因此，卵泡期不能见病治病，而应治病防病，对于湿、热、痰、瘀等所致疾病的治疗，此期禁止使用清热利湿、理气消痰、活血化瘀等动血耗阴之品。通过经后"复阴"，保经养血促排卵，此期治疗宜滋阴养血，临床常用方有三甲复脉汤、归芍地黄丸、左归丸等增损化裁。经验方：

熟地黄15g	砂仁3g（共捣）	白芍10g	当归10g
阿胶15g	龟甲10g	山萸肉10g	枸杞子15g
女贞子15g	沙参10g	葛根15g	菟丝子15g
淫羊藿10g	醋香附10g	黄精10g	炙甘草10g

方中熟地黄、白芍、当归乃四物汤去川芎，滋阴养血。熟地黄与砂

仁共捣，砂仁防熟地黄滋腻碍胃伤脾。山萸肉、枸杞子、女贞子滋补肝肾，养血助元阴之不足。龟甲、阿胶为血肉有情之品，性味甘咸平，入肝、肾之经，补阴滋肾。沙参乃补肺启肾，清金以滋水。沙参为肺经之药，肺主一身之气，气机调畅则血行正常，脏腑功能如常。黄精补脾气，益肾精；菟丝子、淫羊藿皆辛甘温之品，入肝肾经，补肾阳，取其阴阳互根之义，且防滋阴药之腻。而菟丝子其性平和，既能补阴，又能补阳，补而不燥又能生精。方中用葛根一味，考葛根辛、甘、平，入脾胃经，其为阳明经药。阳明为多气多血之经，而冲任二脉隶属阳明，冲为血海，任主胞胎。现代药理研究表明，葛根具有雌激素样作用。全方共奏滋肝肾、调冲任之功，为卵泡成熟奠定物质基础。

根据经后期的生理特点，在用药上，一是宜选择镇降、敛藏之品。因为阴阳的变化，在于阴阳升降，此期选用滋阴药物多为味厚质重、沉降为主的药物，如熟地黄、鳖甲、龟甲、山萸肉、当归等。所谓敛藏者，重点在于顾护肾阴，宜静不宜动，宜藏不宜泻，诸如山萸肉、山药、芡实、五味子、菟丝子、女贞子、白芍等。二是嘱咐患者在服药的同时，宜做到心境静息。通过生活起居，心理情绪调节，弥补滋阴养血药力的不足，从而达到"复阴"的目的。前人有云：静能生水。故应注意调整生活方式，劳逸适度，规律睡眠，与自然界生物钟节律保持一致。三是卵泡期应在晚间服药，这是与日月阴阳相对的择时服药方法。

3. 经间期 指月经第14～15天。又称排卵期。此期阴充阳长为阴阳转化，即精血进一步充实，重阴转阳。阴阳消长，此为排出卵子关键（随着卵泡发育成熟，雌激素的分泌达到高峰，从而刺激脑垂体分泌出大量的黄体生成素，并形成排卵前的高峰，导致生成素的卵泡破裂）。此期宜在滋养精血同时加温肾助阳，行气活血以促卵泡排出。故立法为温肾疏肝、活血助孕。经验方：

紫石英 30g	川椒 3g	紫河车 6g	淫羊藿 10g
枸杞子 15g	山萸肉 10g	菟丝子 15g	鹿角霜 10g
巴戟天 10g	肉苁蓉 10g	皂角刺 10g	当归 10g
熟地黄 10g	丹参 15g	羌活 10g	茺蔚子 12g
香附 10g			

方中紫石英甘温，质重善走下焦，其性温。温能温阳胞宫，调补冲任。甘又能健运中焦，脾胃健则气血之源充足。胞宫得养则易受孕。紫河车味甘微咸，气温而无毒，其得先天之气，为血肉有情之品，可养后天之脏，为精气不足，子嗣难成之要药。二药配伍，具有温暖下元胞宫，大补精血之功。且紫石英质重降气又能通利，可引紫河车直入胞宫而生血填精，是临床治疗宫寒不孕的常用药对。川椒入督、肾，补命门，暖胞宫；淫羊藿、鹿角霜、巴戟天、肉苁蓉、菟丝子、补肾助阳，调冲任。枸杞子、山萸肉、滋肾阴，阴中求阳，且制上药之燥烈。当归、熟地黄、丹参、茺蔚子养血活血助孕，增加宫内动脉血流量而助孕。羌活，辛、苦、温，入膀胱经、肝经，具有散风活血通络，疏肝解郁的功效。皂角刺辛散温通，药力锐利，合羌活之活血通络以促进卵泡破裂，卵子与精子结合。

4. 经前期　指月经周期第16～28天，又称黄体期。此期阴盛阳生渐至重阳。重阳是指月经周期阴阳消长节律中阳生的高峰时期。此时阴阳俱盛，以备种子育胎。若已经受孕，诸血聚以养胎，如未受孕，则调补脾肾以调经。治宜温养脾肾以固本。经验方：

当归10g	熟地黄10g	白芍10g	丹参15g
菟丝子15g	巴戟天10g	续断10g	枸杞子15g
党参15g	山药30g	炒白术10g	茯苓12g
甘草10g	香附10g		

方中当归、熟地黄、白芍、丹参补血养血调经，菟丝子、巴戟天、续断、枸杞子滋肾调冲，党参、白术、茯苓、甘草成四君子汤以益气健脾生血，辅以香附以疏肝理气。

5. 典型病案举隅　侯某，女，29岁，2011年4月11日初诊。患者婚后三年同居未避孕、未怀孕。14岁初潮，经期4～7天，月经稀发，2～3月一行。曾服戊酸雌二醇片和黄体酮人工周期以及中药调治。素日带下淋漓，腰膝酸软，自述B超子宫双侧卵巢、输卵管碘油造影均未见异常，男方无恙，自测基础体温呈单向。末次月经2011年3月17日（服黄体酮后），带经5天，经质稀，色暗红。经中夹有少量血块，腰酸痛，少腹冷痛。刻诊：少腹隐痛，腰酸乏力，带下色白，畏寒肢冷，纳差便和。求子心切，面带愁容，诊脉弦细，舌质淡红，略有齿痕，舌苔薄白。脉症合参，总属肾虚宫寒，冲任不调不孕。正值黄体期，治宜益肾暖宫，调冲健脾。疏方：

熟地黄 10g	当归 10g	白芍 10g	丹参 15g
紫石英 30g	紫河车 6g	淫羊藿 10g	肉苁蓉 10g
续断 10g	生杜仲 10g	山药 30g	炒白术 10g
炙黄芪 30g	醋香附 10g	甘草 10g	

7剂，水煎服。

二诊：2011年4月18日。病史如前，末次月经4月16日，正值经期，月经量少，色暗，伴少腹隐痛，畏寒，经前乳胀烦躁，腰痛乏力，诊脉弦滑，舌红苔白，予以疏肝活血化瘀，益肾养血调冲。

疏方1：当归 10g　熟地黄 10g　赤芍 10g　川芎 6g
　　　　桃仁 10g　红花 10g　益母草 15g　泽兰 10g
　　　　茯苓 10g　川牛膝 6g　小茴香 10g　醋香附 10g
　　　　炙甘草 10g

2剂，水煎服。

疏方2：当归 10g　　白芍 10g　　熟地黄 10g　女贞子 15g
　　　　枸杞子 15g　山萸肉 10g　石斛 10g　　沙参 10g
　　　　龟甲 10g　　阿胶 15g　　紫河车 6g　肉苁蓉 10g
　　　　淫羊藿 10g　香附 10g　　菟丝子 15g

10剂，水煎服。

三诊：2011年5月1日。自述带经5天，药后痛减烦除，刻下腰酸乏力，带下清稀而黏，少腹畏寒，诊脉弦细，舌质淡红，苔薄白，予温肾活血助孕。疏方：

紫石英 30g　川椒 3g　　熟地黄 10g　当归 10g
淫羊藿 10g　鹿角胶 10g　龟甲胶 15g　丹参 15g
巴戟天 10g　菟丝子 15g　羌活 10g　　皂角刺 10g
醋香附 10g　炙甘草 10g

7剂，水煎服。

四诊：2011年5月8日。病史如前，阴道B超显示有优势卵泡（子宫内膜 0.8cm，右侧卵巢见 1.8cm×1.5cm 卵泡，左侧卵巢见 1.0cm×1.5cm 卵泡）。诊脉弦细，舌质红苔薄白，守上方以温肾调冲助孕。上方去鹿角胶、龟甲胶、川椒，加茺蔚子 10g、续断 10g、桑寄生 15g、山药 30g，水煎服，10 剂。

五诊：2011 年 5 月 20 日。患者月事逾期未至。BBT 呈高峰值，查尿 HCG（+），查 β-GCH：526mIU/ml，孕酮：25ng/ml，雌二醇：96pg/ml，尚感少腹隐痛，诊脉弦滑，尺大于寸，舌质红，苔薄黄根厚，予以益脾肾养胎元。疏方：

续断 10g　　菟丝子 15g　　桑寄生 15g　　生杜仲 10g

阿胶 15g　　生山药 30g　　炒白术 10g　　黄芩 10g

苏梗 10g　　白芍 10g　　　炙甘草 10g

　　　　　　　　　　　　　　　　　　10 剂，水煎服。

追访患者顺产 1 男婴。

老师积近 50 年临床观察，女性不孕，尽管病因复杂，冲任虚寒为其主要病因。孕育胎儿就像种子发芽生长需要阳光一样，需要阳光温煦濡养。《素问·生气通天论》中记载："阳气者，若天与日，失其所则折寿而不彰。"可见阳气主宰生命的重要性。《金匮要略·妇人杂病篇》记载温经汤"主妇人少腹寒，久不受胎"。《神农本草经》载："女子风寒在子宫，绝孕十年无子。"《圣济总录》云："妇人所以无子者，冲任不足，肾气虚寒。"傅青主更形象论述："夫寒冷之地不生草木，重阴之渊，不长鱼龙。"胚胎的孕育是一个复杂的生理过程，若寒凝胞脉，肾阳不足或虚衰，气血失于调畅则易致西医排卵功能障碍，不能触发氤氲之机摄精成孕，气血失于调畅，所以临床辨证施治不孕时，补肾气温肾阳往往能取到较好的效果。即使肝郁、痰湿、血瘀等因素不孕也要用温肾之品。因肾主生殖，藏精，先天之本。肾阳不足，水液不能蒸化，可停而化生痰饮；肾阳不足，气血之运输不畅则寒凝生瘀；痰饮血瘀这些病理产物可停滞于胞宫胞脉，也会影响孕育。同时，在治疗不孕症时，还要嘱咐患者呵护身体防宫寒。首先，要加强锻炼，改善体质。女性宜适当运动，"动则生阳"，通过运动来促进血液循环，疏通经脉，调畅气血。其次，注意保暖，防止着凉。尤其经期不下水游泳，不泡温泉，不从事涉水的劳动。第三，保护腰身，避免外露。时下女子为追求时尚，前露肚脐后露身。这样寒邪容易袭击身体阳气直接攻击子宫。第四，吃凉有序，把握尺度。当吃凉和热食时，宜先吃热的后吃凉的，如顺序颠倒，凉气就会被热气顺势下压到子宫。第五，多食补气暖身的食物，如核桃、枣、花生、姜汤、暖茶。月经期间每天喝红糖水，以增加排量，让月经排除干净以活血暖宫。

（四）毓麟以保胎，保胎补脾肾

从受孕至胎衣（胎盘、胎膜）娩出的这一过程称为妊娠。妊娠有称"孕""妊""娠""妊子""怀子""有子""重身""有躯""怀娠""毓麟"，俗称"怀孕""有喜"。

《素问·阴阳别论》曰："阴博阳别，谓之有子。"《金匮要略》曰："妇人得平脉，阴脉小弱，其人渴，不能食，无寒热，名妊娠。"《素问·平人气象论》述"妇人手少阴脉动甚者，妊子也"。《胎产心法》云："妇人怀孕，其血留气聚，胞宫内实，故尺阴之脉必滑数。"诊断"妊娠"，即脉象滑疾流利，按时应指。

从临床观察看，必经四诊合参，结合西医的辅助检查来确诊妊娠。从症状与体征上，月经过期是妊娠最早的症状，即在月经周期正常的健康有性生活妇女，或在调经过程中月经后怠者，严格地讲即使月经超过一天，也应考虑有妊娠可能，还要注意孕卵着床出血。妊娠40天内，特别是经产妇，有80%会出现阴道出血，停经六周会出现恶心或伴有呕吐，即所谓"孕期晨吐"。孕早期增大的子宫压迫膀胱可以引起尿频，以及乏力。妇科进一步检查其乳房，子宫颈，阴道，子宫皆有变化。

基础体温（BBT）测定：停经后高温相持续18天不见下降，特别是高温持续3周以上，尿HCG（＋）、血HCG（＋），综合上述基本可明确怀孕诊断。

目前临床所见流产、胎停育日益增加，必须孕后保胎。流产系统分为先兆流产、难免流产、不全流产、完全流产、过期流产、感染流产等。其相当中医学之"胎漏""胎动不安""妊娠腹痛""滑胎""堕胎""小产"等病。中医认为肾主系胎，气主载胎，血主养胎，故流产原因不外肾气不盛，胎元不固，气血不足，胎失所养，胎元不固；母体素来虚弱，孕后不慎跌扑闪挫或劳累过度；情志所伤，怒伤肝火，内扰胎元；房事不节，色欲过度；故精血暗耗，不能养胎。冲任不固，胎元失养是其病机。

考《诸病源候论》云："漏胎者……此由冲脉任脉虚，不能约制太阳、少阴之血故也。"朱震亨在《格致余论·胎自堕论》提出："血气虚损，不足荣养，其胎自堕，或劳怒伤情，内火妄动，亦能堕胎，推其原本，皆因于热。"《陈素庵妇科补解》曰："妊娠胎动不安，大抵冲任二脉血虚，胎门子户受胎不实也。然亦有饮酒过度，房事太过而胎动者；有用力过度等病因。"《傅青主女科》曰："凡人内无他症，胎元坚固，即或跌扑闪挫，依然无恙，惟内之气血素亏，故略有闪挫，胎便不安。"

现代医学认为孕卵异常是早期流产的主要原因。在母体方面是由于内分泌失调（孕激素不足，甲状腺功能不足）、生殖器等疾病（子宫畸形、盆腔肿瘤、子宫内口松弛）、母体全身性疾病等。而目前认为最直接的原因，可能与胚胎染色体异常、双亲染色体重组（胚胎染色体异常）、基因突变、黄体功能不足、免疫因素、多囊卵巢关系密切。此外，职业生活习性，诸如吸烟、饮酒、接触有机溶剂、重体力劳动、心理及社会经济因素，以及 X 线和电离子辐射等与早期流产的发生也有一定关系。近几年临床观察统计报告显示，自身抗体异常致复发性流产较多，约 50%～60% 与免疫紊乱有关，故要中西医结合治疗改善。

中医治疗免疫性流产多从补肾健脾益气，活血化瘀，清热利湿着手。肾虚者则根怯，脾虚者则本薄，故脾肾不足是本病重要病机。从临床研究中知补肾健脾类药能调节机体免疫功能，减少自身免疫促进免疫复合物吸收，具有抑制抗体和清除抗体作用。活血化瘀类药可以加强子宫和胎盘血液循环，促进蜕膜发育，降低毛细血管通透性，并对沉积的抗体复合物有吸收作用，能改善血液流变性，防止免疫复合物的产生。清热利湿药对生殖道有较强的抗菌消炎作用，有减少炎症渗出和促进炎症吸收作用，又能抑制异常的免疫反应，阻止免疫复合物沉积于组织。临床在中医辨证基础上参考抗心磷脂抗体、血型抗体、抗精子抗体、封闭抗体等指标进行治疗，以提高治愈率。

目前对封闭抗体不足的治疗有争议，一部分医者拒绝此法治疗，而临床观察封闭治疗确能保胎。封闭抗体是一组 IgG 型抗配偶淋巴细胞抗体，封闭抗体既可直接作用于母体淋巴细胞，又可与滋养细胞表面特异性抗原结合，从而阻断酶之间的免疫识别和免疫反应，封闭母体淋巴细胞对滋养细胞的细胞毒作用，而女方血清中缺乏此封闭抗体而易流产。故在中医益脾肾、祛瘀利湿治疗同时，可以加用封闭治疗。

又如因母儿血型不和（血型抗体）而流产者，中西医结合治疗可取得较好的效果。母儿血型不合是指孕母与胎儿血型不相配合，其发生于 O 型的孕母与 A 型或 B 型患儿，是造成流产原因之一。凡是 O 型孕母，如父为 A 或 B 或 AB 型者，或父为 Rh（+）母为 Rh（−）者，要考虑 ABO 血型不合和 Rh 血型不合，其孕母血清中 IgG 抗 A 或抗 B 效价≥1∶64，提示胎儿可能发生溶血病。如孕母血清中 IgG 抗 A 或抗 B 效价≥1∶256 或不断增加提示胎儿预后不好。在 Rh 血型不合时，如 RhD（+）抗体效价 1∶32 提示胎儿已经受累。其治疗上，孕前宜调冲任祛湿化瘀，药用菟丝子、续断、杜仲、桑寄生、木香、当归、益母草、川芎、白芍等品。孕中期宜补肾固胎，佐以清热利湿、活血养胎。经验方：续断、杜仲、桑寄生、菟丝子、茵陈、黄芩、栀子、白芍、丹参、益母草、木香、生甘草。宗"有故无殒"之旨，稍用活血化瘀药，不会损伤胚胎，反而可改善胎盘胚胎血液循环，促进胚胎发育。孕中晚期，此期湿、热、瘀、郁之邪侵犯胞宫，邪实也宜清湿热祛瘀血，方用：茵陈、生地黄、制大黄、丹参、栀子、木香、白芍、益母草，可配成丸药服用，并嘱孕母禁食动物血及心、肝、肾等含血多的内脏以及山楂、木耳、花粉制品。测血清 IgG 抗体效价，宜控制在 1∶128 以下。

鉴于中西医对流产的认识，以及流产率、胎停育的增加趋势，故有不良孕史、35 岁以上的高龄孕妇，必须进行保胎安胎的中医调治。从治疗流产的成功与失败经验中总结，其安胎原则为：一是肾气为胎元稳固之根本，肾中和暖，则胎有生气，故补助肾气在安胎中具有重要意义。二是胎前总以养血健脾、清热疏气为主。三是辨清母病动胎还是胎病及母分其标本而治。

临床宗寿胎丸加味治之，效验。经验方：续断 10g、菟丝子 15g、桑寄生 15g、阿胶 15g（烊化）、炒白术 30g、黄芩 10g、熟地黄 30g、陈皮10g、山药 30g、苏梗 10g、甘草 10g。

考寿胎丸出自《医学衷中参西录》，方由菟丝子、桑寄生、续断、阿胶组成。胎在母腹，善吸其母血而气化，自无下坠虞。男女生育，皆赖肾脏作用，菟丝子味辛甘，性平，归肝肾脾经，益精助阳，不燥不腻，为平补肝肾脾三经良药。肾主精，肝藏血，乙癸同源，精血互化；脾为后天之本，生化气血。后天之血补先天之精，故肾气旺盛，肾脏能荫胎也。桑寄生味苦性平，归肝肾经，为养血强筋之品，能使胎气强壮，故《神农本草经》载其能安胎。《神农本草经》曰："主腰痛，小儿背强，痈肿，安胎，充肌肤，坚发齿，长须眉……"续断味甘辛，性微温，归肝肾经，功补肝肾安胎元；阿胶系驴皮所熬，味甘性平，归肺、肝、肾经，为滋阴补血止血要药，故《神农本草经》载其能安胎。文曰："……腰腹痛，四肢酸痛，女子下血安胎。"

在临床运用中，加安胎圣药炒白术、黄芩等健脾清热安胎（胎养多热也）；山药补脾肾，益气养阴；熟地黄滋阴养血、生精补髓；陈皮、苏梗理气和胃安胎且防补品之滋腻。其方中除重用菟丝子外，还重用炒白术 30g、熟地黄 30g 以补脾肾固胎元。此方乃思患预防，欲培其损保胎法。气虚者加生晒参、生黄芪；热重者加苎麻根；恶心欲吐者加竹茹、石莲肉、桑叶、丝瓜络等以清热平肝、降逆止呕。胎漏（指着床出血，B超示胚胎无恙）加侧柏炭、椿根皮。

在临床施治中，在上方运用上，更应灵活化裁，对因施治，有所侧重。如补肾安胎，药用菟丝子、杜仲、续断、桑寄生、熟地黄、枸杞子、山萸肉、女贞子、墨旱莲；健脾安胎，药用党参、白术、山药、陈皮、砂仁、竹茹、扁豆；养血安胎，药用熟地黄、白芍、党参、白术、黄芪、何首乌、阿胶、桑寄生；清热安胎，药用生地黄、黄芩、麦冬、沙参、地榆、仙鹤草、竹茹、桑叶、丝瓜络、苎麻根；理气安胎，药用陈皮、苏梗、香附、砂仁；养肝安胎，药用香附、沙参、枸杞子、黄芩、熟地黄、白芍、陈皮；止血安胎，药用黄芩炭、侧柏炭、椿根皮、藕节炭、生地黄炭、阿胶、丹参等。

（五）准妈妈（孕期）饮食调摄

调节孕妇饮食目的在于滋生气血，使胎儿化育有源，并为分娩、哺乳打下基础。孕妇的饮食当以新鲜清淡、富有营养、易于消化、饥饱适中为原则，又当谨慎饮食。孕早期（自受孕至妊娠 3 个月），胎儿发育缓慢，加上妊娠反应，饮食宜少而精，以新鲜蔬菜瓜果为佳，忌食辛辣刺激之品。孕中期（妊娠4～7个月）胎儿增长加重，孕妇宜摄食富有蛋白质、钙、磷的食品，诸如蛋黄、乳类、虾皮、动物骨骼、黄豆、鸡肉、羊肉及绿色蔬菜。孕晚期（妊娠8～10个月）胎儿生长发育特别迅速，又是大脑发育的关键时刻，宜食优质蛋白，动物蛋白与植物蛋白搭配使用。少食盐和碱性食物，防止水肿。孕妇当忌食辣椒、胡椒等刺激性食物，螃蟹等易过敏食物及獐兔野味；宜戒烟酒，勿饮浓茶。

中医认为，健脾益智，补肾健脑，故欲宝宝聪明，孕妇从孕期尤宜多食健脾补肾的食物。胎儿靠母体供给营养，母亲在孕期缺乏营养，胎儿先天不足，出生后会体质虚弱，甚而影响婴儿出生后智能，严重者会引起流产、早产、胎停育以及死胎。蛋白质是生命的基础，是构成人体组织器官的主要物质，直接影响胎儿的心脑发育。胎儿的脑细胞在第10～15周开始增殖，从25周起到出生后6个月是脑细胞迅速增殖并完成发育的重要阶段，故要生一个又健康又聪明的孩子，应务必特别满足孕妇对蛋白质的需求。孕期食疗处方：

牛乳250ml　鸡蛋2个　胡桃仁3个

红枣5枚　　落花生仁10粒

上诸品每日1次。

牛奶、鸡蛋可保证孕妇对蛋白质和诸矿物质的基本需求，故可每天喝1杯牛乳，2个鸡蛋。考牛乳甘平，入心、脾经，有补虚损、益肺胃、生津润肠的功效。现代研究提示，牛乳的蛋白质主要为白蛋白、球蛋白等，此几种蛋白质都含有孕早期必需氨基酸。

鸡蛋，其蛋清甘凉，蛋黄甘平，入心、肾经，其功效为滋阴润燥、养心安神；蛋清清肺利咽、清热解毒；蛋黄滋阴养血、润燥息风、健脾和胃。现代研究显示其所含蛋白质为完全蛋白质，与人体蛋白质组成相近，吸收率高。

核桃仁，甘、温，入肾肺经，具有补肾固精、滋补肝肾、益气养血、温肺润肠的功效，是很好的益智食品，尚有黑须发作用。《医学衷中参西录》曰："胡桃为滋补肝肾，强健筋骨之要药。"

花生米，甘、平，入脾肺经，具有补脾和胃、润肺止咳、催乳清肠的功效，生热皆宜，而因其性偏凉，素日脾胃虚寒者宜热食，而体质偏热者宜生吃。

红枣，甘、温，具有健脾和胃、补益气血、滋润心肺的功效。红枣中含丰富叶酸，叶酸参与细胞生成，促进胎儿神经系统发育；含有微量元素锌，有利大脑发育，促进胎儿智力发育；含维生素 P 较高，故对孕妇脾胃虚弱、食少、倦怠、心悸、多汗等有治疗意义。

对于高龄孕妇，有不良孕史孕妇，毓麟 12 周后，更宜慎重，宜改服散剂以保胎。宗刘奉五先生补肾固胎散化裁。处方：桑寄生 30g、续断 30g、阿胶 30g、菟丝子 30g、山药 30g、椿根皮 10g、炒白术 30g、黄芩 15g。上八味共研细末，每月（阴历）逢一、二、三、十一、十二、十三、廿一、廿二、廿三日，各服 1 次，开水冲服 10g。

此方乃寿胎丸加味，从剂型上，将汤剂改为散剂，使之药量药力增加。方中桑寄生、续断滋补肝肾、益肾安胎；阿胶凉血固涩而止血，又能养血而安胎；菟丝子辛甘平，微温，既补肾阳又能益肾阴，温而不燥，补而不滞；椿根皮取其性寒能凉血固涩止血之效，出血时可以止血，未出血时可以预防出血；山药补脾肾，为平补之剂；白术配黄芩为安胎圣药。上述服法，实际上是每 10 天中服 3 天，这是因为妊娠多胎热，而流产又是因为肾虚不能系胎所致，而为何选阴历每逢 1、2、3 日服，1966 年老师实习时曾问过他的老师刘奉伍先生，而刘老笑而不答。后来老师悟之：可能与老子之云"道生一，一生二，二生三，三生万物"有关吧！

十月怀胎，妊娠足月，此乃瓜熟蒂落，为正常生理现象，然今日女子不忍分娩时的正常疼痛，非临产正常娩出而择日剖宫产，实际上剖宫产给孕妇心理生理上都造成伤害。在临产前一、二周服产前药方以顺产减痛，今之验于临床效好。方宗傅青主保产无忧散（又曰十三太保）：当归、川芎各一钱五分，荆芥穗八分，艾叶七分，枳壳六分，炙黄芪八分，菟丝子一钱四分，羌活五分，厚朴七分，川贝一钱，白芍一钱二分，甘草五分，生姜三片。歌括：芎归钱半芍钱二，羌五壳六朴艾七，穗芪八分甘草五，菟丝钱半川贝一。

方中当归、白芍、川芎补血和血以养胎，黄芪、菟丝子温阳精气以安胎，荆芥穗、羌活、艾叶发散以生清，枳壳、厚朴、川贝顺气以降浊，生姜、炙甘草和脾胃以安中气，全方共奏升清降浊、转胎安胎之效。临床报道本方配合针灸至阴穴尚有转胎之功。

（六）产后宜三审，虚瘀要辨证

1. 产后必用生化汤，尽快恢复元气 产后，也叫产褥期，是整个妊娠的结束阶段。在这个时期中，由于分娩时带来的产创和出血（所谓耗气伤血），以及分娩时所产生的败血（离经之血）和恶露，故产后一般是多虚多瘀。加之女子多气少血，易肝气郁滞，故血虚、伤津、血瘀、气滞四者是妇女产后病理机制的特点。临床表现为正虚邪实，虚实夹杂，故治疗时根据标本缓急或是先补后泻或是先泻后补，或是消补兼施，随证化裁，灵活运用，不可拘泥。

关于产后病，古代文献编述颇多。《金匮要略》曰："新产血虚，多汗出，喜中风，故令病痉；亡血复汗、寒多，故令郁冒；亡津液，胃燥，故大便难。"方约之曰："产后之症多端，其源有三：曰血虚火动，曰败血妄行，曰饮食过伤。"黄元御曰："盖妊娠之时，胎成一分，则母气盗泄一分，胎气渐成，母气将泄，十月胎完而母气耗损十倍，寻常不过数胎而人已衰矣，母气传子，子壮则母虚，自然之理……胎时气滞血瘀，积瘀未尽，癥瘕续成也，事之常也。"

鉴于产后"虚""瘀"特点，而产后突出表现在"恶露""乳汁"两方面，故产后第一天必服成产后官方（北京地区生化汤）：川芎、当归、红花、益母草、泽兰、桃仁、炙甘草、炮姜、南山楂。歌括：川芎一钱当归三，一红益母共泽兰，桃仁炙草炮姜五，南楂二钱老酒煎。

方中当归、川芎补血活血；桃仁化瘀止痛；炙甘草补气缓急止痛；炮姜温经止痛。益母草辛苦性微寒，归心包、肝经，泽兰味苦辛性微温，归肝肺经，两药伍用活血祛瘀利水。然益母草性偏凉，以血热有瘀用之为佳；利尿功效较泽兰为胜，泽兰则疏肝和营，活血通经而和缓不峻，凡瘀血阻滞，无论寒热，均可选用。产后恶露乃离经之血和浊水的混合物，故用二味之利水祛瘀，效佳！在临床上，经期也加用二味，"经水"，经、水也，经中夹水也，凡行经不畅，伴腹痛，素日带下淋漓者，更宜在疏肝祛瘀调经药中加之。南山楂味酸甘性微温，归脾、胃、肝经，其有破气散瘀之功,治产后瘀阻腹痛、恶露不尽。《本草衍义补遗》曰:"……治妇人产后儿枕痛,恶露不尽……。"配伍当归、川芎、益母草为治产后之良药。以上诸品共奏活血祛瘀止痛之功,但只用3～5剂,以防伤气。

2.乳汁、恶露、大便调治 产后诸疾,病种多端,十余种为临证常见。然诊断治疗,必予三审,辨证论治,一审小腹痛与不痛以辨恶露之有无。恶露指妇女产后阴道流出的血性液体,正常情况下,分娩后会有轻度腹痛,同时有恶露排出,开始3～4天恶露颜色较红,此后逐渐转为淡红至黄白色或白色,红色恶露最长10～14天,最后腹痛停止,恶露也就没有了。如果产后恶露不下或所下甚少,则小腹疼重加重,说明瘀血留阻于内。二审大便通与不通,以验津液之盛衰。分娩之时,损耗了阴血津液。如产后大便顺畅易解说明津液损伤尚不重,如果饮食如常,而大便干结难解或数日不解,则说明津液耗伤较重。三审乳汁行与不行和饮食之多少,以察胃气之强弱。一般产后12小时,就可有乳汁泌出,但量很少,应早期哺乳,让婴儿吸吮,乳汁会逐渐增多。如果产后乳汁不行或所下太少,并有饮食不振,胃纳不开,说明产后胃气虚弱。

3.如何坐月子 产后诸疾,原因众多,归纳不外与产后血虚、败血妄行以及时尚生活方式有关。今日女性由于不懂得合理产后调养,或盲目学习外国人坐月子的方法,甚至去国外分娩,而致产后痹证,产后缺乳等病增多。如何坐月子?坐月子是以中医妇科的理论和传统的养生之道为基础,有大月子和小月子之分。小月子30天,大月子42天,简单来讲,坐月子就是让产妇好好休息。具体地讲,月子里要注意休息、饮食、心情、防病、清洁、哺乳、禁欲和锻炼。如前所述,产后必须服生化汤。在饮食上不宜过分大补,以防营养障碍和形体走形。简言之,要按中国传统观点和方法进行月子期调护,因为基因不同,生活习性不同,所以不要盲目学外国人坐月子。

4.谈"产后缺乳"及"产后身痛"的调治 在产后诸多疾病中,产后缺乳和产后痹证比较多见,中医中药治疗效果较好。

(1)产后缺乳:乳汁由气血化生,受阴阳所调控,其中肝、胃两经与乳头、乳房关系密切，其机制不外虚实两者。虚者因素体脾胃虚弱，产后摄食不足、偏食，产时失血伤血致气血化源不足、气血耗损，因乳血同源，故无乳可下。正如《景岳全书·妇人规》中所说："妇人乳汁，乃冲任气血所化，故下则为经，上则为乳。若产后乳迟乳少，由气血不足而犹或无乳者，其为冲任之虚弱无疑也。"实者因产后情志不畅，肝郁气滞，乳脉阻滞，乳汁运行受阻而缺乳。《儒门事亲》说："夫妇人有天生无乳者，不治。或因啼哭悲怒郁结，气溢闭塞，以致乳脉不行……"《陈素庵妇科补解》曰："乳头为厥阴，乳房为阳明，乳汁则手少阴、手太阳二经血也，若乳汁不行，多为血虚，易兼忧怒所伤。"血气虚弱者则乳房无胀痛感、面色苍白或黄暗、皮肤干燥、精力疲乏、头晕耳鸣、心悸气短、动则汗出、食少便溏、恶露甚少、小便频数、舌淡苔少、脉虚细而沉，而肝气郁结者则乳房胀满而痛、面色微黄、精神郁闷而烦、脘胁不舒、食欲减退、大便不畅、恶露时多时少、舌红苔白黄而厚，诊脉弦。

考《备急千金要方》列出治妇人无乳共 21 首下乳方，而临床应用观察以通乳丹、下乳涌泉散为常用有效通治方。宗通乳丹（《傅青主女科》）和下乳涌泉散（清太医院配方）加减。经验方：生黄芪 30g、当归 10g、白芍 10g、生麦芽 30g、王不留行 30g、丹参 15g、通草 6g、丝瓜络 10g、漏芦 10g、香附 10g、桔梗 10g、甘草 10g，水煎服。本方共奏益气养血，疏肝通络下乳之功。其中丝瓜络为通乳佳品，味甘、凉、归肺、肝、胃经，有通经活络、清热解毒、利尿消肿、凉血消肿之功。《本草再编》言其："通经络，和血脉，化痰顺气。"《现代实用中药》言其："通乳汁，发痘疹……。"之前有中成药通络生乳糖浆、生乳片，皆以丝瓜络为主要成分。加减法：气血虚重者加党参 15g，肝郁气结重者加玫瑰花 10g、青皮 10g、柴胡 10g。

在护理调摄上，宜嘱产妇保持乐观舒畅心情、生活规律、睡眠充足、合理安排食谱。既要加强营养，又不宜过分油腻。产后宜多喝汤。传统经验是产后多喝老柴公鸡汤、猪蹄汤、鲫鱼汤、甲鱼汤。据报道，分娩后产妇血液的雌激素浓度大大降低，这时催乳素就会发挥作用，促进乳汁分泌，而母鸡体内含有一定的雌激素，喝母鸡汤会增加血中的雌激素，使催乳素的作用减弱，甚至消失，从而导致乳汁分泌不足或无乳。而公鸡体内所含的雄激素有对抗雌激素的作用，公鸡睾丸中含有少量雄激素，因此，产后吃一只清炖的大公鸡，连同睾丸一起食用，会使乳汁增加。因柴公鸡所含脂肪较母鸡少，不会导致发胖，婴儿也不会因为乳汁中脂肪含量多而引起消化不良、腹泻。另应注意要选择去皮公鸡，煲汤时撇去浮油，建议喝汤吃肉，实际营养主要在肉中，因此喝汤时要吃肉。猪蹄汤要选择七孔猪蹄去爪。

（2）产后身痛：产后身痛又称"产后风""产后痹"，是指产妇在产褥期外感风寒湿等出现肢体或关节疼痛、麻木、酸楚、重着，并伴有畏寒、怕风、出汗、乏力等。临床所见，患者的自觉症状明显，也很痛苦，但西医检查各项理化指标往往在正常范围内，对症治疗效果不明显。关于此病的论述，最早见于《经效产宝》："产后中风，四肢羸弱不遂。"《校注妇人良方》云："产后遍身痛者，由气虚百节开张，血流骨节，以致肢体沉重不利，筋脉引急。"

产后身痛属痹证范畴，不论是顺产、剖宫产，还是小产、流产（人工或药物），皆使妇女元气、津血俱伤，腠理疏松、瘀血滞留，而调养不当、经脉失养、风寒湿邪乘虚而入，稽留关节、经络，使气血运行失畅、筋骨肌肉失去温煦濡养，而致产后痹证，故以补气养血、活血通络、温经散寒、通痹止痛为治，方宗黄芪桂枝五物汤、右归饮、趁痛散加减治之。经验方：生黄芪30g、当归10g、桂枝10g、川芎6g、熟地黄10g、炒白芍10g、怀牛膝15g、菟丝子15g、炒白术10g、附子6g（先煎）、鹿角霜10g、独活10g、甘草10g、鸡血藤15g，水煎服。

黄芪桂枝五物汤（《金匮要略》）由黄芪、桂枝、白芍、当归、党参、生姜、大枣组成。功效为补气养血、温经和络。右归饮（《景岳全书》）由熟地黄、山药、枸杞子、山萸肉、甘草、肉桂、杜仲、附子组成，功效为温补肾阳。趁痛散（《校注妇人良方》）由牛膝、甘草、薤白、当归、桂心、白术、黄芪、独活、生姜组成，功效为益气补血，温经止痛。

今组方中附子、鹿角霜以温补肾中元阳。附子，其性走而不守，为峻补之品，为除风寒湿三邪之要药；鹿角霜，咸、温，为血肉有情之品，可益精养血、温补肝肾；熟地黄滋阴养血，寓"阴中求阳"之寓意，阳得阴助而生化无穷。怀牛膝、菟丝子补肾之阴阳，以强筋骨、健腰膝；当归、白芍、川芎、熟地黄为养血活血之四物汤，加黄芪寓当归补血汤之意，且黄芪又补脾肺而固表，升阳助火；独活味辛苦、性温，可除风寒湿痹，止周身筋骨疼痛。《滇南本草》云："入足少阴而治伏风，治风湿通气血，疏导腰膝而下半身重而痛之痹症。"鸡血藤苦甘、温，养血活血，舒筋活络。黄芪、炒白术相须为用，以补气固表、健脾益气，药理实验证明黄芪、白术均有提高免疫力，增强体质作用；桂枝温经散寒、化气除湿；炙甘草益气和药。故本方共奏脾旺气复，血生瘀去，络通痛止之功效。

（刘惠杰　整理）

十四、谈男子不育三部曲

（一）引言

育龄夫妇同居一年以上，性生活正常，未采取任何避孕措施，女方有正常受孕能力，因男方原因，而导致女方不能怀孕的疾病，称为男性不育症。受孕是个复杂而又协调的生理过程。《素问·上古天真论》说："丈夫二八肾气盛，天癸至，精气溢泻，阴阳和，故能有子。"指出了肾气盛实，真阴充足，能射出正常精液，阴阳合和，便能孕育有子。

具体地讲，要繁衍后代，男方必须首先有健全充足的生殖之精。生殖之精包括精子和卵子，是男女交合繁衍后代的物质基础。"肾藏精"，生殖之精由肾中精气所化，故与肾气的盛衰有直接关系。而生殖之精，属先天之精，更需后天所化生。《素问·上古天真论》曰："肾主水，受五脏六腑之精而藏之，故五脏盛则能泻。"生理条件下，男子在三八到五八这一阶段肾气最盛，故生殖之精质量最好，是生育子女最佳年龄，五八以后，肾气渐衰，天癸水平开始下降，生殖之精，也发生退变。病理条件下，如肾气受损，阴阳失衡均可影响生殖之精的数量和质量，造成不育。其次，必须有正常的性功能。性功能正常，必须有功能正常的阴器。诸如睾丸、茎等内外生殖器官。肾开窍于前后二阴，主生殖发育。肾者，作强之官，而阴器的发育成熟，受肾气和天癸的影响和制约，肾气充足，男子才具备性事活动的功能，其主要表现在阴茎的适时勃起，适时射精，适时软缩。除肾气与天癸主要决定人的性欲水平及阴茎的感应能力外,还受心、肝制约。肝主筋,主藏血,肝经过阴器,故性事活动中,肝脏起着重要的作用,因为阴茎需要得到肝血的充足供应,如肝血不足或肝经受损,则阴茎勃起即会受到影响,会出现一系列性功能障碍症状,造成不育。这和西医所讲的男性生育能力基本条件基本一致:①具备完善的下丘脑、垂体、睾丸和附属腺体系统。②平衡协调的下丘脑激素、促性腺激素和睾丸激素。③所有有关的生殖器官具有正常血液循环和神经功能。④正常通畅的精液输出渠道。综合以上,性功能障碍、少精、弱精,以及精液不液化是男性不育症主要原因(先天或后天器质性病变本文不讨论)。

(二)性功能障碍乃肝郁肾虚、心神不宁

男性性功能障碍是指男性性行为和感觉的异常。临床上根据性欲、性生理的病理改变,将其分为五类:一是性欲障碍,包括性欲减退、性厌恶和性欲亢进;二是勃起障碍,包括阳痿、阴茎异常勃起;三是射精障碍,诸如早泄、延迟射精、不射精、逆行射精;四是感觉障碍,常见痛性勃起、痛性射精、外生殖器无感觉或异常感觉以及情欲高潮的感觉减退;五是性交疼痛。

传统中医学无"男性性功能障碍"之名,但对性功能及疾病认识的研究有着悠久的历史。孟子所云:"食色性也。"后世所谓"合阴阳""合房""交媾""交会""交合""合晤""交接之道"等都是性功能研究的范畴。在文学词语创造上也是很有研究的。如"性者,心生也(左心右生,即为性),故无心则无性",说明了情志是影响性功能的重要因素。又如"性命攸关",说明性功能与健康长寿关系密切……中医学对男性功能的认识,在脏腑定位上,与肾、心、肝三脏功能有关。从男性生理上,"肾藏精""肾司开阖","肾者,作强之官,伎巧出焉(《素问·灵兰秘典论》)"。心主神明,以主宰玉茎之勃起软缩,张景岳有"精之藏制在肾""精之主宰在心"之说,喻嘉言指出"心为情欲之府",肝为刚脏,性喜条达,主筋,主运动,主疏泄。肝经过阴器,与阴茎勃起和同房射精等功能关系密切。在病理上,心肝肾三脏失司,任何一脏功能发生病理变化,都可导致外肾功能障碍,如肾精不足或肾阳亏虚,可致性欲低下、阳痿、遗精、早泄等。肝气郁结,疏泄失司可致阳痿不射精等。心火亢盛或心

血不足可致阴茎异常勃起或遗精。从临床观察上看，对男性功能障碍病因病机的认识治疗上还要结合职业、年龄、体质等进行分析。如脑力劳动者多劳伤心肝，多愁善感，肝郁气滞，故其病机多为虚实夹杂，以虚为主。体力劳动者，感受外邪机会多，劳力伤肾，其病机多为实，或虚实夹杂而以实为主。青壮年五脏坚实，肾气充实，病多实多热，病在心、肝。中老年五脏渐衰，肾气渐亏，病多虚多寒，病在肾在脾。青壮年持强纵欲，则易伤脏气而出现虚证。多疑善感之人多气滞，性急易怒之人多肝火……。同时要结合西医学进行分析，以加深中医学对病因病机的认识。

1．阳痿　阳痿通常是指阴茎不能勃起，纵勃起但勃起不坚，或勃起不能纵持，以致不能完成性交的情况。

阳痿是中西医共有病名。阳痿，《灵枢·邪气脏腑病形》称"阴痿"。《灵枢·经筋》称"阴器不用"。清代善纪氏曰："阳者，男子之外肾，痿者，弱而不用，欲举而不能之谓。"明代周慎斋《慎斋遗书》始见"阳痿"病名。

阳痿与心肝肾脏盛衰有关，或曰肾虚或曰肝郁，或曰心神不宁。故阳痿病机责于三脏功能失调。

（1）肾病致阳痿：男子二八而精通，八八而精绝，阳密则固，精旺则强，故若房事不节，恣情纵欲，肾精亏虚，精不化阳，则命门火衰，精气亏虚而阳事不振，正如《济生方·虚损》所说："五劳七伤，真阳衰惫……阳事不举。"若因禀赋不足，久病或年老肾气已虚，致阳虚火衰，阳道必不能坚辛。或惊恐伤肾，肾气亏虚，精关不固而致痿。或因肾阴亏损，阴虚而化源不足，精力疲惫而终致阳痿。

（2）肝病致阳痿："肝为罢极之本"，肝藏血，主疏泄，喜条达。宗筋为肝所主，具有贮藏调节血液的作用。人身之气血赖肝之调摄，宗筋受肝血濡养而能振奋。若肝郁气滞，气滞血瘀经脉运行不畅，则宗筋失养而不用。或肝经湿热下注，阻遏阳气或灼宗筋，宗筋弛缓不收也能致痿。

（3）心病致阳痿：《辨证奇闻》曰："阳痿不举，人以为命门火衰，谁知是心气不足乎？心君火动，相火随亡……所以治痿，必须上补心而下补肾，心静肾动，命蒂可以永远矣。"故心气虚，神用不专能导致阳痿，心境不顺，失意之人，或思想无穷，或突发惊恐，以及精神内伤或痰热扰心，均可影响心神下交肝肾，或由此伤及肝脾肾而导致阳痿。据报道，阳痿属精神性者占85%～90%，实为心神不守所致。

西医对阳痿病因分析主要分两大类，一是心理性阳痿，占90%左右。二是器质性阳痿，器质性阳痿有血管性、内分泌性、神经源性、药物性及外伤性。其中血管性阳痿为最常见病因，糖尿病和高血压病致阳痿在临床也不鲜见。

纵观阳痿之病因，病在肾肝心失调，故治疗大法为温肾疏肝，益心宁神。老师积五十年临床经验，数千名患者取效，总结经验，创通治方——三紫振痿汤加减化裁治疗。

组成：紫霄花10g，紫河车10g，紫丹参10g，蜈蚣2条，白芍10g，淫羊藿10g，露蜂房10g，巴戟天10g，枸杞子15g，香附12g，柴胡10g，葛根10g，九香虫10g，牛膝6g。

功能：益肾疏肝，活血通络，兴阳振痿。

主治：肝郁肾虚型勃起功能障碍。

用法：每日1剂，水煎两次，共取汁500ml，分两次温服，3个月为1疗程，收效后以上方两倍量做蜜丸，每丸9g。每日3次，每服1丸，以巩固疗效。

方解：勃起功能障碍（ED），俗称阳痿，是男科门诊常见病之一，老师认为，本病皆关于肝肾，而涉及瘀血，因为阳具之勃兴，需肾气之作强，肝气之条达，更需宗筋之充盈，络脉之通顺，而无瘀血之阻滞。方中紫霄花为淡水海绵科动物脆质针海绵的干燥群体，甘温益阳涩精。《医学入门》称其"主阳衰阴痿"，是治阳痿的专用药。紫河车味甘咸，性温，是血肉有情之品，补气养血益精；淫羊藿、巴戟天、露蜂房益肾壮阳，以兴阳事；枸杞子滋补肝肾，以益阴助阳。蜈蚣辛温，入厥阴肝经，走窜力最速，内而脏腑，外而经络，凡气血凝聚之处，皆能开之，故可通达瘀脉，善治阳痿。白芍养血活血，补肝柔肝，荣养宗筋，既能养血益精，和调阴阳，又能兼制蜈蚣辛温走窜伤阴之弊。又瘀血阻于经络，宗筋失养，难以充盈而致阳痿，瘀血又是肾虚肝郁的病理产物，故用丹参活血通经散瘀。肝经络阴器，宗筋乃肝所主，肝失疏泄，气血失调，经络运行障碍，宗筋难得其养，故阳事不兴，故用香附、柴胡疏肝解郁通经。九香虫善入肝肾之位，功善理气化滞，温中助阳。古有"治痿独取阳明""阴中求阳"之论述，故佐以葛根鼓舞阳明津气，兼起阴气，牛膝引血下行阴部。诸药协力，共奏益肾疏肝，活血通络，以兴阳事之功。

加减化裁：若见抑郁烦闷，情怀不悦，胸胁胀满，嗳气太息等肝郁气滞表现者，在性生活中晨勃较强，甚而有睡中自举等阳强之势，可去紫河车、巴戟天、淫羊藿，加鸡血藤养血柔肝通络，加蒺藜疏肝通阳。若兼见腰背冷痛，畏寒膝冷，精神萎靡，头晕耳鸣，尿频清长，阳器冷缩等命门火衰表现者，则去葛根、柴胡、香附，加韭菜子、肉苁蓉、蛇床子以温肾壮阳，加山萸肉和熟地黄以补阴精。本型多见于年高体衰者，故必阴阳相济。若兼见阳痿不举，阴茎弛长，其会阴胀痛，尿频尿急，睾丸潮湿，口黏口苦，舌红苔腻黄者，加蛇床子、白花蛇舌草、黄芩、黄柏。本证多见于酒客、嗜酒酗酒者，属湿热下注，主方可去枸杞子、柴胡、香附，加黄柏、萆薢、车前子、生薏苡仁。若兼见胆怯多疑，心悸惊惕，夜寐不宁，时而睡中自举，心肾不交者，主方去紫河车、葛根，加牛膝、远志、茯神、石菖蒲和酸枣仁以宁心安神，加磁石以交通心肾。

在治疗阳痿用药之时，一定要重视情志因素的影响，即不良情绪可以诱发和加重性功能障碍，性功能障碍亦可诱发和加重不良情绪。故首先要宁心，进行适当心理疏导。中医理论科学地提出了"形神相即说""心主神明说""气质类型说""七情说"等心身医学思想。《类证治裁》认为："伤于内则不起，故阳之痿多由色欲竭精，所丧太过，或思虑伤神，或恐惧伤肾……而致阳痿者。"《景岳全书》指出："凡思虑忧郁太过者，多致阳痿……凡惊恐不释者，亦致阳痿。"故在治疗上，有静态复神法，恬悦开怀法，以疑释疑法，转移注意法，说理开导法，导引行气法和以情胜情法。在具体运用上，医生运用语言、表情、姿势、态度和行为影响或改变患者感受认识、情绪、态度和行为，最终达到治愈目的。其次，治疗阳痿要配伍用药。阳痿之证，肾虚为本，肝郁为标，兼存瘀滞为其病机。今人多食少劳，以车代步，情怀自扰，宗筋气机不畅，多呈郁瘀，或痰瘀互阻，故临床多见虚实夹杂之证。三寸阳器，无力作强，阳器阳气，通则为用。治疗男子阳痿，重在恢复宗筋正常气机。即使脏腑亏损，宜补虚通阳相结合，故应随证配伍应用蝉蜕、僵蚕、九香虫、蜂房等虫类药和丹参、川芎、王不留行、水蛭、川牛膝、土鳖虫等祛瘀通络之品，能明显提高疗效。

2.早泄　早泄是指射精发生在阴茎进入阴道之前，正当进入阴道时或进入阴道后不久。早泄在临床上尚无确切定义。（在临床诊治上）男子性交持续时间一般为2～6分钟，长者可达60分钟以上，个体差异较大。所以临床诊断上，采用时间标准定义较为科学。即阴茎插入阴道直至射精的时间少于2分钟，病情超过6个月诊为早泄。早泄是性功能障碍常见的症状，经常与阳痿、遗精相伴出现。《沈氏尊生书》曰："未交而泄，或乍交即泄。"

早泄其制在心，其藏在肾，其动在肝，故病机为疏泄失常，约束无能，劳伤心脾，以及肾虚封藏失职，固摄无权。临床问之，多见频犯手淫恶习，戕伐太过，致封藏失固。

阴茎包皮过长致早泄，临床也不鲜见。包皮环切后早泄自愈，诚如《秘本种子金丹》所云："男子玉茎上皮肉柔嫩，少一挨，痒不可当，故每次交合阳精已泄，阴精未流，名曰鸡精。"故用益肾宁心固精治之。

经验方：五子固精汤

枸杞子15g	熟地黄10g	菟丝子10g	巴戟天10g
桂枝10g	白芍10g	生龙骨30g	生牡蛎30g
覆盆子15g	五味子10g	山萸肉10g	远志10g
芡实10g	山药15g	炙甘草10g	

方中枸杞子、熟地黄、菟丝子、巴戟天补肾益精。桂枝龙骨牡蛎汤调营卫，宁心神。其中，龙骨、牡蛎均为强壮性收敛药，治疗烦惊、不眠、多梦等心神症。《金匮要略》云："脉得诸芤动微坚，男子失精，女子梦交，桂枝龙骨牡蛎汤主之。"即桂枝汤（桂枝、白芍、炙甘草）调和营卫，加龙骨、牡蛎潜镇摄纳，如此则阳能固，阴亦能守，精不外泄。覆盆子、山萸肉、五味子皆甘酸、性温之品，滋肾养阴固精，山药、芡实入脾肾二脏，补中益脾，固肾涩精。远志安神益智以宁心神。诸品共奏补肾培元、宁心固精之功以治早泄。

3. 少精、弱精　少精、弱精是导致男性不育症的主要原因。而肾亏血虚，瘀血阻络是少精弱精主要病机。《黄帝内经》载："丈夫二八肾气盛，天癸至，精气溢泻，阴阳和，故能有子。"指出了肾精充盛，阴阳调和是男子生殖功能正常的生理基础。故基于"肾藏精，主生殖"理论，少精弱精患者多从肾虚论治。在病变证机上，肾虚为本，兼夹寒痰、湿热、血瘀、气郁，故而形成本虚标实，虚实夹杂之证。若肾精亏虚，络脉失养，会导致络脉瘀阻。在临床治疗上，根据四诊辨证分四型论治，其基础方为益肾种子汤。方组、功用、主治、方解见临床经验方益肾种子汤。

（1）肾精亏损型：症见素日腰膝酸软，神疲乏力，动则气短，四肢不温，精子量少，精液稀薄，性欲淡漠，伴阳痿泄泻。脉象沉细无力，舌质淡红而胖，舌苔薄白。治宜益肾填精，宗基础方加减：基础方去五味子、蜂房、覆盆子、加丹参 15g、蜈蚣 1 条，白芍 10g。

（2）肾虚瘀阻型：症见腰膝酸软，头晕耳鸣，夜寐不宁，健忘，夜寐不宁或会阴睾丸胀痛。精子活动力弱，脉诊弦细或沉涩，质紫暗或有瘀斑，苔薄白。治疗宜补肾填精，化瘀通络。基本方去五味子、蜂房、紫河车、韭菜子、肉苁蓉。加丹参 15g，鸡血藤 15g，路路通 6g。其中丹参为调理血分之首药，祛瘀以生新，鸡血藤活血补血，通络止痛。路路通能通行经穴，兼理气化瘀；川牛膝专下行，引药直达肾络。现代药理学研究表明，丹参、川牛膝、鸡血藤等活血化瘀药，能够增强组织供血和循环，改善睾丸、精索静脉丛等组织缺血、缺氧的状态，提高睾丸的生精功能，提高精子活力。另外，鸡血藤尚有改善造血功能，降血脂，调节免疫和抗血栓形成作用。路路通的主要成分路路通酸，具有抗炎、镇痛作用。

（3）肾虚肝郁型：症见腰膝酸软，双腿乏力，两胁胀满，性急易怒，眩晕或耳鸣如蝉，少精、弱精。两脉弦细。舌质红，苔薄黄。治疗宜益肾疏肝。基础方去淫羊藿、鹿角镑、肉苁蓉、巴戟天，加柴胡、郁金、醋香附、川牛膝。

（4）阴虚火旺型：症见腰酸乏力，头晕耳鸣，口干失眠，情志拂逆，阳事易举，遗精，少精，弱精。诊脉弦细数，舌质红，苔薄黄，治疗宜滋肾降火。基础方去淫羊藿、鹿角镑、肉苁蓉、韭菜子、蜂房,加知母、生地黄、龟甲、女贞子、生牡蛎。

在治疗不育症的患者中,常遇到患者无疾苦所述,故必须参考和借助于实验室检查,辨证与辨病相结合。

精液正常值(WHO)

①颜色:均质,灰白色,长期未排精者可以呈黄色。

②总量:2ml 或更多。

③pH:7.2 或更高。

④精子密度:20×10^6 个精子/ml 或更高。

⑤液化时间:< 1 小时,一般 15 分钟以内。

⑥存活率≥50% 或更多,即不被染色。

⑦活力:快速向前运动(a 级)≥25% 或前运动(a + b 级)≥50%。

⑧形态:正常精子形态≥4%(巴氏染色法)。

⑨WBC:< 1×10^6/ml。

⑩免疫珠试验:附在珠上的精子 < 50%。

⑪MAR 试验:附在粒上的精子 < 10%。

精液标本采集注意事项:

A.禁欲 2~14 天,最好 3~5 天。

B.2 周内未有发热史等。

C.手淫或体外排精法采集。

D.1 小时内送检验,冬天注意保温。

E.全部收集。

(三)精液不液化

中医无精液不液化称谓。在中医古籍有精稠、精瘀、精凝的记载,是以精液黏稠、混浊,即离体精液黏稠度高,良久不化,而影响生育能力。精液液化时间超过 1 小时者诊断为精液不液化。精液黏稠不液化常见于慢性前列腺炎、精囊炎等。由于精液黏稠不液化,从而束缚精子活动力,或者因为精子运动费力,消耗过多能量而死亡造成男子不育。《黄帝内经》云:"阳化气,阴成形。"精液的正常液化有赖于阳气的气化。肾阳不足,诸如大病久病、房劳过度、手淫癖等消耗肾气,损伤肾阳,肾阳受损,气化无力而湿蕴血瘀内生,精液难化。临床可见由于嗜食辛辣醇酒厚味(如体胖之人)、久坐憋尿(如临床医生和司机)而致湿热内生,湿热下注,经络阻滞。湿为阴邪,其性重浊,黏滞难化,热为阳邪,易伤阴液,精液熏浊,则精液黏稠难化。故肾虚瘀浊互阻为精液不液化主要病机。临床宗辨证辨病相结合,分三型论治:

1. 阳虚瘀浊,精液不化　本型患者除精液黏稠不液化外,往往伴有弱精,阴茎勃起不坚硬,甚而阳痿、早泄。患者自述腰膝酸软,畏寒肢冷,体倦神疲,阴囊潮湿发凉,小便清长,或见精索静脉曲张(轻中度)。诊脉沉迟,舌淡胖,舌根脉络青紫,舌苔薄白。

治疗宜温肾化浊,祛瘀通络。

经验方(益肾液化汤)

熟地黄10g　白芍10g　　枸杞子15g　韭菜子10g

淫羊藿10g　鹿角镑10g　　鱼鳔6g　　丹参10g

水蛭6g　　王不留行30g　浙贝母10g　生山楂15g

生麦芽30g　炙甘草10g

方中淫羊藿、韭菜子、鹿角镑皆为性温归肾经之药,补肾壮阳。鹿角镑乃血肉有情之品,且存益精之功。熟地黄、白芍为滋阴养血、生精补髓要药,且有柔肝平肝之功。肝肾同源,精血互化。枸杞子、甘草滋补肝肾之阴,乃阴中求阳,阴阳互补。鱼鳔又名鱼肚,为石首鱼科大黄鱼、小黄鱼的鱼鳔干燥而成,味甘性平,有补肾固精之功。现代药理研究证实鱼鳔有促进精囊分泌果糖、提高人体免疫力的作用。丹参、王不留行、水蛭皆入血分,疏通血脉,消散瘀血。"久病入络,肾虚多瘀"。特选用水蛭,其善入血分,破血力宏,可改善血脉瘀滞。现代药理研究显示水蛭含有液化酶,可促进前列腺液液化。浙贝母一味,化痰散结,古人认为"髓、脑、涕、唾、精、气、血液同出一源,而随机感应,故凝之则为败痰(泰定养生主论)"。生麦芽、生山楂酸甘化阴,具有升散、升发、升清之力以促精液液化。若伴阴茎勃起不坚硬,可加蜈蚣、紫霄花以通络振痿,若伴早泄加沙苑子、金樱子以固肾涩精。

2. 痰浊瘀阻,精液不液化　多见于形体肥胖之人,精液黏稠24小时不液化,睾丸潮湿,四肢困重,胸闷泛恶,口吐痰涎,头目眩晕,心悸乏力，动则加重。诊脉弦，口中黏涩，舌淡红，苔白腻。

治疗宜滋肾祛痰，化湿通络。

经验方：知母10g　　黄柏10g　　肉桂6g　　　法半夏10g
　　　　　陈皮10g　　茯苓10g　　生薏苡仁30g　苍术10g
　　　　　龙胆草10g　浙贝母10g　生麦芽30g　　水蛭3g
　　　　　枳实10g　　昆布10g　　川牛膝6g

本方由滋肾丸、温胆汤、四妙丸化裁加龙胆草、浙贝母、水蛭、昆布、生麦芽以祛痰浊通瘀滞。伴少精、弱精者，加鱼鳔6g，蛇床子10g，菟丝子10g，熟地黄10g。

3. 阴虚火旺，精液不液化　症见头晕耳鸣，腰酸腿软，五心烦热，遗精，口干津少，健忘不寐，大便干结，小便黄，舌红苔少，诊脉细弦数。

治宜滋阴清热，益肾化浊。

经验方：生地黄10g　熟地黄10g　赤芍10g　　白芍10g
　　　　　玄参15g　　知母12g　　山萸肉15g　枸杞子15g
　　　　　天花粉20g　败酱草30g　生薏苡仁30g　山药30g
　　　　　水蛭3g　　鱼鳔6g　　生麦芽30g　　生山楂15g
　　　　　炙甘草10g

方中熟地黄、山萸肉、枸杞子滋补肾阴以养血；知母滋阴清下焦湿热；生地黄、白芍、玄参养阴增液以清瘀热。败酱草苦寒，清热解毒，生薏苡仁、山药健脾益肾运化湿浊。天花粉甘酸生津，且有消肿排脓之效。生山楂、生麦芽相伍取其酸甘化阴之意，借以酸化血液，且其中内含氨基酸、蛋白质、磷脂和糖类等营养物质，有益于改善生殖内环境，为精子提供所需能量。水蛭、赤芍活血化瘀，清除下焦瘀热。

精液不液化症因患前列腺炎者居多，水蛭走窜力强，能穿透前列腺筋膜以引药直达病所。现代药理研究显示水蛭内含有一种促液化酶分泌物质，鱼鳔为血肉有情之品，壮阳生精，取其阴阳互补之意。

顽固不液化症，在辨证基础上，加用糜蛋白酶可提高疗效（糜蛋白酶4 000单位 + 0.9%氯化钠2ml，每周2次，肌内注射）。

（四）精液异常男性不育症诊疗原则

治疗不育症要辨证辨病相结合，西医诊断，中医辨证，中药为主。

1．无证可辨者，要依据精液化验为根据（《WHO 人类精液检查与处理实验室手册》第 5 版）辨病治疗。

2．精浆异常与精子异常并见，以治疗精子异常为主。

3．精液化验中精液不液化与少精、弱精并见时，以提高精子质量为主。

精液由精浆和精子组成，对人类生殖繁衍起决定作用是精子与卵子的结合，精子虽然仅占射精量的 0.01%，但如果精子异常，不论精浆异常与否，都要重视精子异常。

精浆是由男性附属性腺生成的分泌物所组成的混合物，约占射精量的 95%。精浆担负输送精子，提供能源营养，调节缓冲介质，激发精子活动的作用。精浆异常表现为精液量过多、过少、黏稠不液化、脓精、血精等。精子异常表现为无精症，精子减少症、过多症，死精子症，弱精症，精子畸形。如果精液报告中仅有"精浆异常"，没有"精子异常"，说明精子已经适应了这种生殖道炎症的"内环境"，没有影响到精子数量、质量和形态。在治疗精液不液化中，用大量清热利湿解毒之品或大量抗生素，往往见到脓精、血精、精浆异常改变而出现精子异常，这样在促进精液液化的同时却杀伤了精子，可谓"舍本求末"。临床上每见不液化患者照样生儿育女。

在精子异常中，数量与质量（形态）异常的治疗以精子质量（形态）为主，精子的质量优劣，是能否与卵子结合的关键。通常情况下，即使精子数量 > 20×10^6/ml，如果精子质量异常，也是无助于孕育的。临床所见，只要不是精子质量异常，受孕机会依然很多。

精子质量（形态）与精子自身免疫异常的治疗以精子自身免疫为主。因为血清和精浆出现抗精子抗体阳性，结果可导致精子凝集，直接影响精子质量。

（刘惠杰　整理）

十五、产后多实，勿徒温补

产后诸疾，历来多以为虚，此论一统妇科，是为准绳，故凡遇产后之病，用温补者多。然于临床不察证候，一味温补，往往造成胶瘤顽疾。目前，临床所见产后体胖及高血压、高血脂、高血糖增高的患者甚是苦恼，临床治疗甚不理想，究其原因，缘于遵"产后多虚"之旨，责其峻补，贻害无穷。诚如清代徐灵胎所云："……世之庸医，误信产后宜温之说，不论病症，皆以辛热之药戕其阴，而益其火，无不立毙。"

"产后多虚"是中医妇科治疗产后病的重要学术观点，源于张仲景，历代相传，加以演绎，产后温补气血以救其虚。然而随着时代变迁，社会的发展，生活的改善，医疗技术的提高，临床观察，详加辨证辨病，结合因人因时因地制宜，产后多实，虚证鲜见。

首先，当今妇女的社会地位和家庭地位普遍提高，一旦怀孕则被视为家庭重点保护对象，美味佳肴，膏甘厚味，与日俱增，而体力劳动逐日减轻，故孕期营养不良，体质虚弱实属少见。其二，由于医学的发展，现代助产术代替了旧法接生，扭转了因产程过长所造成的体力消耗，失血相对减少，偶见失血稍多，可以迅速输血补液以纠正失血。其三，实行计划生育，一胎率增多，分娩又都处在年轻力壮时期，克服了因产育频繁所造成的脏腑、经络气血亏损。其四，产后营养大大改善，恣食鸡、鸭、鱼、肉、禽、蛋、糖果，兼参茸冬草补剂。此外，产后稍患小疾，亦行温补。

综上所述，产后诸病，纯属虚证者少，实证者则屡见不鲜。临床审证关键在于舌诊。如患者出现一派虚证，而舌呈实象，应以实证论治，其收效甚佳。试举一例：

患者刘某，24岁，1981年仲夏就诊。自述一个月前顺产一男婴，产乳期求快贪凉，复又凉水拭身，致寒湿客入，继而腰膝关节疼痛，痛势日增，步履维艰。其夫搀扶就诊，望之痛苦面容，形体肥胖，腰及关节酸痛，遇寒加重，入夜尤甚，乳足便和纳馨，诊脉弦细。惟舌红苔黄根厚。余思之，患者产后感受寒湿之邪，临证一派寒痹之征，本宜祛寒温经通络，化湿止痛为治，然舌苔呈湿热之象，体呈湿热内蕴之质，此乃证之真谛。尤在泾《金匮翼》曰："脏腑经络，先有蓄热，而复受风寒湿邪客之，热为寒郁，气不得通，久之寒亦化热，则顽痹燔然而闷也。"患者胎前产后皆食膏粱之品，故形体肥胖，实属湿热内蕴之质。产后寒湿客体，蕴而化热也。其证实属湿热阻滞经络之热痹，予以清热宣痹通络调之。5剂症减，药中肯綮，守方5剂病差。疏方：黄柏10g，知母10g，苍术10g，双花藤15g，当归10g，生地黄20g，淫羊藿6g，鸡血藤15g，海风藤15g，防风10g，防己10g，生薏苡仁20g，秦艽10g，生甘草10g。

【第三篇】

于增瑞临床验案与点评

妇科疾病

一、经行腹痛

验案1：纪某，女，43岁，2016年7月6日初诊。

【初诊】 患者产后经至腹痛，业已20年，逐渐加重。近两月加重，月事周期尚可，LMP14/6，带经4天，经至少腹剧痛，伴恶心，少腹畏寒发凉。饮食正常，夜寐安，二便调。脉弦，舌淡红，边有齿痕，苔薄白。2016年4月14日北京某医院B超示：子宫大小8.0cm×7.5cm×5.8cm，内膜0.7cm，基层回声欠均。左卵巢3.6cm×2.1cm，右卵巢3.1cm×1.8cm，提示子宫腺肌症。

西医诊断：原发性痛经

中医诊断：经行腹痛

辨　　证：肾虚血瘀，冲任虚寒

辨证分析：肝郁气滞，瘀滞冲任、寒客冲任，气血运行不畅，行经时气血下注冲任，胞脉气血更加壅滞，"不通则痛"，故经行少腹疼痛；冲任气滞血瘀，故经量少，经色紫暗有块；肝气郁滞，故经前乳房胀痛；经至少腹冷痛，为寒客冲任之象。

治法：疏肝祛瘀暖宫

处方：柴胡10g　　青皮10g　　郁金10g　　石菖蒲10g

　　　丹参15g　　淫羊藿10g　肉苁蓉10g　川芎10g

　　　桂枝10g　　牡丹皮10g　桃仁10g　　香附10g

　　　艾叶10g　　炮姜10g　　鹿角霜10g　红花10g

　　　刘寄奴10g　益母草15g　炒白芍15g　炙甘草10g

7 剂，水煎服。

【二诊】 2016 年 7 月 20 日。病史同前，痛经痼疾，LMP10/7，带经 4 天，经量多，经至腹部胀痛减轻，经中血块较前减少，经至腰部酸痛，无少腹冷。双侧脉沉细，左关脉弱，舌质暗，边有齿痕，苔薄白。以温肾祛瘀调经为法。

处方：紫石英 30g 　肉苁蓉 10g 　淫羊藿 10g 　菟丝子 15g

　　　覆盆子 15g 　仙茅 6g 　　熟地黄 10g 　当归 10g

　　　丹参 15g 　　青皮 10g 　　桂枝 10g 　　鸡血藤 15g

　　　小茴香 10g 　香附 10g 　　鹿角霜 10g 　川芎 6g

　　　炒白芍 10g 　炙甘草 10g

7 剂，水煎服。

【三诊】 2016 年 7 月 27 日。痛经痼疾业已 20 年（子宫腺肌症）。LMP10/7。双侧脉弦，舌质红，苔薄白腻。治以疏肝祛瘀暖宫。

处方：柴胡 10g 　　赤白芍各 10g 　青皮 10g 　　郁金 10g

　　　当归 10g 　　熟地黄 10g 　　川芎 10g 　　桂枝 10g

　　　丹参 15g 　　王不留行 30g 　牡丹皮 10g 　刘寄奴 15g

　　　炮姜 10g 　　红花 10g 　　　香附 10g 　　淫羊藿 10g

　　　桃仁 10g 　　炙甘草 10g

7 剂，水煎服。

【四诊】 2016 年 8 月 3 日。痛经痼疾，LMP2/8，值经期，自述此次腹痛较前减轻，经量中等偏少。双侧脉弦，舌淡，苔薄白黄。治法：疏肝温肾，祛瘀调冲。

处方：柴胡 10g 　　青皮 10g 　　郁金 10g 　　丹参 15g

　　　香附 10g 　　淫羊藿 10g 　肉桂 6g 　　　红花 10g

　　　桂枝 10g 　　炮姜 10g 　　当归 10g 　　川芎 10g

　　　元胡 10g 　　鸡血藤 15g 　胡芦巴 10g 　炒白芍 15g

　　　炙甘草 10g

5 剂，水煎服。

【五诊】 2016 年 8 月 8 日。痛经痼疾，月经第 6 天。双侧脉弦，舌淡，苔白。四诊方加肉苁蓉 10g、小茴香 10g、葛根 10g、桃仁 10g，

7剂，水煎服。

【六诊】 2016年8月24日。痛经痼疾，月经未至。双侧脉弦，舌质暗，苔薄白。治法：疏肝益肾祛瘀调经。

处方：柴胡10g　　赤白芍各10g　　鸡血藤15g　　当归10g

熟地黄10g　　川芎10g　　　　郁金10g　　　牡丹皮10g

淫羊藿10g　　青皮10g　　　　王不留行30g　桂枝10g

益母草15g　　川牛膝15g　　　丹参15g　　　香附10g

炙甘草10g

7剂，水煎服。

【七诊】 2016年8月31日。经至腹痛痼疾，LMP29/8，带经3天，经量较前增加，经中夹有血块。此次痛经较前减轻，未服止痛片。双侧脉弦，舌质红，苔薄白。治法：疏肝祛瘀暖宫法。

处方：柴胡10g　　赤白芍各10g　　鸡血藤15g　　当归10g

丹参15g　　　川芎10g　　　　郁金10g　　　香附10g

小茴香10g　　艾叶10g　　　　淫羊藿10g　　胡芦巴10g

熟地黄10g　　炮姜10g　　　　益母草10g　　炙甘草10g

7剂，水煎服。

按语：痛经的发生与冲任、胞宫的周期性生理变化密切相关。值经期前后冲任二脉气血的生理变化急骤，主要病机在于明辨虚实。精血素亏；脾胃虚弱，化源不足，经期冲任、胞宫失于濡养，"不荣则痛"。肝郁气滞；感受寒邪，寒客冲任气血凝滞不畅；感受湿热，湿热与血搏结，致瘀阻冲任，气血凝滞不畅；经前经期气血下注冲任，胞脉气血更加壅滞，"不通则痛"，故使痛经发作。子宫内膜异位症系宿瘀内结，凝滞胞宫，是以经血虽下，疼痛不减，故即使经行过多如注，在治法上仍当活血化瘀，从实证论治。如按常规辨证处理，用止血定痛之剂，则宿瘀未消，瘀血留滞，非但达不到止痛目的，相反出血也越止越多，所谓瘀血不去，新血不生，血不归经。

本例患者经至腹痛，月事周期尚可，LMP14/6，带经4天，少腹剧痛，伴恶心，少腹畏寒发凉。脉弦，舌淡红，边有齿痕，苔薄白；曾诊断为子宫内膜异位症。辨证为肾虚血瘀，冲任虚寒。初诊时患者值月经前期，老师用青附柴金丹合温经汤加减治疗。方中青皮疏肝破气，散结消坚止痛；香附疏肝解郁，故为"气病之总司，女科之主帅"；柴胡疏肝解郁，行气活血；郁金行气解郁，活血止痛；丹参凉血活血通经；以上5味药共奏理气疏肝活血化瘀之效。桂枝温通血脉；川芎活血祛瘀，养血调经；桃仁活血祛瘀；炒白芍缓急止痛；牡丹皮活血散瘀清血分虚热。另淫羊藿、肉苁蓉、鹿角霜温补肾阳；艾叶、炮姜温经散寒；石菖蒲化湿通窍；红花活血化瘀；益母草活血祛瘀，利尿消肿；刘寄奴活血通经，散瘀止痛；炙甘草调补中气，调和诸药。二诊患者值排卵期，老师给予温肾祛瘀调经法。方用紫石英温肾祛寒；肉苁蓉、淫羊藿、仙茅、鹿角霜温补肾阳；菟丝子、覆盆子平补肝肾，益肾固精；熟地黄养血滋阴，补精益髓；青皮、香附疏肝理气；鸡血藤、丹参、川芎、当归活血通经；小茴香理气祛寒止痛；桂枝温通经脉；炒白芍缓急止痛；炙甘草调中益气；其中熟地黄、当归、白芍、川芎为四物汤，功能补气养血，调益荣卫。三诊患者值黄体期。老师给予疏肝祛瘀暖宫法。方用青附柴金丹合桂枝茯苓丸合四物汤加减。方中青附柴金丹理气疏肝活血化瘀。桂枝茯苓丸活血化瘀，缓消癥块。四物汤益气养血。另淫羊藿温补肾阳；炮姜温经散寒；红花活血化瘀；刘寄奴活血通经，散瘀止痛；王不留行活血通经利尿；炙甘草调补中气，调和诸药。四诊患者值排卵期，老师给予疏肝温肾，祛瘀调冲法。选用青附柴金丹加减治疗。青附柴金丹理气疏肝，活血化瘀；淫羊藿、胡芦巴温补肾阳；桂枝温阳通络；红花活血化瘀；鸡血藤活血通经；川芎活血理气，通经活络；炮姜温经散寒；元胡活血行气止痛；炒白芍缓急止痛；肉桂散寒止痛，补火助阳，温通经脉。炙甘草调补中气，调和诸药。全方共奏疏肝温肾，祛瘀调冲之功。五诊患者值经后期，加用肉苁蓉补肾阳，小茴香温经止痛，葛根调理冲任，桃仁活血化瘀。六诊值月经前期，给予疏肝益肾，祛瘀调冲法，方用青附柴金丹加减。方中川牛膝补肾活血，引血下行。七诊值经期。仍用疏肝祛瘀调冲法治疗。患者前后治疗3个月经周期，经至腹痛症状明显减轻，经量明显增加。

老师点评：痛经诊断标准为"妇女在经期或经前后（1周以内）出现周期性下腹疼痛，伴有其他不适，以致影响工作及生活者可诊断为痛

经。"(《中药治疗痛经的临床研究指导原则》)

青附柴金丹为治疗痛经基础方。临床可加减化裁。气滞血瘀者可合逍遥散，寒湿凝滞者可合少腹逐瘀汤（小茴香，干姜，元胡，没药，川芎，肉桂，赤芍，五灵脂，蒲黄，当归）；湿热瘀阻者可合清热调血汤（《古今医鉴》：当归，川芎，白芍，生地黄，黄连，香附，桃仁，红花，元胡，牡丹皮，莪术）；气血虚弱者合十全大补汤（《太平惠民和剂局方》：人参，肉桂，川芎，熟地黄，茯苓，白术，炙甘草，炙黄芪，当归，白芍）；肝肾亏损者合一贯煎（《柳州医话》：沙参，麦冬，生地黄，当归，枸杞子，川楝子）。

（张志欣　整理）

验案 2：于某，女，22 岁，2011 年 9 月 2 日初诊。

【初诊】　患者诉经行腹痛 7 年。平素月经较规律，15 岁初潮，量中，色暗，有血块，小腹胀痛拒按，较剧烈，伴恶心呕吐，头晕烦躁，经前乳胀明显，末次月经：2011 年 8 月 17 日。患者经行第 1～2 天下腹痛明显，需服用止痛药，纳卧便常。舌质暗红，有瘀斑，舌苔薄白，诊脉弦细。

西医诊断：原发性痛经

中医诊断：痛经、经行腹痛

辨　　证：气滞血瘀

辨证分析：患者平素性情急躁，肝郁气滞，瘀滞冲任，气血运行不畅，不通则痛，故经行小腹胀痛拒按，色暗有血块，肝气瘀滞，故见经前乳房胀痛。舌暗有瘀斑，脉弦细，为气滞血瘀之征。

治法：疏肝理气，化瘀止痛

处方：柴胡 10g　　青皮 10g　　香附 15g　　丹参 15g

　　　郁金 12g　　当归 10g　　元胡 10g　　川楝子 10g

　　　益母草 15g　胡芦巴 10g　小茴香 10g　甘草 10g

7 剂，水煎服，日 1 剂。

【二诊】　2011 年 9 月 9 日。患者无不适主诉，查舌质暗，小瘀斑较前变淡，舌苔薄白，诊脉弦细，守前方加淫羊藿 10g，乌药 10g，继服 7 剂。

【三诊】　2011 年 9 月 23 日。患者于 9 月 16 日月经来潮，自觉下腹痛较前减轻，未服止痛药，后连续服用两个月经周期，嘱其保持心情舒畅,后追访,月经正常,行经时,无腹痛症状。

按语:原发性痛经是指妇女经期或经行前后,小腹疼痛,痛及腰骶,甚则昏厥,呈周期性发作,常发生在初潮或初潮不久,多见于未婚或婚后不孕女子,其发病原因比较复杂,无论是气滞血瘀还是气血虚弱,肝肾亏损,其主要原因是气血运行不畅或气血亏虚,导致"不通则痛",或者"不荣则痛",老师运用青附柴金丹加减化裁,每获良效。方中青皮、香附、柴胡、郁金疏肝理气,丹参活血化瘀,胡芦巴、小茴香暖宫散寒,元胡气温无毒,可治疗一切因血作痛之证。

老师点评:整理书写临床医案宜规范,理法方药丝丝入扣,即使因临床繁忙,证有疏漏,必宜以药测证,整理一份完善病例。临床体会药宗"学经典,做临床"之旨,除病机分析外,还要进行药物重点分析,以总结老师临床用药点滴经验。女人以"肝为先天,以血为本",故妇人痛经皆关于肝之疏泄,调理肝血。"青附柴金丹"为治疗痛经基本方,临床可加减化裁运用。

(陈海荣 整理)

验案 3:刘某,女,48 岁,2017 年 5 月 26 日初诊。

【初诊】 患者主诉经至腹痛 4 年余,月事近期量少,经至少腹疼痛,目前带经期中,末次月经 2017 年 5 月 15 日,已逾 10 日,月事淋漓未净,经量多,少腹发凉,贫血,头晕乏力,气短,纳可,便秘。舌质暗红,苔薄白,边有齿痕,脉沉而涩。既往史孕 4 产 1,末次分娩 1989 年。

西医诊断:原发性痛经

中医诊断:经行腹痛

辨　　证:肝郁肾虚血瘀

辨证分析:患者年逾四十,肝肾渐亏,肾是天癸之源,冲任之本,也是产生月经的根本。肝肾亏虚,阴血亏耗,血海不宁,经血不能循其常度,气血运行失其调达则瘀血阻滞胞脉,以致痛经。

治法:滋肝肾,固冲任

处方:
女贞子 15g	墨旱莲 15g	枸杞子 15g	山萸肉 10g
白芍 10g	阿胶 15g(烊化)	熟地黄 10g	当归 10g
炒白术 10g	炙黄芪 30g	椿根皮 10g	茜草炭 10g

海螵蛸30g　丹参15g　　　　炙甘草10g

7剂，水煎服，日1剂。

【二诊】　2017年6月2日。药后痛减，自述月经淋漓半月余，刻下血净，舌暗苔白，脉沉而涩。治法：滋肝肾，益气血，调冲任。

处方：当归10g　　熟地黄10g　白芍10g　　　　女贞子15g

枸杞子15g　山萸肉10g　阿胶15g（烊化）　炙黄芪30g

炒白术10g　山药30g　　党参15g　　　　覆盆子15g

炙甘草10g　牡丹皮10g

7剂，水煎服，日1剂。

【三诊】　2017年6月9日。病史如前，刻下月经未至。治法：疏肝益肾调冲。

处方：柴胡10g　　青皮10g　　香附10g　　郁金10g

当归10g　　熟地黄10g　淫羊藿10g　丹参15g

益母草15g　川牛膝10g　何首乌10g　小茴香10g

女贞子15g　炙甘草10g　炮姜10g

7剂，水煎服，日1剂。

【四诊】　2017年6月16日。病史如前，末次月经2017年6月12日，值经期，诉经期腹痛明显减轻，脉沉而细，舌暗苔白。治法：益肝肾，固冲任。

处方：墨旱莲15g　　女贞子15g　　白芍10g　　熟地黄10g

枸杞子10g　　覆盆子10g　　山萸肉10g　丹参15g

阿胶15g（烊化）　三七粉3g（冲服）　　　炙黄芪30g

当归10g　　炒白术10g　　炙甘草10g　香附10g

7剂，水煎服，日1剂。

按语：本病例，老师在治疗痛经时未按照以往传统的治疗思路——疏肝理气，来统摄治疗，而是根据月经周期的变化来调理月经——"调经止痛"。考虑这与患者的年龄和病机有关，患者处于围绝经期，因肝肾渐亏而导致冲任不固，兼有肝郁气滞，故治疗时以滋补肝肾为主，以疏肝理气为辅，根据月经周期变化以适时温阳、滋阴、疏肝、化瘀通经。初诊之方以二至丸（墨旱莲、女贞子）合六味地黄丸（含山萸肉、牡丹皮、熟地黄)及四乌贼骨一藘茹丸、当归补血汤加减化裁。法中存方,方中有法。二至丸及六味地黄丸滋补肝肾,四乌贼骨一藘茹丸化瘀止血,调经止漏。重用黄芪,其性补兼升,妇人崩漏则伤血,血伤则气无所附,用黄芪补气以摄血,又能升其下陷之阴血。山萸肉、白芍皆味酸性收敛,山萸肉因得木气最厚,收涩之中兼具调畅之性,又能通利九窍,流通血脉;白芍敛阴和营,养血柔肝;二药补肝体而助肝用,通涩相宜。"一味丹参散,功同四物汤",以养血祛瘀;白术健脾胃,益中州以摄血。椿根皮、茜草炭以清热止血。全方可谓肝、脾、肾同调,滋水以清热,水足而热消,热去而血自安。患者痛经合并崩漏,故治疗未按照一般治疗痛经的方法给予"疏肝理气通经"的思路治疗,而是治病求本,治疗其"漏下"为重,以滋肾清热化瘀为主,先治其"漏",后再思其痛。

二诊时患者处于经后期,治疗以滋肝肾、益气血为主。方以四物汤(含当归、熟地黄、白芍)及当归补血汤(当归、黄芪)益气养血;六味地黄丸(含山萸肉、山药、牡丹皮、熟地黄)以滋补肝肾,加枸杞子、阿胶、覆盆子以益肾滋水养血,党参以益气。全方共奏滋肝肾、益气血、调冲任之功。

三诊时,采用老师常用经验方"青附柴金丹"以疏肝理气,以四物汤以养血和血,加小茴香、炮姜以温经止痛。以淫羊藿、何首乌、女贞子以滋阴温肾,加益母草、川牛膝以活血通经。炙甘草调补中气,调和诸药。全方共奏疏肝益肾调冲之功。

四诊时患者值经期,经期疼痛较前明显减轻,考虑服药期间大部分时间为经后期,故以滋肝肾为主,以固摄冲任,防止月经淋漓。方以四物汤(含当归、熟地黄、白芍)合二至丸(墨旱莲、女贞子)及当归补血汤(当归、黄芪)合阿胶以养血滋阴,加枸杞子、覆盆子、山萸肉以滋补肝肾。加三七、丹参以活血化瘀,炒白术以健运中州,香附以行气理气,炙甘草调补中气,调和诸药。全方共奏益肝肾、调冲任之功。

老师点评:本例为痛经痼疾伴带经期长,故初诊予"滋肝肾,固冲任"为治。血净再予疏肝温肾祛瘀调经。可谓是急则治其标之法则也。

(刘惠杰 整理)

二、月经后期

验案 1：路某，女，28 岁，2010 年 4 月 12 日初诊。

【初诊】 患者自诉月经后错 3 月余，既往孕 3 产 1，平素性情急躁，末次月经为 2 月 25 日，量少，带经 3 天，可见少许血块，伴有少腹疼痛。刻下黄白带多，腰酸乏力，一周前查尿 HCG 阴性，纳食可，眠差多梦，二便调。诊脉弦细，舌红苔薄白。

西医诊断：月经失调

中医诊断：月经后期

辨　　证：肝郁肾虚，冲任失调

辨证分析：肾为先天之本，主生殖，该患者虽较年轻，但却怀孕 3 次，大产 1 次。孕产过频过多，则耗伤气血，损伤肝肾及冲任，故见月经后延、量少、腰酸乏力、脉细。水不涵木，肝火偏亢，则着急易怒、失眠多梦；肝气失于疏泄条达，气机不畅而血行瘀滞，故经中夹有血块。

治法：疏肝益肾通经

方药：益肾通经汤加减

柴胡 10g	赤芍 10g	白芍 10g	鸡血藤 15g
枸杞子 15g	菟丝子 15g	女贞子 15g	山萸肉 10g
红花 10g	桃仁 10g	香附 10g	紫河车粉 6g（冲服）
益母草 15g	川牛膝 15g	当归 10g	熟地黄 10g

7 剂，水煎服。

【二诊】 2010 年 4 月 19 日。诉药后第 4 天经至，量中等，夹有少量血块。诊脉弦细，舌红苔薄白，予以益肾养血法。

处方：炙黄芪 30g	当归 10g	党参 15g	熟地黄 10g
女贞子 15g	枸杞子 15g	菟丝子 15g	香附 10g
紫河车粉 6g（冲服）	山药 30g	山萸肉 10g	益母草 15g
甘草 10g	青皮 10g		

7 剂，水煎服。

按语：老师认为，月经后期虽有虚实之分，但以虚为主，肾虚血亏，冲任不调是其主要病机。因为月经是通过肾气 - 天癸 - 冲任 - 胞宫轴来调节的，其中任何一个环节出现异常，都会导致月经失调，而肾在其中的作用尤为重要。《素问·上古天真论》中说："女子七岁肾气盛，齿更发长；二七而天癸至，任脉通，太冲脉盛，月事以时下，故有子……"可见肾是人体生命的根本，主宰着"肾气—天癸—冲任—胞宫"之间的协调，而且肾精是月经产生的原动力，有"经水出诸肾"之说。故调理月经的根本在于补肾，通过益肾养血使得肾气充足，精血旺盛，则月经自然通调，即所谓"水满自溢"。同时，妇人以肝为先天，肝藏血主疏泄，具有储藏血液、调节血量和疏泄气机的作用。对于肝气郁结的患者采用疏肝之法，往往能取得事半功倍的效果，故曰"调经肝为先，肝调经自和"。肝气得疏，肾气得补，气机调畅，气得以行，血得以养，冲任调和，经水自有定期矣。

针对上述病机辨证，老师常使用疏肝益肾、调补冲任法来治疗肝郁肾虚型月经后错，并自拟一方：柴胡 10g，赤白芍各 10g，鸡血藤 15g，女贞子 15g，枸杞子 15g，山萸肉 10g，菟丝子 15g，丹参 15g，紫河车 6g，川牛膝 15g，益母草 15g，当归 10g，熟地黄 10g。方中熟地黄、山萸肉、枸杞子、菟丝子、女贞子补肝肾之阴而益精血，为月经提供物质基础；当归、白芍、鸡血藤补血养血、疏通经络；紫河车性温味甘咸，为血肉有情之品，具补肾益精，益气养血之功；丹参、川牛膝、益母草活血调经。形体肥胖或多毛，佐以化痰散结之品如半夏、白芥子等以祛痰除湿通络；性情抑郁易怒者，加香附、川楝子疏肝泻肝之品；子宫偏寒者佐以暖宫散寒之品如紫石英、淫羊藿、巴戟天等。服用 2 周无效者，建议行妇科 B 超检查，观察子宫内膜的厚度。如果内膜厚度在 3～5mm，可继续用上方加减。如果内膜厚度在 8mm 以上，则加用破血的药物，促进瘀血的排出，常用药物有桃仁、红花、三棱、莪术、刘寄奴、五灵脂等，选用一二个即可。

该案表现为月经后错，既往怀孕 3 次、大产 1 次，平素月经量少、腰酸乏力、急躁易怒，结合舌脉，辨证为肝郁肾虚，冲任失调，故应用上述经验方加减疏肝益肾、调补冲任，辨证施药，药证合拍，故月经得以下行。

老师点评：《傅青主女科》曰："经本于肾"，"经水出诸肾"。女子以肝为先天，以血为本，而精血同源，故冲任血虚、血海不能充盈而溢，故月经后期或稀发或闭经。从病因病机方面来说，临床上有肾虚肝郁、肾虚血瘀、肾虚脾虚痰湿、肾虚痰瘀互结等之分，不可一味破血攻伐，但可通补结合，在基本方上加一二味通经药，如益母草、川牛膝、五灵脂等。

（聂锦坤　整理）

验案2：陈某，女，39岁，2016年12月30日初诊。

【初诊】 患者自述月经后愆半年余，欲生二孩。末次月经2016年10月2日，带经8天，经量少（服黄体酮而来），带下不多，舌红苔薄，脉弦而细。既往史：孕1产1。

西医诊断：月经不调

中医诊断：月经后愆

辨　　证：肾虚肝郁

辨证分析：患者月经后错，量少而腹痛，诊脉弦细，质红苔白，思之为肾虚肝郁。经水出诸肾，肝藏血，主疏泄，肝肾不足，冲任虚损则经血乏源而逾期未至，故月经后愆而经量偏少。

治法：益肾疏肝调冲

处方：柴胡10g　　赤芍10g　　白芍10g　　鸡血藤15g

　　　当归10g　　熟地黄10g　丹参15g　　女贞子15g

　　　枸杞子15g　覆盆子15g　川芎6g　　葛根10g

　　　香附10g　　蒲黄10g　　益母草15g　炙甘草10g

　　　　　7剂，水煎服，日1剂，并嘱八珍益母胶囊，中午服1次。

【二诊】 2017年1月6日，病史如前，月经后延2个月，带下不多，欲生二孩。治法：滋肝肾，通经血。并嘱八珍益母胶囊，中午服1次。

处方：当归10g　　熟地黄10g　白芍10g　　女贞子15g

　　　枸杞子15g　菟丝子15g　淫羊藿10g　葛根10g

　　　丹参15g　　酒苁蓉10g　益母草15g　川牛膝15g

　　　红花10g　　紫石英30g　刘寄奴15g　莪术10g

　　　炙甘草10g

　　　　　　　　　　　　　7剂，水煎服，日1剂。

【三诊】 2017年1月13日。病史如前，药后元月6日经至。带经8天，经量中等，经行腹痛。诊脉弦细，舌质薄白。治法：滋肾养血调冲。并嘱中午服坤泰胶囊1次。

处方：当归10g　熟地黄10g　白芍10g　　女贞子15g

　　　丹参15g　枸杞子15g　山萸肉10　　龟甲10g

　　　石斛10g　黄精10g　　酒苁蓉10g　淫羊藿10g

　　　香附10g　炙甘草10g

7剂，水煎服，日1剂。

【四诊】　2017年1月20日。病史如前，月经第13天，带下不多。诊脉弦细，舌质薄白。治法：温肾疏肝活血。并嘱中午服用乌鸡白凤丸1次。

处方：紫石英30g　酒苁蓉10g　淫羊藿10g　菟丝子15g

　　　当归10g　　熟地黄10g　川芎6g　　丹参15g

　　　覆盆子15g　续断10g　　茺蔚子10g　香附10g

　　　鹿角霜10g　炙甘草10g

7剂，水煎服，日1剂。

【五诊】　2017年1月27日。病史如前，月经第25天，带下不多。诊脉弦细，舌质薄白。治法：益肝肾，调冲任。并嘱中午服用乌鸡白凤丸1次。

处方：炙黄芪30g　当归10g　　党参15g　　熟地黄10g

　　　菟丝子15g　枸杞子15g　山萸肉10g　丹参15g

　　　炒白术10g　茯苓10g　　香附10g　　鸡血藤15g

　　　续断10g

7剂，水煎服，日1剂。

【六诊】　2017年2月6日。病史如前，月经未来。诊脉弦滑，舌红苔薄。查尿HCG（＋）。治法：益脾肾，安胎元。并嘱：孕期每日食用1袋牛奶、2个鸡蛋、3个核桃、5个大枣、10个花生。

处方：续断10g　　桑寄生15g　菟丝子15g　阿胶15g（烊化）

　　　炒白术10g　黄芩10g　　熟地黄30g　炙甘草10g

　　　陈皮10　　　党参15g

7剂，水煎服，日1剂。

按语：首诊处方以四物汤（当归、赤白芍、熟地黄、川芎）以养血和血；香附，李时珍称之为"气病之总司、女科之主帅"，为气中血药，合柴胡以疏肝理气。"一味丹参散，功同四物汤"，以丹参、鸡血藤、益母草以活血养血；方中蒲黄利小便，止血，消瘀血，久服轻身益气力（《神农本草经》），利水道，通经脉，止女子崩中（甄权）。蒲黄合益母草、鸡血藤共奏活血通经之功。女贞子、枸杞子、覆盆子、熟地黄滋补肝肾。肝肾渐虚，故经水延愆，滋肝肾，调冲任，佐以活血通经为法，水满自溢也，故未用大剂破血逐瘀以图速效。二诊时方以四物汤（含当归、白芍、熟地黄）以养血和血；枸杞子、菟丝子取五子衍宗丸之意，合女贞子以滋补肾阴；酒苁蓉、紫石英、淫羊藿以温补肾阳；葛根升阳。丹参、益母草、川牛膝、刘寄奴、红花、莪术以破血逐瘀，较前次增强逐瘀之力。炙甘草调和诸药。全方共奏滋阴养血，痛经活络之功。三诊时患者处于月经后期，法当滋肾固冲。处方以四物汤（含当归、白芍、熟地黄）合丹参以养血和血；合枸杞子、女贞子、龟甲、石斛、黄精以滋补肾阴，酒苁蓉、淫羊藿以温补肾阳。炙甘草调和诸药。共奏滋肾养血调冲之功。四诊时，患者服药时值排卵期，此期重阴转阳，当温肾疏肝活血为法。方以四物汤（含当归、川芎、熟地黄）合丹参以养血和血；香附、茺蔚子活血调经；菟丝子滋补肾阴；酒苁蓉、紫石英、淫羊藿、覆盆子、续断、鹿角霜以温补肾阳。炙甘草调和诸药。全方共奏温肾疏肝活血之功。五诊时患者是月经第 25 天，值黄体期（经前期），此期阴盛阳生，渐至重阳。此时阴阳俱盛，以备种子育胎，以调补肾脾为法。方以当归补血汤（当归、黄芪）以益气生血，合党参、炒白术、茯苓、炙甘草（四君子）以增强益气健脾之功。菟丝子、枸杞子、山萸肉滋补肾阴合续断以温补肾阳。香附为气病之总司，合鸡血藤、丹参以行气和血。全方共奏益肝肾、调冲任之功。六诊时方以寿胎丸之续断、菟丝子、桑寄生、阿胶加减化裁，胎在母腹，若善吸其母之气化，自无下坠之虞。且男女生育，皆赖肾脏作强。菟丝子能补肾，肾旺自能荫胎也。桑寄生能养血、强筋骨，大能使胎气强壮，故《神农本草经》载其能安胎。续断亦补肾之药。阿胶系驴皮所熬，最善伏藏血脉，滋阴补肾，故《神农本草经》亦载其能安胎也。党参、炒白术、陈皮、炙甘草以健补脾胃。黄芩为安胎良药。全方共奏益肾健脾安胎之功。

老师点评：这是一例调经（月经后愆）种子安胎较完整有效病历。其病机治疗宗"种子先调经，调经必补肾（经水出诸肾），补肾分阴阳，补肾益脾能安胎"。

本例经后期（卵泡期），佐用坤泰胶囊。卵泡期乃肾阴亏乏之期，故滋肾养血为治。考坤泰胶囊源出《伤寒论》名方——黄连阿胶汤化裁，由熟地黄、黄连、白芍、阿胶、黄芩、茯苓组成，具有滋阴养血，清热泻火，安神健脾，宁心安神功效。其中熟地黄为君，阿胶佐助熟地黄补血滋阴，二者可为卵泡生发奠定物质基础，改善子宫内膜纤维化，促进损伤内膜再生。据报道，全方具有良好的免疫调节功能，具有雌激素样作用。

（刘惠杰　整理）

三、经间期出血

验案：刘某，女，46岁，已婚，2017年10月6日初诊。

【初诊】　患者自述月经后十余日，阴道再次出血。LMP2/9，带经6天，16/9又阴道出血6天，量中等。平素带下不多。刻下烘热烦躁汗出，易怒，周身乏力，夜寐不宁，入睡困难，易醒，纳食正常。大便不成形，1～2次/天，夜尿4～5次/天。腰部酸痛。双侧脉濡缓，舌淡，苔黄厚。

西医诊断：排卵期出血

中医诊断：经间期出血

辨　　证：肝肾阴虚，冲任虚损

辨证分析：患者年近七七，天癸将竭，肾阴亏虚，阴虚内热，热伏冲任，于氤氲之时（排卵期），阳气内动，迫血妄行，以致出血。烘热、烦躁、易怒均为肝肾阴虚，虚火内动之症。

治法：滋肝肾，调冲任

处方：墨旱莲15g　女贞子15g　　山萸肉10g　枸杞子15g

　　　白芍10g　　当归10g　　　熟地黄10g　葛根10g

　　　覆盆子15g　龟甲10g（先煎）麦冬10g　　石斛10g

　　　北沙参10g　炙甘草10g

　　　　　　　　　　　　　　　　7剂，水煎服。

【二诊】　2017年10月13日。病史同前，LMP8/10，值经期，经量多，经至腰酸痛。双侧脉弦，舌质淡胖，苔白根厚。治法：滋肾养血调冲。

处方：当归10g　　熟地黄10g　　白芍10g　　　女贞子15g

枸杞子15g　　山萸肉10g　　龟甲10g（先煎）　沙参10g

墨旱莲15g　　麦冬10g　　　石斛10g　　　　炙甘草10g

炙黄芪30g　　玫瑰花10g

7剂，水煎服。

【三诊】 2017年10月20日。病史同前，仍有烘热汗出，乏力较前好转。双侧脉弦细，舌质红，苔薄白。二诊方去玫瑰花，加生牡蛎30g，葛根10g。7剂，水煎服。

按语： 本案为经间出血，本病前人没有定论。首先由国医大师夏桂成教授提出论证，后编入中医妇科教材，其概念为"月经周期基本正常，两次月经之间氤氲之时，发生周期出血，称为经间出血。"（《中医妇科学》第9版）。初诊时距上次阴道出血不足20天，老师为防止患者阴道再次因阴虚阳气内动破血妄行，遂用左归丸合二至丸加减治疗。左归丸出自《景岳全书》，主要功用为滋阴补肾，填精益髓。熟地黄、山萸肉、枸杞子、龟甲为左归丸主药。熟地黄补肾精，山萸肉养肝滋肾，枸杞子补肾益精，龟甲为血肉有情之品，峻补肾阴。二至丸出自《医方集解》，由女贞子、墨旱莲组成，具有补益肝肾、滋阴止血功效，常用于治疗肝肾阴虚所致月经过多。熟地黄、当归、白芍合四物汤之意，具有养血活血的作用。覆盆子滋补肝肾；石斛养胃生津，滋阴除热；北沙参滋阴补虚除热（金生水）；麦冬养阴生津，清心除烦；葛根解热生津，具有雌激素样作用。炙甘草补中气，调和诸药。二诊为月经第5天，经血量多，即将卵泡期，老师仍选用左归丸合四物汤合二至丸加减治疗以滋肾养血。在上方左归丸（熟地黄、山萸肉、枸杞子、龟甲为主药）、二至丸（女贞子、墨旱莲）合四物汤（含熟地黄、当归、白芍）的基础上，石斛养胃生津，滋阴除热；北沙参滋阴补虚除热；麦冬养阴生津，清心除烦。炙黄芪、当归为当归补血汤，具有补气养血作用。玫瑰花疏肝解郁。炙甘草调和诸药。本病病机为重阴必阳之时阴阳转化不协调，阴络易伤，损及冲任，血海固藏失职，血溢于外，故滋肾养血为其治法，察其兼症随症治之。

（张志欣　整理）

四、崩漏

验案 1：崔某，女，45 岁，2016 年 9 月 19 日初诊。

【初诊】　患者自述月经淋漓 3 月余，末次月经 8 月 10 日，淋漓至 9 月 6 日，9 月 15 日月经复来，夹有血块，伴有腰痛、腹痛。舌质淡红，苔白，脉沉滑。口唇紫暗。既往子宫肌瘤，曾行手术治疗。既往孕 3 产 1，末次分娩 1997 年，胎停育 1 次，流产 1 次。

西医诊断：月经不调

中医诊断：经期延长、崩漏

辨　　证：肝肾亏虚

辨证分析：患者年逾四十，"六七三阳脉衰"，肝肾亏虚，阴血亏耗，阴虚内热，热扰冲任，血海不宁，经血不能循其常度，气血运行失其调达则瘀血阻滞胞脉，以致经期延长，月经淋漓不断；瘀血阻滞则见口唇紫暗；血不归经，新血不生，气血不足则见乏力气短。

治法：滋肝肾，固冲任

处方：墨旱莲 15g　　女贞子 15g　　阿胶 15g　　　当归 10g
　　　熟地黄 10g　　白芍 10g　　　山萸肉 10g　　牡丹皮 10g
　　　生黄芪 30g　　茜草炭 10g　　乌梅 10g　　　甘草 10g
　　　地榆炭 10g　　海螵蛸 30g

　　　　　　　　　　　　　　　　　7 剂，水煎服，日 1 剂。

【二诊】　2016 年 11 月 23 日。病史如前，诉服药后 10 月 10 日来经，带经 3 天，11 月 7 日来经，带经 5 天。仍有乏力、气短，脉寸关滑，尺沉。舌质淡红，苔白。治法：滋肝肾，固冲任。嘱中午时服用人参养荣丸。

处方：当归 10g　　　熟地黄 10g　　白芍 10g　　　女贞子 15g
　　　枸杞子 15g　　覆盆子 15g　　阿胶 15g　　　山萸肉 10g
　　　炙黄芪 30g　　炒白术 10g　　菟丝子 30g　　甘草 10g
　　　醋香附 10g

　　　　　　　　　　　　　　　　　7 剂，水煎服，日 1 剂。

按语：初诊时处方采用二至丸（墨旱莲、女贞子）合四物汤加减化裁。方中墨旱莲、女贞子滋养肝肾而止血；阿胶、当归、熟地黄、白芍养血生血；生黄芪、当归益气养血；牡丹皮清热凉血、活血化瘀；茜草炭、地榆炭化瘀凉血止血，海螵蛸收敛止血；乌梅、甘草酸甘化阴。全方共奏滋补肝肾，调固冲任之功。二诊时，患者经期延长情况明显好转，故效不更方，仍以四物汤加阿胶养血和血；女贞子、枸杞子、覆盆子、山萸肉、菟丝子滋补肝肾；炙黄芪、当归益气养；香附疏肝理气。患者月经淋漓情况明显好转，故去掉上方中的收敛止血之品。以滋补肝肾、调固冲任为治疗大法。

老师点评：崩漏为妇科多发病、疑难病。是指月经周期、经期、经量出现严重紊乱，经血非时暴下或淋漓不尽者，"阴虚阳搏谓之崩"。临床观察，患者的年龄阶段是崩漏辨证的重要参考，所以可按青春期、育龄期、绝经期进行辨证论治（参考三期五法治崩漏）。在各期治疗中，祛瘀贯彻全程，以祛离经之血，瘀血不去，新血不生也。

本案方组除二至丸。四物汤外，尚有四乌贼骨一藘茹丸方。当归补血汤，可谓中医组方，法中存方，方中有法。从药物分析上看，四乌贼骨一藘茹丸化瘀止血，调经止崩。重用黄芪，其性补兼升，妇人崩漏则伤血，血伤则气无所附，用黄芪补气以摄血，又能升其下陷之阴血。山萸肉、白芍两药皆味酸性收敛，山萸肉因得木气最厚，收涩之中兼具条畅之性，又能通利九窍，流通血脉；白芍敛阴和营，养血柔肝，两药合用，补肝体而助肝用，通涩相宜。

（刘惠杰　整理）

验案2：王某，女，36岁，已婚，2017年1月13日初诊。

【初诊】　患者自述孕5月引产后至今月事淋漓（胎盘植入）3月余，曾在平谷区某医院诊治，近日仍月事淋漓，量多。腹胀，食后加重，二便调。既往孕4产1，药物流产2次，引产1次。

西医诊断：月经不调

中医诊断：崩漏

辨　　证：气虚血瘀

辨证分析："阴虚阳搏谓之崩"，肾虚是致崩漏之本，病变在冲任失去制约。冲任损伤，气血不摄，不能制约经血，使子宫藏泄失常则见月经淋漓不断；瘀血阻滞胞宫，不通则痛，故见小腹胀痛。

治法：益气养血，活血祛瘀

处方：生黄芪30g　　当归10g　　　川芎6g　　　　丹参15g

　　　泽兰10g　　　益母草15g　　王不留行30g　茜草炭10g

　　　香附10g　　　玫瑰花10g　　炙甘草10g

5剂，水煎服，日1剂。

【二诊】 2017年3月20日。病史如前，诉末次月经2月21日，带经5天，白带多，无明显经行腹痛，想要二孩，目前避孕。患者诉服药7天后，有较大血块流出后月经淋漓现象停止。近日患过敏性鼻炎，鼻涕时流。脉左寸关涩，右寸滑，关尺沉。舌质红，舌苔黄腻。治法：益肝肾调冲任。

处方：当归10g　　　熟地黄10g　　白芍10g　　　女贞子15g

　　　枸杞子15g　　覆盆子15g　　巴戟天10g　　何首乌10g

　　　淫羊藿10g　　续断10g　　　菟丝子15g　　炙黄芪30g

　　　香附10g　　　炙甘草10g

7剂，水煎服，日1剂。

按语：初诊时处方以当归补血汤（黄芪、当归）以益气养血，以川芎、香附、玫瑰花以行气活血；"祛瘀生新贯全程以除离经之血。瘀血不去，新血不生，但化瘀忌过于攻伐以防耗气伤血"，以丹参、泽兰、益母草、王不留行、茜草炭以活血祛瘀。炙甘草调和诸药。全方共奏益气养血，活血祛瘀之功。二诊时，方以四物汤（含当归、熟地黄、白芍）及当归补血汤以补血养血，以五子衍宗丸（含枸杞子、覆盆子、菟丝子）合二至丸（含女贞子）加何首乌、淫羊藿、巴戟天、续断以益肾填精，滋阴育阳；即四二五合方。加香附以行气活血。全方共奏益肝肾调冲任之功。

老师点评：这是一例血瘀气虚崩漏案，西医诊为胎盘植入，宗产后多瘀，久病多虚之旨，运用生化汤合当归补血汤进行化裁，而瘀去血净，其效较著，可谓瘀血不去、新血不生也，瘀去再予滋肝肾调冲任促孕育。

（刘惠杰　整理）

五、多囊卵巢综合征

验案1：柳某，女，28岁，2017年5月10日初诊。

【初诊】 患者自述结婚3年未避孕8月同居未孕。初潮12岁，经期4~7天/35天~3个月，经量中，色浅，经前乳房胀痛，经至腰痛，少腹冷。2014年结婚，孕1产0，胎停育1次。2017年2月6日平谷区某医院查：睾酮0.74ng/ml，催乳素7.12ng/ml，促卵泡激素5.93mIU/ml，黄体生成素25.62mIU/ml，孕酮0.55ng/ml，雌二醇88pg/ml。2017年4月9日超声检查：子宫5.0cm×3.6cm×3.3cm，内膜0.8cm，肌层回声均匀，左侧卵巢3.3cm×2.0cm，右侧卵巢3.1cm×2.2cm，双侧卵巢均见多个小无回声区，多囊卵巢综合征？刻下月经后错，LMP19/3，带经4天，经量中等偏少，经至腰痛。素日带下不多。饮食正常，夜寐安，二便调。双侧脉弦细，舌质暗红，苔薄白。

西医诊断：多囊卵巢综合征

中医诊断：不孕症；月经后愆

辨　　证：肾虚肝郁，痰瘀互阻

辨证分析：患者胎停育1次，求子不得，思虑过重，情志不遂，因气滞，形成瘀血，冲任不畅；肾气亏虚，冲任不足；脾失健运，痰湿内生，痰湿下注冲任，壅滞胞宫，气血运行缓慢，血海不能按时满溢，致月经后期。经前乳胀为肝郁气滞表现，经至腰酸为肾虚受寒。舌质暗红，苔薄白，为痰瘀表现。

治则：疏肝益肾祛瘀调冲

处方：柴胡10g　　赤白芍各10g　鸡血藤15g　女贞子15g

枸杞子15g　山萸肉10g　　巴戟天10g　何首乌10g

葛根10g　　淫羊藿10g　　知母10g　　白芥子10g

浙贝母10g　益母草15g　　川牛膝15g　刘寄奴15g

7剂，水煎服。

【二诊】 2017年5月17日。病史同前，月经后愆2个月未行，LMP19/3，时有掉发。曾服黄体酮。双侧脉弦细，舌质红，苔薄白。初诊方加莪术10g、香附10g，7剂，水煎服。

【三诊】 2017年5月26日。病史同前，PCOS。月经后愆2个月（LMP19/3）。刻下带下量多，乳房发胀，少腹冷，双侧脉弦细，舌质红，苔薄白。治法：疏肝益肾，化痰祛瘀。

处方：柴胡 10g　　赤白芍各 10g　　鸡血藤 15g　　熟地黄 10g

　　　鹿角霜 10g　　炮姜 10g　　　　白芥子 10g　　麻黄 6g

　　　淫羊藿 10g　　当归 10g　　　　浙贝母 10g　　知母 10g

　　　皂角刺 10g　　法半夏 10g　　　川牛膝 10g　　刘寄奴 10g

　　　炙甘草 10g

5 剂，水煎服。

【四诊】 2017 年 6 月 7 日。病史同前，PCOS。LMP5/6，值经期，经量少，淋漓不畅，经至腹痛。双侧脉弦，舌质红，苔薄白。治法：疏肝祛瘀。

处方：柴胡 10g　　赤白芍各 10g　　鸡血藤 15g　　当归 10g

　　　熟地黄 10g　　川芎 6g　　　　泽兰 10g　　　益母草 15g

　　　淫羊藿 10g　　皂角刺 10g　　　浙贝母 10g　　香附 10g

　　　川牛膝 10g　　炙甘草 10g

7 剂，水煎服。

【五诊】 2017 年 6 月 16 日。病史同前，LMP5/6，淋漓至今未净，经中夹有血块。双侧脉弦细，舌质红，苔薄白。治法：滋肝肾，固冲任。

处方：墨旱莲 15g　女贞子 15g　　枸杞子 15g　　山萸肉 10g

　　　白芍 10g　　　熟地黄 10g　　当归 10g　　　炒白术 10g

　　　炙黄芪 30g　　淫羊藿 10g　　阿胶 15（烊化）　续断 10g

　　　椿根皮 10g　　仙鹤草 15g　　炙甘草 10g

5 剂，水煎服。

【六诊】 2017 年 6 月 21 日。病史同前，月事淋漓至今未净，时而量多，腹不痛，乏力，四肢酸懒。双侧脉沉缓，舌质红，苔薄白。治则：益气滋肾固冲。

处方：炙黄芪 30g　　当归 10g　　　熟地黄 10g　　白芍 10g

　　　墨旱莲 15g　　女贞子 15g　　枸杞子 15g　　山萸肉 10g

　　　五味子 10g　　乌梅 10g　　　牡丹皮 10g　　僵蚕 10g

　　　阿胶 15（烊化）　海螵蛸 30g　茜草炭 10g　　炒白术 10g

　　　炙甘草 10g

5 剂，水煎服。

【七诊】 2017年6月28日。药后血量减少。双侧脉沉，舌淡，苔薄白。上方加桑叶10g，5剂，水煎服。

【八诊】 2017年7月5日。病史同前，药后血量减少而淋漓未净，腹不痛。双侧脉弦细，舌淡红，苔薄白。治法：滋肝肾，固冲任。

处方：墨旱莲15g　女贞子15g　　白芍10g　山萸肉10g

　　　枸杞子15g　阿胶15g（烊化）　乌梅10g　牡丹皮10g

　　　僵蚕10g　　炙黄芪30g　　　当归10g　炙甘草10g

　　　海螵蛸30g　茜草炭10g

7剂，水煎服。

【九诊】 2017年7月12日。病史同前，药后血净。双侧脉弦细，舌质淡，苔薄白。治法：滋肝肾，益气血，调冲任，佐以化痰祛瘀。

处方：当归10g　　熟地黄10g　白芍10g　　丹参15g

　　　女贞子15g　枸杞子15g　山萸肉10g　覆盆子15g

　　　淫羊藿10g　浙贝母10g　知母10g　　香附10g

　　　白芥子10g　炙甘草10g

7剂，水煎服。

【十诊】 2017年7月19日。病史同前，月事未至，双侧脉弦细，舌质淡红，苔薄白。上方加鸡血藤15g、益母草15g，7剂，水煎服。

【十一诊】 2017年7月27日。病史同前，PCOS。月事未至。双侧脉弦细，舌质红，苔白。治法：疏肝益肾调冲，佐以化痰。

处方：柴胡10g　　白芍10g　　鸡血藤15g　女贞子15g

　　　枸杞子15g　当归10g　　熟地黄10g　淫羊藿10g

　　　浙贝母10g　丹参15g　　白芥子10g　法半夏10g

　　　皂角刺10g　石菖蒲10g　木香10g　　炙甘草10g

7剂，水煎服。

【十二诊】 2017年8月2日。月经未至，带下不多，诊脉弦细，舌质红，苔薄白。上方去白芥子、木香，加川牛膝15g、香附10g，7剂，水煎服。

【十三诊】 2017年8月9日。病史同前月经未至。诊脉弦细，舌淡红，苔薄白。辅助检查：2017年8月8日查血HCG 761.5mIU/ml，孕酮19.56ng/ml。证属脾肾亏虚，胎元不固，治以益脾肾，养胎元为法。

处方：续断10g　　桑寄生15g　　菟丝子15g　　阿胶15g（烊化）

　　　　炒白术30g　　熟地黄30g　　黄芩10g　　　苎麻根10g

　　　　白芍10g　　　炙甘草10g

7剂，水煎服。

按语： 患者月经后愆，胎停育1次，激素水平异常（促卵泡激素5.93mIU/ml、黄体生成素25.62mIU/ml）。老师辨证为肾虚肝郁，痰瘀互阻，应用调周序贯法治疗。初诊时患者月经后错月余，老师考虑此时为月经前期，阴血不足，血海不能按时满溢而经至。故给予疏肝益肾，调补冲任治疗。选用柴胡疏肝，赤芍、鸡血藤活血养血；白芍滋肝阴；山萸肉、女贞子、枸杞子、何首乌补肾阴；淫羊藿、巴戟天补肾阳，取"阳中求阴"之意；葛根为阳明经药，有雌激素样作用；益母草活血通经利水；川牛膝引气血下行；刘寄奴活血化瘀；浙贝母化痰清热散结；白芥子祛痰散结通络；知母清热滋阴凉血。二诊月经未至，加用莪术破血祛瘀行气止痛，香附疏肝理气调经。三诊仍月经未至，症见乳房胀痛，少腹冷，带下多。老师考虑月经将至，选用疏肝益肾，化痰祛瘀法。方中柴胡疏肝，赤芍、鸡血藤、当归活血养血；白芍滋肝阴；淫羊藿、鹿角霜补肾阳；川牛膝引气血下行；刘寄奴活血化瘀；浙贝母化痰清热散结；白芥子祛痰散结通络；知母清热滋阴；法半夏燥湿化痰散结；皂角刺祛痰开窍通闭；炮姜暖宫散寒；麻黄温通气血，与熟地黄、炮姜、白芥子、鹿角霜取阳和汤之义。四诊：经服上药后经至。值经期，但经行不畅。老师予柴胡、香附疏肝；四物汤（含熟地黄、当归、白芍）养血活血滋阴；鸡血藤养血活血；赤芍活血祛瘀；川芎活血行气通经；泽兰、益母草活血通经利水；淫羊藿补肾阳；皂角刺祛痰开窍通闭；浙贝母化痰清热散结；川牛膝引血下行；炙甘草补中益气，调和诸药。五诊：月经淋漓不净10天，脉弦细，舌质红，苔薄白。老师考虑为卵泡期，选用滋肝肾，固冲任法。方中墨旱莲、女贞子、枸杞子、山萸肉补肝肾阴；白芍、当归、熟地黄取四物汤之意，补血养血滋阴；炒白术健脾补气；炙黄芪、当归为当归补血汤，大补气血；淫羊藿、续断温补肾阳，取"阳中求阴"之意；阿胶滋阴补血止血；仙鹤草养血止血；椿根皮清热止血；炙甘草补中气调和诸药。六诊：服上药后仍有少量阴道出血，老师考虑为虚不摄血，选用益气滋肾固冲法。仍用墨旱莲、女贞子、枸杞子、山萸肉补肝肾阴；白芍、当归、熟地黄取四物汤之意，补血养血；炒白术健脾补气；炙黄芪、当归为当归补血汤，大补气血；阿胶滋阴补血止血；牡丹皮凉血清热散瘀；五味子、乌梅收敛止血；茜草炭与海螵蛸取《黄帝内经》四乌贼骨一蔍茹丸之意，凉血收敛止血；僵蚕活络通经散结，祛瘀血而止血；炙甘草补中气，调和诸药。七诊：服上药后阴道出血量明显减少，守上方加用桑叶清肝肺热，凉血止血。八诊：患者仍有阴道少量出血，故老师仍选用滋肝肾，固冲任法。九诊：服药后血净。老师考虑为排卵期，给予滋肝肾益气血调冲任，佐以化痰祛瘀法。方中当归、白芍、熟地黄取四物汤之意，养血滋阴；丹参活血养血；女贞子、枸杞子、山萸肉、覆盆子滋肝肾阴；淫羊藿温肾阳；浙贝母化痰清热散结；知母清热滋阴凉血，以防滋腻太过；白芥子祛痰散结通络；香附疏肝理气；炙甘草调和诸药。十诊：距上次月经来临已过月余。老师考虑为黄体期。守上方加用鸡血藤活血养血；益母草活血通经利水。十一诊：月事未至。选用疏肝益肾调冲法，佐以化痰。方中柴胡疏肝；白芍、鸡血藤活血养血；丹参养血活血；当归、熟地黄、白芍养血补血；女贞子、枸杞子补肾阴；淫羊藿补肾阳；浙贝母化痰清热散结；白芥子祛痰散结通络；法半夏燥湿化痰散结；皂角刺祛痰开窍通闭；石菖蒲化湿通窍；木香顺三焦，理气止痛。炙甘草调和诸药。十二诊：月经未至，守上方加川牛膝补肝肾，引气血下行；香附疏肝理气。十三诊：月经未至，诊脉弦滑细，经查血HCG，已怀孕。选用寿胎丸合安奠二天汤加减益脾肾，固胎元。

纵观治疗过程，老师始终遵循"肾为先天之本""女子以肝为先天"，始终将疏肝益肾调补冲任法放在首位，佐以化痰祛瘀。活用调周序贯疗法，在月经后愆2、3个月时，也未用破血逐瘀之品，遵循"水满自溢"，始终将滋肝肾放在首位。在化痰方面，老师善用浙贝母、皂角刺、白芥子、石菖蒲等具有化痰散结又有通窍作用的药物。另在无法确定患者是否怀孕时，可用活血养血药，可助胚胎顺利着床。在确定未怀孕，月事肝郁血瘀的情况下适当应用桃仁、莪术等活血破血消癥药。

老师点评：多囊卵巢综合征（PCOS），其病机为肾虚肝郁、痰瘀互阻。临床谨守病机，又当根据病情斟酌损益，灵活用药，方能取得疗效,获取愈功。

本例三诊用熟地黄、鹿角霜、炮姜、白芥子、麻黄诸药,取阳和汤之意。阳和汤有温补和阳、散寒通滞之功,治疗阴疽。PCOS乃阳虚为本,寒凝血瘀、痰湿互结为标。据报道,对PCOS患者卵巢进行B超,可见卵巢表面与阴疽相类似,其病机一致,故用之。乌梅、僵蚕、牡丹皮、白芍为治疗血热妄行之固冲止血药组,验于临床效佳。以化痰止血调经止崩。海螵蛸、茜草炭为《内经·腹中论》四乌贼骨一蔍茹丸,用以化瘀止血调经止崩。

(张志欣　整理)

验案 2:吕某,女,26 岁,2012 年 9 月 15 日初诊。

【初诊】　自述月经后愆痼疾,业已 5 年,结婚 2 年同居未孕,市妇产医院诊为 PCOS,曾服达英 35、黄体酮胶囊以及中药调治。刻下月经半年未行,体胖多毛、腰酸畏寒,带下淋漓,抑郁而烦,夜寐不宁。性激素检查示:黄体生成素 / 促卵泡激素 > 2.5。诊脉弦细,舌红苔薄白根厚,舌尖有瘀点。

西医诊断:多囊卵巢综合征

中医诊断:闭经

辨　　　证:肾虚肝郁,痰瘀互结

辨证分析:患者肾阳虚衰,阳虚则寒,寒邪客于胞宫胞脉,血为寒凝,血海不能按时满溢,故见月经后愆。腰为肾之府,肾虚失养则见腰酸畏寒。又肝气郁结,失于条达,则见抑郁而烦,痰瘀内阻,滞于冲任,损伤任带二脉,故见带下淋漓。

治法:温肾疏肝,祛瘀化痰

处方:阳和汤合四逆散加减

柴胡 10g	赤白芍各 10g	鸡血藤 15g	女贞子 15g
枸杞子 15g	葛根 12g	山萸肉 10g	丹参 15g
熟地黄 10g	鹿角胶 15g(烊化)	炙麻黄 3g	白芥子 10g
天竺黄 10g	当归 10g	炮姜 10g	淫羊藿 10g
香附 10g	益母草 15g	甘草 10g	

水煎服,10 剂,日 1 剂。同时服用安坤赞育丸 10 丸,每日中午 1 丸。

【二诊】 2012年10月13日。药后诸症悉减，10月4日经至，带经9天，经量中等，夹有血块，腰酸畏寒，值排卵期。诊脉弦细，舌红苔薄白根厚，舌尖有瘀点，予以温肾活血助孕治之。

处方：紫石英30g　紫河车粉6g（冲服）　肉苁蓉10g　续断10g
　　　淫羊藿10g　鹿角胶15g（烊化）　熟地黄10g　炙麻黄6g
　　　炮姜10g　胡芦巴10g　白芥子10g　小茴香10g
　　　穿山甲3g　皂角刺10g　香附10g

水煎服，10剂，日1剂。安坤赞育丸10丸，每日中午1丸。

患者遵上法，临证加减化裁连服至2012年11月27日，电话告知停经1月余，11月24日查β-HCG 71.3mIU/ml，孕酮16.3ng/ml。

【末诊】 2012年12月3日，毓麟五周，自述近日腰酸乏力，少腹不适，纳差欲呕，查β-HCG 4 773.8mIU/ml，孕酮18.1ng/ml。诊脉滑，舌红苔薄白，予以益肾和胃安胎治之。

处方：续断10g　桑寄生15g　生杜仲10g　菟丝子15g
　　　阿胶15g（烊化）　白术10g　黄芩10g　山药30g
　　　白芍10g　桑叶10g　竹茹10g　丝瓜络10g
　　　陈皮10g　甘草10g

水煎服，7剂，日1剂。另：黄体酮胶囊20mg，每日2次。

按语：多囊卵巢综合征是一种以卵泡发育障碍，长期不排卵及高雄激素为特征的内分泌综合征，具有发病多因性、临床表现多态性的特点。其B超特点为：双侧卵巢增大，包膜增厚，在包膜下，卵巢皮层中含有大量（≥12个）大小不等（2～9mm）的囊性卵泡。临床表现为闭经、月经稀发或不孕、肥胖或痤疮。具体诊断标准如下：①稀发排卵或无排卵；②高雄激素的临床表现和/或高雄激素血症；③超声表现为多囊卵巢（一侧或双侧卵巢有12个以上直径为2～9mm的卵泡，和/或卵巢体积大于10ml）。上述3条中符合2条，并排除其他疾病如先天性肾上腺皮质增生、库欣综合征、分泌雄激素的肿瘤。

多囊卵巢综合征属于中医之月经病、不孕症范畴。从临床辨证上看，其病因病机为肾虚肝郁为本，寒凝血瘀痰湿互结为标。肾为先天之本，肾阳虚，命名火衰，冲任失于温煦，下不能暖宫，胞宫虚寒，阳虚寒凝可致宫寒不孕。肾中之阳司气化，肾阳虚而气化不利，水液停聚而成痰湿，痰湿阻络、气机不畅，痰瘀互结，阻于胞络，冲任失调而致不孕。肝主疏泄、藏血，肝气郁结，气机不畅，疏泄失司，气血失调，则冲任不能相资，精血失化，则郁而不孕。故益肾疏肝、化痰活血为本病治疗大法。

该医案中，患者初诊时，月经半年未潮，体胖多毛、腰酸畏寒、带下淋漓、抑郁而烦。舌质红，舌尖有瘀点，舌苔薄白，舌根苔较厚，诊脉弦细。脉证合参，恙属肾虚肝郁、痰瘀互结之不孕。宗阳和汤合四逆散加减。阳和汤为治疗阴疽之常用方，补血与温阳并用，化痰与通络相伍，益精气，扶阳气，化寒凝，通经络，温阳补血以治本，化痰通络以治标。四逆散疏肝理气。方中柴胡、白芍、香附疏肝解郁；女贞子、枸杞子、菟丝子、山萸肉、熟地黄、当归补肾益精、养血调经，配以血肉有情之鹿角胶、淫羊藿，补肾助阳，益精养血；白芥子能祛皮里膜外之痰，与天竺黄配伍则化痰之力更强；少佐麻黄，宣通经络，与诸温和药配合，可以开腠理，散寒结，引阳气由里达表，通行周身。炮姜温中散寒，能入血分，引领熟地黄、鹿角胶直入其地，以成其功。赤芍、丹参、鸡血藤养血活血；益母草活血通经，是调经之要药。甘草解毒而调诸药。全方共奏温肾疏肝、祛瘀化痰活血之功。二诊患者诸症减，月经来潮，带经9天，值排卵期，予温肾活血助孕。方中紫石英温补肝肾，淫羊藿补肾壮阳，鹿角胶、紫河车为血肉有情之品，滋肾以生精血。肉苁蓉为甘温之品，温肾益精。续断温补肾阳。胡芦巴、小茴香、炮姜温经散寒暖下焦，熟地黄养血调经，麻黄宣熟地黄、鹿角胶之滞。香附为气病之总司，气中血药，有疏气调经之功。白芥子祛痰散结通络。穿山甲、皂角刺二药，据现代药理研究，可促进卵泡排出卵子。全方共奏温肾活血助孕之效。后得知此患者已孕，腰酸不适，纳差欲呕，予寿胎丸加减益肾和胃安胎。

老师点评：阳和汤为治疗阴疽之常用方，此患者为多囊卵巢综合征，用此方补血与温阳并用，化痰与通络相伍，益精气，扶阳气，化寒凝，通经络，温阳补血以治本，化痰通络以治标。此病案整理翔实，体会深刻，治疗多囊卵巢综合征，中西医结合疗效好。

（陈海荣　整理）

六、卵巢早衰

验案:孔某,女,31岁,已婚,2016年1月10日初诊。

【初诊】 患者结婚3年,性生活正常,至今未孕。多次就诊于外院。2015年9月激素检查示:促卵泡激素93.71mIU/ml,黄体生成素66.95mIU/ml,催乳素10.18ng/ml,雌二醇30.27ng/ml,孕酮0.43ng/ml,睾酮0.27ng/ml。初诊查性激素:促卵泡激素136.82mIU/ml,雌二醇5.00ng/ml。B超示:双侧卵巢回声实。妇科检查未见明显异常;男方精液检查未见异常。既往月经2～3个月一行,量少,色暗,少量血块,腰酸,无腹痛,带下量多。末次月经:2015年12月22日。舌红,苔薄白,脉细。

西医诊断:卵巢早衰

中医诊断:1. 不孕症

       2. 月经后期

辨　　证:肝肾亏虚,冲任失调

辨证分析:肝肾亏虚,气血不足,血海不充,故月经不能按时而下,经血量少,色暗;腰为肾之府,肾亏则腰酸,带下量多。

治法:补肾调肝,养血活血

方药:四二五合方加减

女贞子15g	菟丝子15g	枸杞子15g	墨旱莲15g
当归10g	白芍10g	川芎10g	熟地黄10g
制香附10g	炙甘草10g	仙茅10g	淫羊藿10g
杜仲10g	续断10g		

7剂,水煎服,日1剂。

【二诊】 2016年1月30日。患者诉服药后无明显不适,1月28日月经来潮,现经行第3天,量较前增加,少量血块,无腹痛,纳眠可,二便调。血激素:促卵泡激素66.61mIU/ml,雌二醇19.06ng/ml。B超:双侧卵巢回声实。嘱患者继用上述治疗方案,经期复诊。

【三诊】 2016年3月11日。诉服药后轻度腹泻,余无明显不适。3月4日月经来潮,3月6日血激素:促卵泡激素19.37mIU/ml,雌二醇 88.41ng/ml。行 B 超示：子宫内膜 1.08cm，右侧卵巢探及 1 枚直径 0.7cm 小卵泡，左侧卵巢探及一枚直径 1.8cm 卵泡。指导患者同房，予菟丝子、桑寄生、盐续断、盐杜仲、党参、黄芪、炒白术、香附、白芍、黄芩、炙甘草支持黄体功能。

【四诊】 2016 年 4 月 10 日。诉服药后无明显不适，3 月 28 日测尿妊娠实验阳性。因患者既往血激素及 B 超提示卵巢早衰，考虑黄体功能差，遂建议患者住院保胎治疗。期间，继用寿胎丸加减。

按语： 老师认为本病的病机以肾虚冲任失调为本，多兼肝郁或者血虚，治疗上以补肾调肝、养血活血为原则，四二五合方和自拟经验方序贯调理冲任气血、补肾调肝，寿胎丸补肾益气固冲，支持黄体功能。临床疗效显著。

老师点评： 卵巢早衰是指卵巢功能衰竭所导致的 40 岁之前出现闭经的现象。其特点是不论原发还是继发闭经，均伴有高促性腺激素水平和低雌激素水平。在治疗卵巢早衰性不孕时，于经期第 3 天使用四二五合方加减以补肾益天癸，养血调冲任。方中，女贞子、菟丝子、枸杞子、墨旱莲补肝肾，当归、白芍、川芎、熟地黄补血养血，制香附疏肝解郁，理气调经；仙茅、淫羊藿、杜仲、续断温肾阳，补肾精；炙甘草调和诸药。全方共奏补肝肾、益精血，调理气血冲任之功。同时，此方还兼顾肾气，使肾中阴阳平秘，经候自调。

（邵丽君　整理）

七、卵巢储备功能不足

验案： 杨某，女，39 岁，已婚，2014 年 4 月 10 日初诊。

【初诊】 患者既往月经基本规律，经期 5～6 天，周期 28～35 天，2 年前患者开始出现月经后期，2 月和 3 月服用黄体酮后行经，血糖偏高，时有口干，有高血压病史，血压平素控制尚可。患者欲求二孩，多方求医，中药调理近 2 年未果。平素神疲乏力，情绪抑郁，畏寒，心前区偶有不适，劳累后自感气虚，盗汗，纳可，夜寐安，便干，2 日一行，基础体温（BBT）持续单相。月经史：13 岁初潮，经期 5 天，周期 2～3 个月。末次月经（LMP）：2014 年 4 月 3 日（服黄体酮行经），量少，色红，经前腰酸乳胀。形体肥胖，2014 年 4 月 5 日性激素检查结果：促卵泡激素 15.22mIU/ml，黄体生成素 6.87mIU/ml，雌二醇 37.08mIU/ml。既往高血压病史 3 年，血压控制在 135/70mmHg 左右；有 2 型糖尿病史 2 年。舌质红苔薄，脉弦。

西医诊断：1. 不孕症

　　　　　2. 2 型糖尿病

　　　　　3. 高血压病 1 级

中医诊断：不孕症

辨　　证：肾虚肝郁痰瘀

病证分析：患者年近四十，肾精虚衰，肝失疏泄，气机郁结，致使血行不畅，久滞化瘀，则冲任不能相资，血海不能满溢。又饮食失节，脾失健运，痰湿内生，致气滞血瘀，痰瘀互结，影响排卵，故而无子。

治法：益肾疏肝，活血化痰

处方：茯苓 15g　　柴胡 6g　　　白芍 12g　　生地黄 12g

　　　女贞子 15g　石斛 10g　　黄连 9g　　鹿角霜 10g

　　　醋鳖甲 10g　淫羊藿 12g　仙茅 9g　　青皮 5g

　　　陈皮 5g　　皂角刺 12g　鸡血藤 15g

　　　　　　　　　　　　　　　　　　7 剂，水煎服。

【二诊】　2014 年 7 月 29 日。经过 3 个月中药调理患者月经趋于规律，LMP：7 月 29 日，量中，前次月经（PMP）：6 月 27 日。查 B 超示：子宫大小 37mm×41mm×40mm，内膜厚 3.3mm，左卵巢（LOV）大小：17mm×20mm×22mm，右卵巢（ROV）大小：27mm×36mm×34mm，内见部分呈无回声区。舌质红苔薄，脉细。治拟补肾调周法助孕，予处方 1：

　　　　当归 10g　生地黄 10g　熟地黄 10g　白芍 12g

　　　　川芎 6g　　泽兰 10g　　制香附 10g　川牛膝 10g

　　　　泽泻 10g　益母草 15g　丹参 15g　　桃仁 10g

　　　　红花 10g　枳壳 10g

　　　　　　　　　　　　　　　　　　7 剂，嘱经期服。

处方 2：

　　　　茯苓 12g　生地黄 10g　怀牛膝 10g　路路通 10g

丁香 3g　　　黄精 12g　　　麦冬 10g　　　淫羊藿 12g

夏枯草 15g

7 剂，嘱经后服。

处方 3：

茯苓 15g　　　生地黄 10g　　熟地黄 10g　　仙茅 10g

紫石英 30g　　女贞子 15g　　鹿角霜 10g　　淫羊藿 10g

巴戟天 10g　　麦冬 10g　　　山萸肉 10g　　白芥子 20g

7 剂，嘱经间期服。

【三诊】　2014 年 12 月 8 日。续以上方临证加减调理 4 个多月，再诊时患者不慎骨折，胰岛素偏高，体检发现右侧盆腔包块，LMP：11 月 6 日，舌质红苔薄，脉细。治宜活血消癥法，予方药：

桂枝 10g　　　茯苓 15g　　　桃仁 10g　　　赤芍 12g

牡丹皮 10g　　莪术 10g　　　石见穿 30g　　皂角刺 10g

土鳖虫 10g　　夏枯草 15g　　鬼箭羽 15g　　肉苁蓉 12g

狗脊 12g　　　败酱草 15g

10 剂，每日 1 剂，水煎服。

【四诊】　2015 年 2 月 6 日。上方临证加减调理 2 个月，患者发现月经量极少，LMP：12 月 31 日，嘱其测尿妊娠试验阳性，B 超显示为宫内妊娠，约 4 周+。治宜育肾柔肝，和胃安胎，予方药：

茯苓 10g　　　白芍 10g　　　炙甘草 10g　　炒白术 10g

续断 10g　　　桑寄生 10g　　黄芩 6g　　　紫苏梗 10g

苎麻根 10g　　砂仁 6g　　　竹茹 6g　　　姜半夏 10g

7 剂，每日 1 剂，水煎服。

按语：本案患者形体肥胖，经闭不行，促卵泡激素 > 15mIU/ml，属卵巢储备功能下降范畴，加之又有糖尿病、高血压等多种内分泌代谢紊乱疾病，增加其不孕的概率。肥胖和胰岛素抵抗均可引起卵巢线粒体功能障碍，以及细胞氧化损伤及代谢异常，导致患者受孕能力降低。同时，慢性高血压患者妊娠后并发子痫、胎盘早剥、胎儿宫内生长受限等母儿并发症概率显著增加，其中子痫前期的发生率高 25%，故本案患者妊娠后仍存在极大风险，中医药调治可能是较佳选择。

老师点评：《圣济总录》载："女子无子，由于冲任不足，肾气虚弱故也。"盖肾为天癸之源、气血之根、冲任之本，肾气盛，则精血旺，故女子月事行，经调则育子。肝藏血，主疏泄，喜条达。女子以血为本，肝所藏之血充盛，肝气条达，下注冲脉，血海满溢，则月事值期而行；肝主疏泄，情志调畅，气血调和，有利于女子摄精成孕。该患者本病肾虚，兼有肝郁、痰湿、血瘀，导致冲任失养，月事不调，治疗应分期，以建立周期规律为妥，经调则自然有子。正如《景岳全书》言"女子以血为主，血旺则经调而子嗣"，治疗需从肾、肝、脾三脏入手。

（邵丽君　整理）

八、高泌乳素血症

验案：李某，女，29岁，2015年10月14日初诊。

【初诊】　月经量少3年，未避孕未孕2年余，发现高催乳素血症1月余，孕前调理。16岁月经初潮，经期5～6天，周期36～40天。末次月经2015年9月23日。自诉月经量少，较前少约1/2量，色暗红、少血块，经前乳房胀痛，经来小腹隐痛，经期无明显腰酸。体格检查：挤压乳头乳晕未见溢乳。现症见：精神可，纳眠可，二便自调，无口干口苦，无头晕眼花，视力减退，平素畏寒怕冷，四肢欠温，喜食辛辣，情绪波动大，偏头痛，头皮痒，脱发甚，舌质红，苔白，脉弦滑。2015年9月3日外院查催乳素为879.69mIU/ml，9月15日复查为1 439.93mIU/ml。9月22日垂体MRI提示"垂体鞍内未见确切占位，未见确切垂体瘤病变"。

西医诊断：1. 继发性不孕

　　　　　2. 高催乳素血症

中医诊断：月经过少

辨　　证：肝郁肾虚血瘀

辨证分析：患者平素情绪急躁，加之计划妊娠两年未成，心中焦焚，久而肝郁，气滞血瘀，故经前乳房胀痛，月经量少。肝喜条达而恶抑郁，肝郁脾虚则血少；肾为先天之本，肝肾乙癸同源，肝郁日久亦损及肾，故久不受孕。

治法：补肾疏肝，化瘀调经

处方：柴胡 10g　　黄芩 10g　　党参 10g　　清半夏 10g

甘草 10g　　鸡血藤 20g　　蔓荆子 10g　　香附 10g

炒麦芽 30g　　刺蒺藜 15g

7 剂，水煎服，日 1 剂。

【二诊】　2015 年 12 月 3 日。末次月经 2015 年 11 月 16 日。月经期第 18 天。诸症好转，偶感手足心发热，近日见蛋清样白带，今日 B 超检查提示"子宫内膜单层 0.3cm，左侧卵巢黄体"。治以补肾活血，促内膜生长。处方：

党参 30g　　黄芪 20g　　当归 10g　　川芎 10g

熟地黄 10g　　白芍 15g　　紫河车粉 6g　　菟丝子 15g

覆盆子 10g　　枸杞子 10g　　鸡血藤 20g　　补骨脂 10g

巴戟天 10g

7 剂，每日 1 剂。

【三诊】　2015 年 12 月 15 日。末次月经 2015 年 11 月 16 日。月经期第 31 天。病史同前，月经尚未来潮，情绪急躁，乳房稍胀，大便不成形，舌质红、苔薄黄，脉弦滑。治以滋阴活血通经。处方：一贯煎加桃仁 10g、川牛膝 10g、红花 10g、焦麦芽 30g。7 剂，每日 1 剂。

【四诊】　2016 年 1 月 5 日。末次月经 2015 年 12 月 17 日。月经期第 20 天。病史如前，情绪可，大便仍不成形，舌质红、苔薄白，脉弦滑。今日 B 超检查提示"子宫内膜单层 0.3cm，右侧卵巢探及最大卵泡约 1.5cm×1.3cm"。治以疏肝健脾，增内膜促排卵为主。处方：柴芍异功散加黄连 5g、广木香 10g、白头翁 15g。7 剂，1 日 1 剂。嘱患者下次月经 2～3 天空腹查催乳素、雌二醇、孕酮、黄体生成素、促卵泡激素，抽血前休息 30 分钟。

【五诊】　2016 年 1 月 26 日。末次月经 2016 年 1 月 16 日。月经期第 11 天。患者诉月经量较前稍增多，色鲜红，无血块，经前无明显乳房胀痛，情绪可，大便不成形，舌质红、苔薄白，脉细滑。2016 年 1 月 18 日月经第三天查性激素检查：催乳素 433.10mIU/ml，雌二醇 20.90pg/ml，黄体生成素 4.62mIU/ml，促卵泡激素 7.37mIU/ml，孕酮 0.45ng/ml。2016 年 1 月 21 日检测催乳素：442.25mIU/ml。患者催乳素值已降至正常范围,临床症状明显好转,拟方遣药继续调理巩固疗效,调经促排卵以助孕育。予异功散合五子衍宗丸加法半夏10g、薏苡仁25g、白头翁15g、黄连5g。14剂,每日1剂。2016年4月2日,携母来报喜,已孕1月有余。视其孕三项数值正常范围,嘱其好生将息,抱得麟儿。

按语:本例患者素来情绪急躁,经前乳房胀痛,加之计划妊娠2年未成,心中焦焚,久而肝郁,月经量少。肝喜条达而恶抑郁,肝郁脾虚则血少;肾为先天之本,肝肾乙癸同源,肝郁日久亦损及肾,故育胎之基薄弱。先用小柴胡汤疏解肝气之郁滞,肝气畅达则复肝用,后用滋阴柔肝之一贯煎以助生化之源,适时应用补肾方药以资先天,柴芍异功散疏肝健脾并举,结合周期疗法,调经促排助孕功成。

老师点评:高泌乳素血症患者见泌乳者少,见月经不调、不孕者多。目前西药治疗该病可有效、及时地降低泌乳素水平,但有不同程度的毒副反应,且停药后易于反复。中药治疗本病不良反应发生率较西药低,且能减少复发率;中医辨证论治不仅能够针对本病治疗,且对本病的远期治疗效果有优势,还可兼顾他疾,整体调治。运用调理肝脾肾并结合中医调周法治疗高催乳素血症屡获良效,证明中医药治疗高催乳素血症有着良好的临床应用前景,应加强单纯中医药治疗或者中西医结合治疗该病的研究,开辟多种临床治疗途径。

(邵丽君 整理)

九、子宫内膜异位症

验案:张某,女,43岁。2015年9月30日初诊。

【初诊】 患者诉经行腹痛3个月,经量多,大血块,8天净,经行第二天腹痛明显,腰酸坠痛,恶心,口干,纳可,二便调。末次月经2015年9月1日,未系统治疗。舌暗红,苔薄黄,脉弦。妇科检查:子宫平位,略大,质中,后壁2~3个结节。B超提示:子宫腺肌病。

西医诊断:子宫腺肌病

中医诊断:痛经

辨　　证:气滞血瘀

辨证分析:瘀血阻滞冲任胞宫,气血运行不畅,不通则痛,故见经行腹痛，经血夹有大血块等血瘀证候。

治法：活血化瘀，行气止痛

处方：丹参20g　赤芍10g　白芍10g　石见穿15g

　　　熟地黄15g　当归10g　乳香10g　没药10g

　　　荔枝核15g　元胡10g　香附10g　青皮10g

　　　益母草15g　桂枝10g　莪术10g

5剂，水煎服。

【二诊】　2015年10月6日。服药后此次行经腹痛较前明显好转，非经期以活血化瘀、软坚散结之桂枝茯苓丸、八珍益母丸加减治疗；经前予上方活血化瘀、行气止痛标本兼治；经后期血海空虚，补益冲任气血，祛瘀生新。后随访病情稳定。

按语：方中丹参、赤芍、莪术活血化瘀，桂枝温通血脉；经前加元胡、荔枝核、制乳没等活血化瘀、行气止痛。再根据月经周期的不同时期，或攻，或攻补兼施，使气血畅行，通而不痛。

老师点评：子宫内膜异位症痛经虽以实证为主，但从妇女月经生理的特点上看，冲任血海从满盈到横溢，而至空虚，故经前和经行初期治疗以泻实为主；月经后期或经后，虚则补之，则应配合益气养血之品。常配用八珍益母丸、圣愈汤，以扶正祛邪。其次，因本病疗程长，久用破瘀之品恐伤其正，故方中以丹参为主药，取其养血活血之效，配桂枝温通血脉，使气冲血调，标本兼治，瘀血自去。

（邵丽君　整理）

十、盆腔炎

验案1：李某，女，29岁，2011年9月5日初诊。

【初诊】　患者平素月经规律，5～7/30天，量中，色暗，血块（+），痛经（+）。近一年因喜饮冷饮，出现小腹冷痛，乏力，带下量多，质稀，色白，遇温好转，纳卧便常，曾于区医院就诊，诊断为盆腔炎，服抗宫炎片、金鸡颗粒等效果不显，反复发作。孕2产1。2009年自娩一子。末次月经：2011年8月5日。舌质紫暗，舌苔白，诊脉沉紧。

西医诊断：盆腔炎后遗症

中医诊断:妇人腹痛

辨　　证:寒湿郁结

辨证分析:患者平素喜饮冷饮,血为寒湿所凝,冲任阻滞,胞宫胞脉运行不畅,不同则痛,故见小腹冷痛,得温好转,伤及带脉,则见带下多,质稀色白。舌质紫暗,脉沉紧为寒湿瘀滞之征。

治法:暖宫散寒,化瘀止痛

处方:橘核10g　荔枝核10g　　小茴香10g　胡芦巴10g

　　　乌药15g　元胡10g　　　川棟子10g　淫羊藿10g

　　　丹参15g　鹿角霜10g　　菟丝子15g　生黄芪30g

　　　当归10g　炮姜10g　　　夏枯草30g　甘草10g

7剂,水煎服,日1剂。

【二诊】 2011年9月12日:诉下腹痛好转,带下量减少,舌质暗,舌苔白,脉沉细,于前方加红藤15g,白花蛇舌草30g,继服7剂。

【三诊】 2011年9月19日:患者诉9月18日月经来潮,无明显痛经,血块较前减少,值月经第二天,予祛瘀生新,桃红四物汤加味,嘱患者注意保暖。

【四诊】 2011年9月26日:自诉小腹疼痛较轻,带下正常,遵9月12日方继服7剂,后追访患者无腹痛,带下正常。

按语:妇人腹痛分为气滞血瘀型,湿热郁结型,寒湿瘀滞型,肾虚血瘀及气虚血瘀型五种。此患者属于寒湿瘀结型,老师运用刘奉五先生的暖宫定痛汤加减,效果颇显,方中橘核、荔枝核、胡芦巴、小茴香暖宫散寒,乌药、元胡、川棟子行气止痛,淫羊藿、菟丝子补益肾阳。丹参活血止痛。因久病则虚,故患者见乏力,加黄芪、当归补益气血。此类患者病情多反复发作,遇寒、情绪变化、性生活、劳累后病情加重,故在给患者开药的同时定要叮嘱其注意保暖,少食冷饮,增强体质,增加战胜疾病的信心。

老师点评:病历书写整理完善,体会较深,然而中西医诊断不可牵强附会,中医诊断分为:以病诊断,如痢疾,麻疹;以症状诊断,如此例;以病机诊断,如肾虚肝郁,肝胃不和;也可以证诊断,如郁证。

（陈海荣　整理）

验案 2：杨某，女，31 岁，2016 年 6 月 15 日初诊。

【初诊】 患者自述带下淋漓伴腰腹疼痛一年余，欲生二孩，末次月经 6 月 11 日，带经 5 天，经至腹痛，发凉畏寒，口中异味。经前胸胁胀痛，舌淡红，苔薄白。脉寸关滑，尺沉弱。既往孕 1 产 1，甲状腺囊肿。

西医诊断：盆腔炎

中医诊断：带下病

辨　　证：脾肾阳虚，气滞血瘀

辨证分析：患者素体脾肾阳虚，阳虚则寒，故发凉畏寒，经至疼痛，气血运行不畅，气滞不行，不通则痛则胸胁胀痛；阳气不足，寒湿内蕴则带下淋漓。

治法：温补脾肾，渗湿通络

处方：橘核 10g　　荔枝核 10g　　胡芦巴 10g　　小茴香 10g

枸杞子 10g　乌药 10g　　丹参 15g　　肉桂 6g

熟地黄 10g　益母草 15g　白花蛇舌草 30g

肉苁蓉 10g　甘草 10g　　生薏苡仁 30g　苦参 10g

7 剂，水煎服，日 1 剂。安坤赞育丸，每日中午服用 1 丸。

【二诊】 2016 年 6 月 22 日。病史如前，诉药后症状减轻，带下及腰痛明显减轻。舌淡红，苔薄白。脉寸关滑，尺沉弱。治法：温补脾肾，渗湿通络。

处方：橘核 10g　　荔枝核 10g　　胡芦巴 10g　　小茴香 10g

枸杞子 10g　乌药 10g　　丹参 15g　　肉桂 6g

熟地黄 10g　益母草 15g　白花蛇舌草 30g

肉苁蓉 10g　甘草 10g　　生薏苡仁 30g　苦参 10g

紫石英 30g　艾叶 10g　　川芎 6g

7 剂，水煎服，日 1 剂。

按语：首诊采用《医学心悟》之橘核丸（含橘核、荔枝核、小茴香）以行气血、祛寒湿。加胡芦巴、肉桂、乌药以温脾肾；枸杞子、熟地黄、肉苁蓉以益肾生精。以益母草、丹参活血化瘀，生薏苡仁、苦参、白花蛇舌草以祛湿止带。甘草调补中气，调和诸药。全方共奏温脾肾，祛瘀通络渗湿之功。二诊时，患者症情减轻，说明药物有效，效不更方，在前方基础上加紫石英、艾叶以暖宫止痛，川芎以行气理血。全方共奏温肾祛瘀、通络渗湿之功。

老师点评：本例为下焦寒湿，气滞血瘀之带下病，久病多瘀，肾虚则瘀，温经散寒，行气活血，祛湿为治，治用橘核丸增损。考橘核丸，一为《医学心悟》，组方为橘核、川楝子、山楂、香附、荔枝核、小茴香、神曲。通治癥瘕、疝癖、小肠、膀胱等气。一为《济生方》，组方为：橘核、海藻、昆布、海带、川楝子、桃仁、厚朴、木通、枳实、延胡索、桂心、木香。主治癫疝。吾师刘奉五教授宗两方之义，组创暖宫定痛汤，组方为橘核、荔枝核、小茴香、胡芦巴、延胡索、五灵脂、川楝子、香附、乌药，功效为疏散寒湿，温暖胞宫，行气活血，化瘀止痛，治疗慢性盆腔炎，宫冷不孕，多年验之临床效佳。

（刘惠杰 整理）

十一、习惯性流产

验案 1：王某，女，34 岁，2012 年 11 月 20 日初诊。

【初诊】 患者自述结婚 9 年同居未避孕未育，月经周期尚可，末次月经 2012 年 11 月 13 日，带经 7 天，经量中等，色暗质稀，腰膝酸痛，素日带下，质稀色白，畏寒乏力，望之面色萎黄，体型瘦弱，诊脉沉细，舌质暗红，舌苔薄白。既往孕 7 产 0，其中生化妊娠 5 次，胎停育 2 次，询之及查阅资料，其盆腔 B 超、输卵管造影、基础体温、感染项目、染色体等均属正常，而流产相关检查示：血型抗体阳性（患者"O"型血，其丈夫"B"型血），IgG 效价 1:256，封闭抗体（-），既往曾行免疫治疗（抗凝剂）。

西医诊断：习惯性流产

中医诊断：滑胎

辨　　证：脾肾两虚，冲任失调，湿瘀阻胞

辨证分析：患者脾肾两虚，阳气不足，冲任失于温煦，不能摄精成孕，故致不孕，月经色暗质稀，腰为肾之俯，脾主肌肉，脾虚故见腰膝酸痛，面色萎黄，畏寒乏力，伤及带脉，湿瘀胞宫，见带下量多，质稀色白。

治法：益肾补脾，调养冲任，佐以祛湿化瘀

处方：炙黄芪 30g　　当归 10g　　　党参 15g　　紫石英 30g

　　　紫河车 6g　　枸杞子 15g　　续断 10g　　鹿角胶 15g（烊化）

　　　肉苁蓉 10g　　淫羊藿 10g　　山药 30g　　炒白术 10g

　　　菟丝子 15g　　茵陈 15g　　　黄芩 10g　　丹参 15g

　　　甘草 10g

水煎服，7 剂，日 1 剂。并嘱到他院接受主动免疫治疗。

【二诊】　患者 11 月 27 日、12 月 4 日分别予上方化裁治之，12 月
11 日来诊，自述末次月经 12 月 10 日，值经期，经量中等，其腰酸、带
下均减，诊脉沉，舌质暗红，舌苔薄白。予以理气化瘀、益肾养血、祛
湿化瘀治之。处方如下：

　　　当归 10g　　　熟地黄 10g　　赤芍 10g　　　川芎 6g

　　　红花 10g　　　桃仁 10g　　　益母草 15g　　香附 10g

　　　玫瑰花 10g　　小茴香 10g　　川牛膝 6g　　　甘草 10g

　　　　　　　　　　　　　　　　2 剂，水煎服，日 1 剂。

　　　当归 10g　　　　熟地黄 10g　　白芍 10g　　　丹参 15g

　　　阿胶 15g（烊化）　龟甲 15g　　　何首乌 15g　　沙参 10g

　　　山萸肉 10g　　　枸杞子 15g　　续断 10g　　　菟丝子 15g

　　　紫河车 6g　　　茵陈 15g　　　益母草 15g　　黄芩 10g

　　　甘草 10g

　　　　　　　　　　　　　　　　7 剂，水煎服，日 1 剂。

安坤赞育丸 10 丸，每日中午 1 丸。

【三诊】　2012 年 12 月 29 日。月经第 19 天，自述带下清稀，腰酸
胁胀，诊脉弦细，舌质暗红，舌苔薄白。予以温肾活血助孕治之，方药
如下：

　　　当归 10g　　　熟地黄 10g　　　白芍 10g　　　紫石英 30g

　　　紫河车 6g　　　鹿角胶 15g（烊化）　淫羊藿 10g　　肉苁蓉 10g

　　　菟丝子 15g　　续断 10g　　　　枸杞子 15g　　炙黄芪 30g

　　　胡芦巴 10g　　小茴香 10g　　　茺蔚子 10g　　皂角刺 10g

　　　益母草 15g

　　　　　　　　　　　　　　　　7 剂，水煎服，日 1 剂。

安坤赞育丸 10 丸，每日中午 1 丸。

【末诊】 宗贯序调周法，临床辨证，调治 3 个月，于 2013 年 4 月 6 日来诊，停经月余，查尿 HCG（+），4 月 7 日查 β-HCG 683.37mIU/ml，孕酮 40.0ng/ml，据流产病史，予以住院保胎治疗，于 2013 年 4 月 12 日入我院妇科，诊脉滑，舌暗红，苔薄白，毓麟 42 天，尚头晕、恶心欲吐，予以补益脾肾、和胃养胎治之。方药如下：

生山药 30g	石莲肉 12g	续断 10g	菟丝子 15g
阿胶 15g（烊化）	桑寄生 15g	白术 10g	黄芩 10g
生杜仲 10g	炙黄芪 30g	党参 15g	苎麻根 10g
陈皮 10g	竹茹 10g	甘草 10g	

7 剂，水煎服，日 1 剂。

肌内注射黄体酮 20mg/ 次，每日 2 次。免疫治疗，肌内注射其丈夫淋巴细胞，1 次 / 周，共 3 次。适时监测 β-HCG、孕酮值。2013 年 4 月 27 日行 B 超检查示：宫内妊娠囊 3.1cm×2.4cm，胎芽长 0.8cm，胎心（+）。2013 年 5 月 20 日 B 超示：宫内单胎，顶臀径 4.2cm，胎心胎动（+）。5 月 24 日查血 β-HCG：110 287.00mIU/ml，孕酮 > 40.0ng/ml。据上于 5 月 29 日出院休养。毓麟 14 周电话追访，于北京某医院定期孕检，一切正常。

按语： 本例患者胎停育 2 次，生化妊娠 5 次，其自身免疫（ABO 血型抗体）、同种免疫 [封闭抗体（-）] 异常导致屡孕屡堕，实属中医"滑胎"范畴。夫孕者，赖母体肾以系之，气以载之，血以养之，冲任以固之。肾者先天之本，元气之根，若禀赋不足，复损肾精，以致胎失所系，脾为后天之本，气血之源，中气亏损，生化乏源，以致胎失养。故肾脾两虚是本病重要病机。又肾虚气化失司，血行郁滞则瘀血内生；脾虚运化无权则水湿内停，故湿、瘀而为其病理产物。湿、瘀滞于胞宫，损伤冲任，则易堕胎，所以孕之前后，补肾健脾益气是治疗本病大法，而活血化瘀、清热利湿要贯彻始终。现代药理学研究表明，补肾健脾类药能调节机体免疫功能，减少自身免疫，促进免疫复合物的吸收，具有抑制抗体和消除抗体的作用；活血化瘀类药可以加强子宫和胎盘的血液循环，促进蜕膜发育，降低毛细血管通透性，并对已沉积的抗原抗体复合物有吸收作用，能改善血液流变性，防止免疫复合物的产生；清热利湿类药对生殖道有较强的抗菌消炎作用，有减少炎症渗出和促进炎症吸收作用，又能抑制异常的免疫反应，阻止免疫复合物沉积于组织。故组方运用黄芪、当归、党参、白术、山药益肾健脾养血；菟丝子、熟地黄、枸杞子、山萸肉、续断、何首乌、女贞子以滋补肾阴；紫河车、龟甲、鹿角胶、阿胶均为血肉有情之品以大补精血；紫河车、淫羊藿、肉苁蓉、巴戟天、胡芦巴、小茴香温肾暖宫以助孕；茺蔚子、丹参、穿山甲、皂角刺活血化瘀；茵陈、黄芩清热利湿以祛湿毒。

现代医学认为，免疫紊乱是导致复发性流产的原因之一，此例患者集血型抗体、封闭抗体于一体，故在中医中药治疗同时，加用黄体酮保胎和主动免疫治疗，取得满意疗效。

老师点评：中医认为"肾主系胎，气主载胎，血主养胎"，故滑胎皆关于肾，本例运用中西医结合治疗取得成功。患者 ABO 抗体阳性，封闭抗体缺失，中医采用益肾健脾祛湿化裁法，西医采用免疫治疗，从中可知免疫性胎停育中西医结合治疗效果好，其机制可积累大样本病历进行探讨。

（陈海荣 整理）

验案 2：刘丽，女，29 岁，2016 年 5 月 27 日初诊。

【初诊】 患者自述结婚两年未育，刻下避孕，末次月经 5 月 21 日，带经 7 天，经量中等，经行腹痛发凉。舌质红，苔薄白，脉弦细。既往肾炎、鼻炎、咽炎史。2014 年 10 月人流 1 次，2016 年 3 月（孕 40 天）自然流产 1 次。

西医诊断：习惯性流产

中医诊断：滑胎

辨　　证：肾虚肝郁，冲任虚寒

辨证分析："男女生育，皆赖肾气作强，肾旺自能荫胎也"，肾虚则不能养胎，故患者 2 次未能育胎成功。肝郁不舒，气血运行不畅，不能润养胞胎，故经行腹痛，脉见弦细之象。

治法：滋肾疏肝养血

处方：当归 10g　　熟地黄 10g　　白芍 10g　　女贞子 15g

　　　枸杞子 15g　　山萸肉 10g　　巴戟天 10g　　何首乌 10g

菟丝子 15g　　续断 10g　　　香附 10g　　　生黄芪 30g

益母草 15g　　甘草 10g

7 剂，水煎服，日 1 剂。

【二诊】　2016 年 6 月 3 日。病史如前，月经第 13 天，舌质红，苔薄白，脉弦细。治法：温肾疏肝养血。

处方：紫石英 30g　　肉苁蓉 10g　　川椒 3g　　　淫羊藿 10g

枸杞子 15g　　菟丝子 15g　　生白术 3g　　山药 30g

覆盆子 15g　　当归 10g　　　熟地黄 10g　　香附 10g

炒白芍 10g　　陈皮 10g　　　甘草 10g

7 剂，水煎服，日 1 剂。

【三诊】　2016 年 6 月 15 日。病史如前，月经第 24 天，脉弦细，舌红苔薄白。治法：温脾肾，调冲任。

处方：炙黄芪 30g　　当归 10g　　　党参 15g　　　熟地黄 10g

菟丝子 15g　　枸杞子 15g　　覆盆子 15g　　苍白术各 10g

茯苓 10g　　　山药 10g　　　香附 10g　　　丹参 10g

甘草 10g

7 剂，水煎服，日 1 剂。

【四诊】　2016 年 7 月 22 日。病史如前，末次月经 7 月 18 日，值经期，经量中等，经行腹痛，小腹冰凉，脉弦细，舌红，苔薄白。治法：滋肾养血调冲。

处方：当归 10g　　　熟地黄 10g　　白芍 10g　　　女贞子 15g

枸杞子 15g　　山萸肉 10g　　丹参 15g　　　龟甲 10g

鹿角霜 10g　　肉苁蓉 10g　　覆盆子 15g　　紫河车 6g

续断 10g　　　香附 10g

7 剂，水煎服，日 1 剂。

【五诊】　2016 年 8 月 15 日。病史如前，末次月经 7 月 18 日，月经第 22 天，脉弦细，舌红，苔薄白。治法：益脾肾，调冲任。并嘱中午时服用安坤赞育丸 1 丸。

处方：当归 10g　　　熟地黄 10g　　白芍 10g　　　菟丝子 15g

枸杞子 15g　　覆盆子 15g　　巴戟天 10g　　炒白术 10g

　　茯苓 10g　　　党参 10g　　　续断 10g　　　桑寄生 15g

　　炙甘草 10g

7 剂，水煎服，日 1 剂。

　　【六诊】 2016 年 10 月 19 日，毓麟 8 周，刻下阴道出血，量少，褐色，伴见腰部疼痛，纳少，时有恶心，脉滑，舌红，苔薄白。辅助检查：β-HCG：110 000mIU/ml。治法：益脾肾，养胎元。

　　处方：续断 10g　　　桑寄生 15g　　菟丝子 15g　　阿胶 10g

　　炒白术 10g　　熟地黄 30g　　山药 30g　　　椿根皮 10g

　　侧柏炭 10g　　陈皮 10g　　　竹茹 10g　　　炙甘草 10g

7 剂，水煎服，日 1 剂。

　　【七诊】 2016 年 11 月 23 日。毓麟 13 周，诉上月服药后阴道出血已净，腰酸好转，恶心减轻，脉滑，舌红，苔薄白。治法：益脾肾，养胎元。

　　处方：续断 30g　　　桑寄生 30g　　菟丝子 30g　　阿胶 30g

　　炒白术 30g　　熟地黄 30g　　山药 30g　　　黄芩 20g

　　生黄芪 60g

　　上药打为散剂，每天 1 次，服用 10g，以水冲服。于每月（阴历）的初一、初二、初三、十一、十二、十三、廿一、廿二、廿三日服用，每月服用 9 天。

　　按语： 患者首诊时值经后期，也即卵泡期，此期血海空虚、阴血不足，子宫藏而不泻，呈现阴长的动态变化，为重阴状态。故以滋阴养血调冲为法。处方以归芍地黄丸（含当归、熟地黄、白芍、山萸肉）养血和血。续断、枸杞子、菟丝子取五子衍宗丸之意，合女贞子、何首乌以补肾阴；合巴戟天既补肾阳又补肾阴，补肾阳能鼓动肾气，补肾阴能增加精血。肾气充实，肾精丰满，月经复来。香附为气病之总司，行气和血。益母草活血通经；黄芪合当归益气生血（当归补血汤）；甘草补中气，调和诸药。全方共奏滋肾养血调冲之功。

　　二诊时，患者月经第 13 天，值经间期，即排卵期，此期阴充阳长，为阴阳转化，为排出卵子关键，此期在滋养精血同时加温肾助阳、行气活血以促卵泡排出。处方以当归、熟地黄、白芍养血；枸杞子、菟丝子、覆盆子滋肾；合肉苁蓉、淫羊藿、紫石英、川椒以温肾助阳；白术、山药健运中州以生气血之源；香附、陈皮以理气，香附为血中气药，行气和血。全方共奏温肾疏肝养血之功。

三诊时，患者月经第 24 天，值黄体期，此期调补肾脾以调经。治宜温养脾肾以固本。处方以黄芪、党参、熟地黄、当归以益气养血；枸杞子、菟丝子、覆盆子滋肾；茯苓、山药、苍白术健运中州以生气血之源；香附为血中气药，行气和血；丹参以养血活血；甘草大补中气，调和诸药。全方共奏温脾肾，调冲任之功。

四诊时，患者月经第 5 天，值经期。其服药期值卵泡期，此期治疗宜滋阴养血。处方以当归、熟地黄、白芍养血；枸杞子、覆盆子、女贞子、龟甲、紫河车、山萸肉滋肾；合肉苁蓉、续断、鹿角霜以温肾助阳；丹参以养血活血；香附为血中气药，行气和血。全方共奏滋肾养血调冲之功。

五诊时，患者月经第 22 天，值经前期，即黄体期。此期治疗宜温养脾肾以固本。处方以当归、熟地黄、白芍养血；枸杞子、覆盆子滋肾；合续断、桑寄生、巴戟天以温肾助阳；茯苓、党参、白术、炙甘草取四君子汤之意以健运中州，以生气血之源；丹参以养血活血。全方共奏益脾肾调冲任之功。

六诊时，患者妊娠期仅有腰酸腹痛或下腹坠胀，或伴有少量阴道出血者，称为"胎动不安"。处方以菟丝子、桑寄生、续断、阿胶以固肾安胎；山药、白术、陈皮、炙甘草以健运中州；熟地黄以滋阴养血；椿根皮、侧柏炭以清热收敛止血。竹茹涤痰止呕，清热除烦，凉血安胎，用于胎动不安，是一味治胃热胃虚呕逆的良药，配陈皮，一温一寒，温清相济，和胃降逆，除胃中寒热甚妙。

七诊时，处方以菟丝子、桑寄生、续断、阿胶以固肾安胎；白术、熟地黄、山药益脾肾。傅青主云："胎动乃脾肾双亏之证，自非大用参、术、熟地黄补阴补阳之品，断不能挽回于顷刻。世人畏用参、术，或少用以冀见功，见证不的，是以寡效，此方正妙在多用也。"本方改人参为生黄芪，量用至 60g，正合傅青主所言。加黄芩以清热安胎。处方的服用方法较为特殊，是仿照刘奉五的补肾固胎散的服用方法，从剂型上，将原来的寿胎丸由丸剂改为散剂,使之药量、药力增加,疗效也会相应提高。每10天中服药3天,这是因为妊娠多胎热,先兆流产是因为肾虚不能系胎所致,在治疗上,胎热宜清,肾虚宜补,但是过于清热则伤胎气,过于补虚则助胎热,实属矛盾。改变服用的方法,为的是吃吃停停,不会因为过于补益而增加胎热。

老师点评:本例为不育症,人流,滑胎,后经调周辨证论治孕育成胎而获愈。胎停育属于中医滑胎范畴,肾主系胎,气主载胎,血主养胎,故肾虚是滑胎的根本病机。《素问·奇病论》云:"胞络者系于肾。"傅青主亦说:"肾水足而安胎,肾水亏而胎动。"故预培其损为治法。《景岳全书·妇人规》云:"凡治堕胎者必察此养胎之源,而预培其损,保胎之法,元出于此。"而寿胎丸,泰山磐石散,安奠二天汤之方加减化裁为常见效方。

另外,在诊治中要结合现代医学检查,诸如胚胎染色体,自身免疫,同种免疫,血型抗体,男女双方染色体以及基因突变等。就自身抗体异常致胎停育的治疗,其原则是补肾健脾益气,活血化瘀,清热利湿。其中抗心磷脂抗体治疗宜补肾,益气生血,佐以活血化瘀、清热,组方为:党参、白术、茯苓、炙甘草、桑寄生、菟丝子、杜仲、女贞子、苎麻根、山药、苏梗、黄芩、当归、丹参、炒白芍。血型抗体宜清热利湿,活血化瘀,组方为:茵陈、制大黄、竹茹、苎麻根、益母草、炒白芍、生甘草、炒黄芩、桑寄生、当归。

（刘惠杰　整理）

十二、胎停育

验案:刘某,女,37岁,2016年10月28日初诊。

【初诊】　患者自述胎停育2次(2015年7月1次,2016年7月1次),原因不清,月经近期尚可,月经量少,末次月经10月9日,带经两天,经量少。孕5产1,想要二孩。饮食正常,夜寐安,大便略稀,舌质红,舌苔薄白。

　　西医诊断:胎停育

　　中医诊断:滑胎

辩　　证：脾肾两虚

辨证分析：肾主系胎，血主养胎。《医学衷中参西录》曰："男女生育，皆赖肾气作强，肾旺自能荫胎也。"肾虚不能系胎；脾胃为后天之本，脾虚则气血生化乏源，血海空虚无以养胎；脾肾两虚，无以固摄滋养胎元，故患者多次滑胎。

治法：滋肝肾，益气血，调冲任

处方：当归10g　　熟地黄10g　　白芍10g　　女贞子15g

　　　菟丝子15g　覆盆子15g　枸杞子15g　紫石英30g

　　　紫河车6g　　续断10g　　桑寄生15g　炒白术10g

　　　茯苓10g　　香附10g　　甘草10g　　炙黄芪30g

7剂，水煎服。并嘱安坤赞育丸每天中午服1丸。

【二诊】　2017年1月13日病史如前，末次月经元月3日，带经2天，经量少，诊脉弦细。辅助检查：2016年11月8日：甲状腺功能（-），性激素检查：睾酮0.61ng/ml，雌二醇26pg/ml，黄体生成素2.17mIU/ml，促卵泡激素8.24mIU/ml，催乳素10.13ng/ml，孕酮0.61mg/ml。抗苗勒管激素（AMH）检查：2.12ng/ml。抑制素B：184.68ng/ml。治法：温肾疏肝调冲。并嘱安坤赞育丸每天中午服1丸。

处方：紫石英30g　紫河车6g　　酒苁蓉10g　淫羊藿10g

　　　当归10g　　熟地黄10g　川芎6g　　丹参15g

　　　菟丝子15g　覆盆子15g　枸杞子15g　茺蔚子10g

　　　胡芦巴10g　小茴香10g　香附10g　　甘草10g

7剂，水煎服，日1剂。

【三诊】　2017年1月20日。胎停育2次，欲生二孩，末次月经元月3日，带经2天，经量少，诊脉弦细。治法：滋脾肾，调冲任。嘱咐乌鸡白凤丸每天中午服1丸。

处方：炙黄芪30g　当归10g　　党参10g　　熟地黄10g

　　　菟丝子15g　枸杞子15g　覆盆子15g　紫石英30g

　　　紫河车6g　　续断10g　　炒白术10g　茯苓10g

　　　甘草10g　　香附10g

7剂，水煎服，日1剂。

【四诊】 2017年2月6日。胎停育2次,欲生二孩,末次月经元月30日,带经2天,经量少,腹痛发凉,诊脉弦细。治法:温肾疏肝助孕。嘱乌鸡白凤丸每天中午服1丸。

处方:紫石英30g　酒苁蓉10g　淫羊藿10g　菟丝子15g
　　　当归10g　　熟地黄10g　丹参15g　　茺蔚子10g
　　　覆盆子15g　紫河车6g　　续断10g　　胡芦巴10g
　　　小茴香10g　香附10g　　甘草10g

7剂,水煎服,日1剂。

按语: 首诊时处方以五子衍宗丸(含菟丝子、覆盆子、枸杞子)合女贞子、紫河车、续断、桑寄生以补肾填精;四物汤(含当归、白芍、熟地黄)以养血和血;当归补血汤(当归、黄芪)以益气生血;香附,李时珍称之为"气病之总司、女科之主帅",为气中血药,合白术、茯苓健脾理气。甘草调补和中,调和诸药。全方共奏健脾益肾,调补冲任之功。

二诊时处以五子衍宗丸(含菟丝子、覆盆子、枸杞子)合酒苁蓉、紫河车以滋肾填精;淫羊藿、胡芦巴、小茴香以温肾填精;四物汤(含当归、川芎、熟地黄)以养血和血;以丹参、茺蔚子以活血养血;香附为气中血药,紫石英温肾暖宫,为宫寒不孕之要药,甘草以补中气,调和诸药。全方共奏健脾益肾,调补冲任之功。

三诊时患者值月经第18天,服药期间为经前期,即黄体期。此期治宜温养脾肾以固本。本方以五子衍宗丸(含菟丝子、覆盆子、枸杞子)合紫石英、紫河车、续断以温肾填精;四物汤(含当归、熟地黄)以养血和血;当归补血汤(当归、黄芪)以益气养血;炒白术、茯苓、党参、甘草(四君子汤)以健脾利湿;香附为气中血药。全方共奏健脾益肾,调补冲任之功。

四诊时以五子衍宗丸(含菟丝子、覆盆子)合紫石英、紫河车、酒苁蓉、淫羊藿、续断、胡芦巴、小茴香以温肾填精;四物汤(含当归、熟地黄)以养血和血;香附为气中血药,合小茴香以疏肝理气;丹参、茺蔚子以活血养血,甘草以补中气,调和诸药。全方共奏健脾益肾,调补冲任之功。

老师点评: 胎停育,中医称为"滑胎",中医按"肾主系胎,气主载胎,血主养胎"之机制进行治疗。在临床观察上应结合西医检查,突出原因，诸如胚胎染色、自身免疫、同种免疫、ABO 抗体，以及双方染色体、基因突变等。而滋肝肾、益气血、调冲任为治疗大法。

（刘惠杰　整理）

十三、原发性不孕

验案：杨某，女，45 岁。2015 年 12 月 28 日初诊。

【初诊】　患者自述结婚 7 年，同居未避孕未孕。月经后期。LMP28/12，值经期，经量中等，经至少腹冷，腰部酸痛，伴有乏力。平素白带量多。纳食可，二便调，夜寐尚可。双侧脉沉细，舌质红，苔薄白。既往体健。经期 28～40 天，带经 6 天，量中等，经前乳房胀痛，经至腰酸，少腹冷。2009 年结婚，孕 1 产 0，胎停育 1 次，6 次人工授精未果。

西医诊断：原发性不孕

中医诊断：无子、绝嗣

辨　　证：肝郁肾虚

辨证分析：患者年过六七，三阳脉衰，精血不足，血海不能按时满溢，致月经后期。乏力，腰酸，脉沉细均为肾虚之症。患者多次人工授精未果，心情抑郁不舒，经前乳房胀痛为肝郁之证。

治法：疏肝祛瘀调冲任

处方：（方 1）柴胡 10g　　赤白芍各 10g　　鸡血藤 20g　　红花 10g

　　　　熟地黄 10g　　当归 10g　　　　泽兰 10g　　　丹参 10g

　　　　益母草 20g　　小茴香 10g　　　菟丝子 20g　　香附 10g

　　　　炙甘草 10g

7 剂，水煎服。

【二诊】　2016 年 1 月 7 日。病史同前，月经已干净，痛经较前减轻。舌质红，苔薄白，脉沉细。予滋肾养血调冲任法。

处方：（方 2）当归 10g　　熟地黄 10g　　白芍 10g　　　女贞子 15g

　　　　枸杞子 15g　　山萸肉 10g　　覆盆子 15g　　制何首乌 10g

　　　　龟甲胶 15g（烊化）　　　　　巴戟天 10g　　制何首乌 10g

　　　　黄精 10g　　　肉苁蓉 10g　　淫羊藿 10g　　香附 10g

　　　　炙甘草 10g

8剂，水煎服，并予安坤赞育丸10g，每日2次口服。后经朋友转述：连续服药5个月后自然受孕，1年后产1名健康女婴。

按语： 患者年过六七，曾多次人工授精未果，老师考虑患者肝郁肾虚，子宫内环境差，致受精卵无法正常生长。遂用序贯疗法分期给予治疗。即行经期胞脉充盛，由满而溢，泻而不藏，排出经血，宜行气活血化瘀，助经血畅利，祛瘀生新，为受孕做好准备。经后期血海空虚、阴血不足，子宫藏而不泻，呈现阴长的动态变化，为重阴状态，治疗宜滋阴养血。经间期阴充阳长，为阴阳转化，即精血进一步充实，重阴转阳，阴消阳长此为排出卵子关键，治疗上在滋养精血同时加温肾助阳、行气活血以促卵泡排出。经前期阴盛阳生渐至重阳，阴阳俱盛，以备种子育胎，若已受孕，精血聚以养胎安胎；如未受孕，则调补肾脾以调经，治宜温养脾肾。因患者为台湾人，路途遥远，遂安排经期服用方1，经后服用方2，再后服用安坤赞育丸。本例患者经期服用方1，以疏肝祛瘀调冲任为法，方用桃红四物汤合四逆散加减。方中，柴胡、白芍为四逆散主药，疏肝解郁；熟地黄、当归、白芍为四物汤主药，养血活血；鸡血藤、丹参养血活血；红花活血化瘀；益母草、泽兰活血消肿；小茴香温经通络；菟丝子平补肝肾；炙甘草调和诸药，补中气。全方共奏疏肝祛瘀调冲之功，使经期淤血得以顺畅排出。方2为经后服用方。经后卵泡期血海亏虚，需用滋肾养血之法。方中当归、熟地黄、白芍为四物汤主药，补养气血；山萸肉、龟甲胶、黄精、制何首乌补肾阴；女贞子、枸杞子、覆盆子为五子衍宗丸中药物，补肾益精；巴戟天、肉苁蓉、淫羊藿温补肾阳，取"阳中求阴"之意；香附疏肝解郁；炙甘草调和诸药。排卵期及黄体期服用安坤赞育丸。安坤赞育丸是由北京同仁堂研制的，源于《清内廷法制丸散膏丹各药配方》。由鹿角胶、紫河车、鹿尾、肉苁蓉、菟丝子、锁阳、熟地黄、鸡血藤、阿胶、当归、红花、人参、山萸肉、黄芪、丹参、白术等63种中药组成，治气血亏损而致的月经不调、腰腿疼痛、大便溏泻、崩漏带下、骨蒸潮热、精神不振。患者连续服药5个月，子宫内环境较前明显好转，"土壤肥沃"，在46周岁时自然受孕，后孕育健康胎儿。

老师点评： 肾主生殖，肾藏精，为天癸之源，冲任之本（冲为血海，任主胞胎），肝主疏泄条达，藏血。女人以肝为先天，以血为本，故治疗女性不孕症，益肾疏肝，调补冲任为治疗大法。临证据气血阴阳，月经周期变化，瘀者祛之、补益肾精以奠定物质基础，温肾活血以给予动力，调补脾肾以气血。分期论治以助孕育。

（张志欣　整理）

十四、继发性不孕

验案：*尹某，女，32岁，2007年7月12日初诊。*

【初诊】　患者诉结婚10年同居未避孕未育，男方精液正常。追问病史，患者2003年因计划外妊娠行人工流产1次，1年后孕早期自然流产1次，后一直未孕，曾于北京多家医院治疗4年，行输卵管造影、B超、监测排卵、基础体温（BBT）监测。患者平素月经后愆，2～3个月一行，甚至闭经，月经量少，色暗质稠，夹有血块，痛经，伴腰酸痛，少腹坠胀，寐差心烦。末次月经：2007年3月30日。现停经4月，自觉心烦，乳胀，二便调。查舌质暗红，舌苔薄白，诊脉弦细。

西医诊断：继发不孕症

中医诊断：断绪

辨　　证：肝肾阴虚，冲任虚寒

辨证分析：患者肝肾阴虚，精血不足，冲任虚寒，不能凝精成孕，则见月经后期，量少，婚久不孕，精血亏少，内不荣脏腑，故见腰酸痛，痛经。

治法：滋肝肾，调冲任

处方：

当归10g	熟地黄10g	赤芍10g	女贞子15g
枸杞子15g	菟丝子15g	续断10g	川牛膝15g
山萸肉10g	紫河车6g	杜仲15g	鹿角霜10g
覆盆子10g	淫羊藿10g	益母草15g	香附10g

7剂，水煎服，日1剂。

【二诊】　2007年7月19日，诉7月15日月经来潮，量多，夹有血块，痛经明显，腰酸，舌质暗红，舌苔白，诊脉弦细。予益肾养血，滋补肝肾。

处方：炙黄芪 30g　　当归 10g　　党参 15g　　熟地黄 10g

　　　　女贞子 15g　　枸杞子 15g　　菟丝子 15g　　何首乌 10g

　　　　紫河车 6g　　阿胶 20g　　龟甲 10g　　山萸肉 10g

　　　　续断 10g　　甘草 10g

7 剂，水煎服，日 1 剂。

【三诊】 2007 年 7 月 26 日，无不适主诉，BBT 单相，舌质红，舌苔白，诊脉弦细，予温肾活血助孕。

处方：紫石英 30g　　花椒 2g　　熟地黄 10g　　当归 12g

　　　　鹿角胶 15g　　龟甲胶 15g　　紫河车 6g　　淫羊藿 10g

　　　　胡芦巴 10g　　菟丝子 15g　　炙黄芪 30g　　肉苁蓉 12g

　　　　巴戟天 10g　　茺蔚子 15g　　丹参 15g　　枸杞子 10g

　　　　穿山甲 3g　　皂角刺 10g　　甘草 10g

5 剂，水煎服，日 1 剂。

【四诊】 2007 年 8 月 1 日，未诉不适，值黄体期，予调补冲任，健脾益肾。后守上方宗气血阴阳消长之旨，辨证与辨病相结合，予贯序治疗。至 2007 年 12 月月经周期正常，BBT 双相，监测排卵有优势卵泡，然至 2008 年 6 月仍未受孕，建议行腹腔镜探查术。患者于 2008 年 7 月 5 日于我院妇科行宫腹腔镜联合探查术，术中见右侧输卵管与侧腹壁粘连，形成粘连带，将粘连分离松解，左卵巢、卵管被蝉翼状结缔组织包裹，粘连带包裹较严重，不能正常暴露，予分离松解粘连带后见正常卵巢及卵管，台下行亚甲蓝输卵管通液术，左侧卵管通畅，右侧输卵管未见蓝染，考虑是近端堵塞，腹腔镜不易复通，未予处理。2008 年 8 月，得知患者已怀孕 1 月余，追访 2009 年 4 月 16 日术娩一健康女婴。

按语：不孕症是指生育期妇女，婚后夫妇同居 1 年，配偶生殖功能正常，未避孕而未怀孕者；或曾受孕过，而 1 年内未再怀孕者。前者称为原发性不孕，古人称为"全不产""无子"；后者称为继发性不孕，古人称为"断绪"。难治性不孕症是指结婚 5 年，接受专科治疗 2 年以上仍未孕，常见的病因有子宫内膜异位症、多囊卵巢综合征、卵巢早衰、辅助生殖技术（ART）反复治疗无效等。不孕症是临床常见病，随着生活节奏加快、工作压力加大和生活环境的改变，该病的发病率有升高的趋势。由于引起不孕的原因很多，发病机制也很复杂，本病的病机有虚实之分，虚者因冲任、胞宫失于濡养与温煦，难以成孕，引起其病机变化的主要因素有肾阳亏损和肾阴不足等。正如《圣济总录》云："女子所以无子者，冲任不足，肾气虚寒也。"而实者因瘀滞内停，冲任受阻，不能摄精成孕。引起实证病机变化的主要因素有肝郁、痰湿和血瘀。明代《景岳全书·妇人规》云："产育由于气血，气血由于情怀，情怀不畅则冲任不充，冲任不充则胎孕不受。"临床以虚实夹杂者多见。西医认为，受孕是一个极为复杂而又协调的生理过程，为使这一生理过程得以正常运行，育龄夫妇必须具备：①具有正常的细胞，即正常的精子和卵子；②卵子和精子能够在输卵管内相遇，结合成为受精卵，受精卵能够顺利地到达宫腔；③具备受精卵着床、发育的良好的子宫内膜与子宫内环境。以上环节中的任何一项不正常，均能够影响受孕，引起不孕症。

诊治不孕症可采用中医与西医相结合的方法，在临床二者常常扬长补短，可取得较好疗效，即辨证与辨病相结合，中医的整体观与西医的微观技术相结合。西医的微观技术如宫腔镜和腹腔镜联合探查术，宫腔镜和腹腔镜可优势互补，同时观察和治疗宫腔内、腹腔内的病变，使治疗更加有效。它能够做到一次性检查卵巢、子宫、输卵管等，快速、科学、准确地检测出各种不孕不育的病因，对症全面诊疗，是目前诊治宫腔内和腹腔内不孕因素的最佳方法，也是当今国际医学界首肯的不孕症诊治"金标准"。此患者先是利用中医中药结合患者的全身症状、体征、舌、脉等，对于月经的不同时期予贯序治疗。经期：桃红四物汤加减理气祛瘀调经；卵泡期：滋补肝肾、养血调经；排卵期：温肾活血助孕；黄体期：四二五合方调补冲任，益肾补脾固本。后结合西医的宫腹腔镜手术，同时观察宫腔与腹腔的病变，更加准确地找到不孕的原因，将粘连的部位予以分离，使卵巢、输卵管能够正常地暴露，最终达到使患者受孕的目的。

老师点评：本病案整理翔实，是中西医结合治疗不孕症成功病历。中医宗"调经种子"为运用现代医学治疗打好基础，互相弥补，相得益彰。就西医而论,女性不孕症可分为输卵管性不孕,排卵障碍性不孕,以及免疫性不孕。临床中医治疗排卵障碍性不孕,卵泡不发育或闭锁则责于肾阴亏虚或肾阳虚弱,治宜六味地黄丸合五子衍宗丸;未破卵泡黄素化综合征多责于肝郁脾虚,气滞血瘀,痰湿内停,宜调肝健脾,宜加味逍遥丸合苍附二陈汤;而排卵后黄体功能不足宜固肾健脾,宜用寿胎丸合四君子汤。

(陈海荣　整理)

十五、围绝经期综合征

验案:邢某,女,43岁,2008年4月20日初诊。

【初诊】　患者自诉近2年来月经紊乱、量多,伴头晕、心慌乏力,腰膝酸软无力,情绪不能自控,喜悲伤欲哭,失眠,无法正常工作,曾多方求治。服用坤宝丸、大豆异黄酮、阿米替林等症状无明显改善。刻下望诊患者头发花白,表情淡漠。舌质淡红,苔白,脉沉细。

西医诊断:围绝经期综合征

中医诊断:脏躁

辨　　证:肾虚阴阳失调、心肝失养

辨证分析:肾气渐衰,天癸枯竭,冲任衰退,精血不足,无以济心、养肝、健髓、营脑,可致心肾不交、冲任失调、心神失养,故导致月经紊乱,情绪失控,失眠等。

治法:滋肾养肝,益气养心

处方:二仙汤合甘麦大枣汤加减

仙茅10g	淫羊藿10g	巴戟天10g	知母10g
黄柏10g	当归10g	女贞子15g	墨旱莲15g
熟地黄10g	何首乌10g	小麦30g	甘草10g
大枣10枚	山萸肉10g	炒白芍15g	醋柴胡10g
郁金10g	炒枣仁30g		

【二诊】　2008年4月27日。服7剂后睡眠好转,仍有心悸、汗出、背发凉,辨证属于阴血不足、阴阳失调,加浮小麦30g、麻黄根10g、大枣10枚,7剂,水煎服。

按语：此病当属中医"绝经前后诸症""脏躁"范畴。人体的自然盛衰过程由肾气所主，肾气为五脏六腑之本，也是维持阴阳之根本。"五脏之阴气非此不能滋，五脏之阳气非此不能发"。妇女在绝经前后，肾气渐衰，天癸枯竭，冲任衰退，精血不足，无以济心、养肝、健髓、营脑，可致心肾不交、冲任失调、心神失养等，从而出现阴阳平衡失调、脏腑功能紊乱的一系列症状。

老师点评：中医学认为此病为"绝经前后诸症"之范畴。《素问·上古天真论》说"七七任脉虚，太冲脉衰少，天癸竭"，说明妇女在49岁左右，正是冲任脉功能逐渐衰退的一个过渡时期，机体阴阳平衡失调。根据"阴平阳秘，精神乃治"的原则，立滋养肝肾、平调阴阳、养心安神为原则，方选二仙汤合甘麦大枣汤加减：方中仙茅、淫羊藿、巴戟天温补肾阳；当归、熟地黄、何首乌益精养血；知母、黄柏滋阴降火；女贞子、墨旱莲滋补肾阴；甘麦大枣汤养心气，甘润生阴。诸药合用共奏温补肾阳、滋阴降火、养心安神之功。

（邵丽君 整理）

妊娠与产后诸疾

一、胎动不安

验案：贾某，女，28岁，已婚。2016年8月8日初诊。

【初诊】 患者毓麟9周，4/8查常规B超示：妊娠囊，可见胎芽，胎心搏动，宫内暗区（积血？）。纳馨，乏力，少腹隐痛，腰部酸痛，下坠感，大便稀，夜寐安。双侧脉滑，尺脉弱，舌质暗红，苔薄白，边有齿痕，苔后部瘀点多，色红。

西医诊断：先兆流产

中医诊断：胎动不安

辨　　证：脾肾两虚

辨证分析：患者素体瘦弱，脾肾两虚。孕后血聚冲任养胎，化源不足而气血亏虚，胞脉失养，不荣而痛。孕后气血失调，血不归经，致子宫积血。

治法：健脾益肾养胎

处方：续断 10g　桑寄生 15g　阿胶 15g（烊化）　菟丝子 15g

　　　　黄芩 10g　炒白术 10g　当归 10g　　　　熟地黄 10g

　　　　白芍 10g　生杜仲 10g　炙甘草 10g

　　　　　　　　　　　　　　　　　　　　7 剂，水煎服。

【二诊】　2016 年 8 月 15 日。药后少腹隐痛好转，仍有腰部酸痛，时有恶心欲吐，肠鸣，大便稀，双侧脉滑，舌质淡红，苔薄白，苔后部瘀点颜色较前变浅。上方加竹茹 10g，陈皮 10g，7 剂，水煎服。

【三诊】　2016 年 8 月 22 日。毓麟 11 周，服药后仍纳食不馨，恶心，肠鸣，大便稀。双侧脉滑，舌质红，苔薄白，根部黄厚，有瘀点。二诊方加砂仁 6g（后下），山药 30g。7 剂，水煎服。

【四诊】　2016 年 8 月 31 日。毓麟 12 周，药后纳馨，双侧脉滑，舌质红，苔薄白，根部苔黄厚，瘀点色浅。8 月 26 日 B 超示：宫内单活胎，可见胎心，胎动。

处方：续断 30g　　菟丝子 30g　桑寄生 30g　阿胶 30g

　　　　炒白术 30g　熟地黄 30g　黄芩 20g　　党参 30g

　　　　山药 30g

1 剂，共研细末。嘱于阴历初一、初二、初三、十一、十二、十三、廿一、廿二、廿三，每日各服 10g。

按语：患者因 B 超示宫内暗区（积血？）就诊，伴有少妇隐痛，腰部酸痛，下坠感。老师辨证脾肾两虚，考虑宫内积血为脾肾两虚，冲任气血失调，血不归经所致。遂予寿胎丸合安奠二天汤加减治疗。方中熟地黄、炒白术、生杜仲、炙甘草为安奠二天汤主药，补先后二天之脾肾。续断、阿胶、桑寄生、菟丝子为张锡纯的《医学衷中参西录》中的寿胎丸，专用于补肾安胎。熟地黄、当归、白芍为四物汤主药，补血活血。黄芩清热安胎。白芍、炙甘草为芍药甘草汤，缓急止痛。二诊时腰腹不适症状减轻，加陈皮、竹茹和胃止呕。三诊加砂仁健脾化湿祛浊，山药健运脾胃。四诊时，患者复查 B 超，宫内暗区（积血？）消失。即证明老师辨证用药准确。患者毓麟满 3 个月，遂减少药量继续服用寿胎丸加减方健脾益肾。

患者初诊时舌苔后部满布鲜红色瘀点，经治疗后瘀点颜色变浅。不能见瘀象而用活血化瘀药物。要找到根源，辨证论治。考虑妊娠禁用活血化瘀药，不能损伤胎元，老师未用任何活血化瘀药物，舌苔瘀象减轻，子宫积血消失。另外，妊娠10个月，胎儿孕育成熟方能分娩，头3个月尤为重要，为保胎关键时期。

老师点评：重身瘀血，尚可在益肾安胎基础上加用活血养血之品，此乃有是病则用是药，诚如《黄帝内经》所论"有故无殒，亦无殒也"。病去大半，用散剂调治。"汤者荡也""散者散也""丸者缓也"。《圣济经》："散者，取其渐渍而散解，其治在中。"用药时间为一二三，此乃吾师刘奉五之临床经验，思之，恐怕受道家影响吧！老子曰："道生一，一生二，二生三，三生万物。"

（张志欣 整理）

二、妊娠恶阻

验案：肖某，女，23岁，已婚。2017年2月25日初诊。

【初诊】 停经82天，恶心、呕吐3周。患者既往月经错后6～7/35～40天，末次月经2016年12月5日，2017年2月3日出现恶心，呕吐，厌油腻，小腹隐痛，于外院就诊，查尿妊娠免疫试验阳性。2月7日，因为恶心呕吐加重于我院门诊就诊，查尿酮体++++，于急诊补液治疗，疗效不满意。刻下见恶心，呕吐，食入即吐，呕吐物为胃内容物或清水，其味酸，口干黏，不欲饮，胃脘部疼痛不适，时有小腹坠痛，头晕乏力，肢软神疲，失眠，二便少。舌淡，苔薄腻，脉滑。孕1产0，曾患有"胃神经官能症"。

西医诊断：妊娠剧吐

中医诊断：妊娠恶阻

辨　　证：脾胃虚弱，胃失和降

辨证分析：平素脾胃虚弱，加之妊娠后阴血以养胎，冲脉之气偏盛上逆，胃失和降所致。

治法：健脾和胃，降逆止呕

处方：太子参 15g　炒白术 10g　茯苓 10g　砂仁 6g（后下）

　　　苏梗 10g　　陈皮 10g　　竹茹 10g　清半夏 10g

　　　芦根 10g　　续断 10g　　白芍 10g　炒稻芽 10g

　　　炙甘草 10g

　　　　　　　　　　　　　7 剂，水煎服，少量多次频饮。

【二诊】　2017 年 3 月 5 日。服药后恶心呕吐明显好转，偶有小腹下坠感，舌质淡红，苔薄白，脉滑。治法不变，上方去茯苓，7 剂，水煎服。

【三诊】　2017 年 3 月 13 日。偶有恶心，无呕吐，饮食好转，无腹痛，舌质淡红，苔薄白，脉滑。彩超显示胎儿发育良好。

按语：患者素有"胃神经官能症"，脾胃素虚，妊娠后阴血下注冲任、胞宫以养胎元，冲脉之气较盛，冲脉隶属阳明，冲气挟胃气上逆，胃失和降，导致孕后恶心呕吐。治以健脾和胃，降逆止呕，方选香砂六君子汤加减。

老师点评：本病病位在胃，与肝脾关系密切。主要发病机制为冲脉之气上逆，胃失和降所致。肝胃不和往往是发病的关键，脾胃虚弱、痰湿阻滞、气阴两虚是疾病发生、发展的不同阶段。选香砂六君子汤为基础方，方中太子参、炒白术、茯苓、竹茹、芦根益气补虚、养阴生津，以免呕吐不止而伤阴液，加陈皮、清半夏、苏梗行气化痰止呕、安固胎元；炒稻芽健脾开胃；续断补肾安胎；配白芍意在养血柔肝、平冲降逆；白芍、炙甘草有缓急、防止子宫收缩而起到安胎的作用；配稻芽健脾开胃止呕。

　　　　　　　　　　　　　　　　　　　　（邵丽君　整理）

三、胎漏

验案：张某，女，30 岁，2017 年 8 月 14 日初诊。

【初诊】　结婚 2 年未避孕 1 年未孕。现病史：自述未避孕 1 年以来未孕，月经上次量少，本次月经 8 月 12 日始阴道出血，点滴淋漓，伴腰腹畏寒。舌质红，舌苔薄白，脉弦细。既往末次月经 2017 年 7 月 9 日。

西医诊断：早孕

中医诊断：胎漏

辨　　证：脾肾两虚，冲任不固

辨证分析：患者腰腹畏寒，阴道出血，为脾肾两虚，冲任不固之象。腰为肾之府，肾虚水寒则腰腹畏寒。脾肾气虚不摄，则阴血不固，点滴而下。故辨证属脾肾两虚之证。

治法：健脾益肾，固摄冲任

处方：续断10g　菟丝子15g　桑寄生15g　阿胶15g

　　　黄芩10g　炒白术10g　苎麻根10g　椿根皮10g

　　　桑叶10g　侧柏炭10g　白芍10g　　甘草10g

　　　　　　　　　　　　　　　7剂，水煎服，日1剂。

【二诊】　2017年8月21日。毓麟4周，药后已无出血，纳可，时而气短，偶有下腹隐痛。辅助检查：2017年8月18日查腹部B超显示宫内胎囊0.9cm×0.9cm×0.4cm，卵黄囊可见，胎芽（-）。宫内早孕（相当于4周）。β-HCG：2 404.47mIU/ml，孕酮：18.20ng/ml，雌二醇：333pg/ml。

处方：续断10g　菟丝子15g　桑寄生15g　阿胶15g

　　　黄芩10g　炒白术10g　苎麻根10g　陈皮10g

　　　竹茹10g　苏梗10g　　炙甘草10g

　　　　　　　　　　　　　　　7剂，水煎服，日1剂。

　　按语：此患者阴道少量出血，患者以为是月经来潮，较上次时间推迟，一般会认为是月经推迟所致。然而此患者就诊时无意的一句话"这次月经来的量特别少"提醒了老师引起注意，患者既往月经周期及量均正常，此次突发月经量少且月经过期不至，是否是怀孕后的出血？老师让患者化验尿后为阳性，结合血β-HCG：934.29mIU/ml。提示此患者确实是怀孕了。这提醒我们在临床中，月经过期而至的患者，一定要注意甄别，有孕无孕则用药迥异。

　　《景岳全书》云："妊娠忽然下血，其证有四：或因火热迫血则妄行，或因郁怒气逆则动血，或因损触胎气，胞宫受伤而下血，或因脾肾气陷，命门不固而脱血。凡此皆动血之最者也。不速为调理，则必致堕胎矣。"此例患者属脾肾两虚之证，治疗采用寿胎丸（续断、菟丝子、桑寄生、阿胶）以补肾安胎；炒白术、甘草以健脾益气；椿根皮为清热燥湿的药物，具有收敛固涩作用，能止带、止泻、止血固经，与黄芩、白芍同用以清热凉血养血。苎麻根治心膈热，漏胎下血，《医林纂要·药性》载："孕妇两三月后，相火日盛，血益热，胎多不安。苎根甘咸入心，能布散其光明，而不为郁热，此安胎良药也。"桑叶，味苦甘，性寒，归肺经、肝经，有清肝养肝、疏散风热、清肺、明目的功效。《本草从新》载："滋燥，凉血，止血。"故苎麻根、桑叶以凉血清热。辅以侧柏炭炒黑以止血。《本草从新》曰："最清血分湿热，止吐衄崩淋，肠风尿血，血痢，一切血证。"故全方共奏健脾益肾，清热凉血之功。使脾肾之先、后天得以补益，从而肾气旺盛，脾气充足，阴阳和调，气血相濡，维持妊娠的需要，保证胎元的发育。

二诊时患者药后症减，阴道已无出血，效不更方，继以前方加减，减去椿根皮、桑叶、侧柏炭、白芍，加陈皮、竹茹、苏梗以理气降逆。全方共奏健脾益肾安胎之功。

老师点评：经曰："阴搏阳别谓之有子"。此指脉象滑利，尺脉大于寸脉而言。孕早期从自觉症状上讲，有诸如停经、早孕反应、乳房胀痛、便频数等症状。但仅凭症状，早期妊娠诊断有时是很困难的。而查血、尿HCG还是有特异性的。从本例病史诊断上很多启发，有所感悟：①育龄女子，月经正常，经期超一天，也要考虑早孕，查尿HCG；②平素月经正常，而末次月经异常，如阴道少量出血……如本例，应与胎漏进行鉴别；③临床诊断用药首先是安全、其次是疗效，可谓"诊断疾病，遣返用药，安全第一，天经地义"。

（刘惠杰　整理）

四、子嗽

验案：付某，女，30岁，已婚。2017年5月26日初诊。

【初诊】　患者毓麟15周，已完成妇科检查。近1周来因受凉出现鼻塞流清涕，咳嗽，痰少，夜间加重，影响睡眠。无发热，纳食尚可，时有恶心欲吐，心烦，二便调。左脉沉细，右脉滑，舌质红，苔薄白。

西医诊断：呼吸道感染

中医诊断：子嗽

辨　　证：肺热失宣

辨证分析：患者患有甲状腺功能低下，平素阴虚；孕后气血多聚于下部以养胎，阴精不能上承，致肺阴亏损；又感受风寒，郁里化热，灼伤肺阴，致肺失濡养，肃降失职而成咳嗽，痰少。夜间咳嗽加重说明肺阴亏损较重。

治法：清热宣肺养胎元

处方：桑叶10g　桑白皮10g　杏仁10g　　沙参10g

　　　黄芩10g　炒白术10g　紫苏梗10g　紫苏叶10g

　　　知母10g　荆芥10g　　浙贝母10g　桂枝10g

　　　陈皮10g　炙甘草10g　苎麻根10g　款冬花10g

　　　　　　　　　　　　　　　　　5剂，水煎服。

服药后明显好转，继服3剂以求巩固。

按语：本病乃妊娠期间，咳嗽不已称为"妊娠咳嗽"，中医称为"子嗽"。多因平素阴虚，怀孕后气血多聚于下部养胎，阴精不能上乘，肺阴亏损，阴血愈亏，阴虚火旺，灼伤肺津，肺失濡养，肃降失职而成咳嗽。

老师选用桑杏汤加减治疗。桑杏汤出自《温病条辨》，用于治疗温燥外袭，肺津受灼之轻证，症见干咳无痰或痰少，身热不甚，舌红苔薄白等。方中桑叶清宣燥热，透邪外出；杏仁宣利肺气，润燥止咳；浙贝母清热化痰；沙参养阴生津，润肺止咳。老师加入桑白皮清肺止咳，补虚益气；黄芩清肺热安胎；炒白术健脾益气，"脾旺不受邪"；紫苏梗安胎顺气；紫苏叶散风寒解表；荆芥祛风寒；知母清热滋阴润燥；桂枝温肺止咳；陈皮和胃；苎麻根清热安胎；款冬花润肺下气止咳。全方共奏清热润肺止咳安胎作用。患者服用5剂后症状明显减轻，继服3剂以求愈功。

老师点评：子嗽之痰，有外感内伤之分。其病位在肺，然产前多热，产后多寒，即使感受风寒也易积而化热，故清热养阴，止嗽安胎为治。胎孕咳嗽必须始终照顾妊娠，发表不宜太过，以免劫津伤阴而犯虚虚之诫，用药宜清润，不可滋腻太过。桑杏汤加味，验之效好。然千方易得一效难求。陈素庵创紫苏汤治子嗽，录后供参考。方组为：贝母、前胡、桑皮、紫菀、白术、甘草、黄芩、五味子、桔梗、麻黄、紫苏、杏仁、知母、当归、陈皮、赤苓。

（张志欣 整理）

五、妊娠感冒

验案：李某，女，28岁。2016年4月22日初诊。

【初诊】 患者怀孕50天。因受凉后出现鼻塞，流清涕，咽痒，咳嗽，痰少。偶有恶心，纳食可。二便调。双侧脉浮滑，舌淡胖，苔薄白。

中医诊断：妊娠感冒

辩 证：风寒袭表

辨证分析：患者妊娠，气血下注养胎，卫表气虚，复感风寒，由口鼻而入，肺卫首当其冲。卫表不和则恶寒，身痛；肺失宣肃则鼻塞，流涕，咽痒咳嗽。

治法：祛风解表，健脾和胃，益肾养胎

处方：山药30g　　莲子肉10g　　炒白术10g　　黄芩10g

　　　紫苏叶10g　紫苏梗10g　荆芥穗10g　　菟丝子15g

　　　竹茹10g　　甘草10g

7剂，水煎服。

按语：患者诊断为妊娠感冒，老师给予香苏散加减治疗。《济阴纲目》云："凡妊娠伤寒，勿论数日，但见恶寒头疼，香苏散主之。"香苏散出自《太平惠民和剂局方》，原方组成为：香附，紫苏叶，炙甘草，陈皮。功用为理气解表。用于治疗外感风寒，内有气滞，形寒身热，胸脘痞闷，不思饮食，舌苔薄白之症。方中紫苏叶辛温解表，温中行气，且有安胎作用；甘草调和诸药。老师未用香附，可能因香附疏肝理气，为"气中血药"，恐动胎。加用山药、莲子肉、炒白术健脾以生气血；菟丝子补肾安胎；荆芥穗是荆芥的花穗，发散力量较荆芥强，具有祛风解表功用；黄芩清热安胎；竹茹清热除烦止呕；紫苏梗理气疏郁，和胃安胎，有报道紫苏梗有类似孕激素样作用。全方共奏解表安胎作用。

老师点评：妊娠期间感受诸疾，诸如子嗽、子烦、子淋、子痫、子肿、子喑等等。其治疗原则是治病与安胎并举，在保胎安胎基础上辨证对症治疗，即在补肾、健脾、疏肝原则下加味治之。古人云："有故无殒，亦无殒也。"唯须掌握剂量，"衰其大半而止"，以免伤胎动胎。

（张志欣 整理）

六、妊娠腹痛

验案：周某，女，26岁。2016年6月1日初诊。

【初诊】 患者毓麟14周，近两月来少腹部隐隐作痛。曾就诊妇产科，未予处置，嘱卧床休息。刻下面色萎黄，乏力，夜寐不安。头晕心悸，晨起恶心，呕吐，纳食不香，少腹部隐隐作痛，下坠感。腰部酸痛，尿频。双侧脉滑，舌淡胖，边有齿痕，苔白黄厚。

中医诊断：妊娠腹痛

辨　　证：脾肾两虚

辨证分析：患者素体瘦弱，脾肾两虚。孕后血聚冲任养胎，化源不足而气血亏虚，胞脉失养，不荣而痛。痰饮内停，胎气夹痰上逆致恶心呕吐。

治法：益脾肾安胎

处方：续断10g　　桑寄生15g　　菟丝子15g　　阿胶15g（烊化）

　　　炒白术30g　　熟地黄30g　　炒白芍15g　　陈皮10g

　　　竹茹10g　　　生杜仲10g　　苏梗10g　　　炙甘草10g

7剂，水煎服。

【二诊】 2016年6月8日。药后腹痛减轻，饮食后仍恶心欲吐。久坐后腰部酸痛。脉滑，舌淡，边有齿痕，苔根部黄厚。治法：益脾肾养胎元。

处方：山药30g　　莲子肉10g　　炒白术10g　　黄芩10g

　　　陈皮10g　　　竹茹10g　　　藿香10g　　　续断10g

　　　桑寄生15g　砂仁6g（后下）炙甘草10g　　炒白芍12g

7剂，水煎服。

按语：《傅青主女科》"妊娠少妇痛篇"云："妊娠少腹作痛，胎动不安，如有下坠之状。人只知带脉无力也，谁知是脾肾之亏乎。夫胞胎虽系于带脉，而带脉实关于脾肾。脾肾亏损，则带脉无力，胞胎即无以胜任矣……然则胞胎之系，通于心与肾，而不通于脾，补肾可也，何故补脾？然脾为后天，脾非先天之气不能化，肾非后天之气不能生，补肾而不补脾，则肾之精何以遽生也？是补后天之脾，正所以补先天之肾也；补先后二天之脾与肾，正所以固胞胎之气与血。方用安奠二天汤。"老师处方中熟地黄、炒白术、生杜仲、炙甘草为安奠二天汤主药。重用熟地黄、炒白术以补先后二天之脾肾。方中续断、阿胶、桑寄生、菟丝子为张锡纯的《医学衷中参西录》中的寿胎丸，专用于补肾安胎。陈皮、竹茹、苏梗和胃止呕。炒白芍、炙甘草为芍药甘草汤，缓急止痛。

患者服药 1 周后腹痛明显减轻。急则治其标，缓则治其本。二诊方用山药、莲子肉、炒白术健脾，续断、桑寄生补肾，竹茹、陈皮和胃止呕，黄芩清热，砂仁、藿香清热化湿和胃，炒白芍、炙甘草缓急止痛，炙甘草又有补中益气，调和诸药作用。

老师点评：妊娠腹痛要遵循肾主系胎，气主载胎，血主养胎。故妊娠诸症，必在益肾健脾固气养血基础上权变化裁。

（张志欣　整理）

七、恶露不绝

验案 1：王某，女，27 岁。2016 年 7 月 4 日初诊。

【初诊】　患者诉产后月余仍恶露未净，伴有腹痛，耳鸣，乏力，乳汁充足，纳馨，舌质红，边有瘀点，苔薄白，脉沉弦。

西医诊断：恶露未净

中医诊断：产后恶露不绝

辩　　证：肾虚血瘀

辨证分析：冲为血海，任主胞胎，恶露为血所化，瘀血内阻，影响冲任，血不归经，则恶露淋漓，日久不净；瘀血内阻，肝气郁结，疏泄失常，则腹痛时作；肾开窍于耳，肾虚则耳鸣。故本证为肾虚血瘀之证。

治法：益肾活血祛瘀

处方：川芎 6g　　　当归 10g　　　红花 10g　　　益母草 15g

　　　泽兰 10g　　　丹参 15g　　　玫瑰花 10g　　　菟丝子 15g

生麦芽 30g　炙甘草 10g　王不留行 30g

7剂，水煎服，日1剂。

【二诊】 2016年7月8日。自述药后恶露减轻，仍有耳鸣、乏力。舌质暗红，苔黄腻，边有齿痕及瘀点，脉弦数。

处方：生黄芪 30g　当归 10g　　熟地黄 10g　女贞子 15g

丹参 15g　　益母草 15g　　菟丝子 15g　枸杞子 15g

生麦芽 30g　王不留行 30g　炙甘草 10g

7剂，水煎服，日1剂。

【三诊】 2016年7月15日。药后恶露减轻，耳鸣、乏力好转。舌质暗红，苔薄白，边有齿痕及瘀点，脉弦细。治以益肾疏肝，祛瘀生乳。

处方：生黄芪 30g　当归 10g　　熟地黄 10g　女贞子 15g

丹参 15g　　泽兰 10g　　　菟丝子 15g　枸杞子 15g

生麦芽 30g　王不留行 30g　炙甘草 10g　丝瓜络 10g

醋香附 10g　玫瑰花 10g

7剂，水煎服，日1剂。

【四诊】 2016年7月22日。药后恶露已绝，尚有黄色分泌物，时有耳鸣、乏力。舌质暗红，苔薄白，脉沉缓。治以益气养血，祛瘀生乳。

处方：生黄芪 30g　当归 10g　　熟地黄 10g　　益母草 10g

丹参 15g　　生麦芽 30g　　王不留行 30g　通草 6g

醋香附 10g　枸杞子 15g　　天麻 10g　　　炙甘草 10g

7剂，水煎服，日1剂。

按语：产后恶露持续20天以上仍淋漓不断者，称为"恶露不绝"，又称恶露不尽或恶露不止。《傅青主女科》立加减生化汤从"瘀"论治。《中医妇科学》指出，本证的病因病机为：气虚、血热、血瘀。本病例患者恶露淋漓不绝，伴有腹痛，且舌质红而有瘀点，当从"瘀"论治。初诊方以当归、红花、益母草、丹参、泽兰活血化瘀，川芎行气活血，玫瑰花疏肝理气，辅以菟丝子益肾，生麦芽、王不留行通络以助生乳，炙甘草以健运中州，调和诸药。全方共奏益肾化瘀，通络生乳之功。

二诊时较上方加用益气养血之品，患者身倦乏力，可益气养血以固冲任。方以生黄芪、当归（当归补血汤）益气养血；熟地黄、女贞子、菟丝子、枸杞子益肾填精；丹参、益母草活血化瘀；王不留行、生麦芽通络生乳；炙甘草以健运中州，调和诸药。

三诊方以生黄芪、当归（当归补血汤）益气养血；熟地黄、女贞子、菟丝子、枸杞子益肾填精；丹参、泽兰活血化瘀；丝瓜络、王不留行、生麦芽通络生乳；醋香附、玫瑰花以疏肝理气；炙甘草以健运中州，调和诸药。全方共奏益肾疏肝，祛瘀生乳之功。

四诊方以生黄芪、当归（当归补血汤）益气养血；熟地黄、枸杞子益肾填精；丹参、益母草活血化瘀；通草、王不留行、生麦芽通络生乳，且通草淡渗清降，引热下行，通气上达而行乳汁；天麻平抑肝阳；醋香附疏肝理气；炙甘草以健运中州，调和诸药。全方共奏益肾疏肝，祛瘀生乳之功。

老师点评： 产后诸疾，历来多以"虚""瘀"论治，视为准绳。然今人生活优裕，孕娩前后皆膏粱厚味调治，且一胎率增多，医疗技术进步，情志愉悦，何有虚、瘀之因。从临床观察上看，产后三高比比皆是。清代徐灵胎曰："世之庸医，误信产后宜温之说，不论病证，皆以辛热之药戕其阴，而益其火，无不立毙。"故产后多实，勿徒温补，值得研究。

（刘惠杰 整理）

验案 2： 崔某，女，22岁。2012年3月5日初诊。

【初诊】 阴道出血3周，3周前于我院行药物流产术，见胎囊完整排出，后阴道淋漓出血，时多时少，夹有血块，伴少腹隐痛，烦躁易怒，心悸失眠，全身乏力，腰酸不适，纳可，二便调。彩超提示：宫内无回声约1.0cm。血常规：HGB 100g/L。舌质暗，舌苔薄白，诊脉弦细。

西医诊断：不全流产

中医诊断：产后恶露不绝

辨　　证：瘀阻胞宫

辨证分析：药流后胞宫胞脉受损，加之有形之物滞于胞宫，阻滞胞络，故阴道出血不止，夹有血块，瘀阻胞宫，不通则痛，而见小腹疼痛，久病则虚，故见乏力不适。

治法：祛瘀生新

处方：当归10g　川芎10g　桃仁10g　益母草15g

丹参15g　川牛膝15g　炮姜6g　生山楂10g

红花10g　泽兰10g

7剂，水煎服，日1剂。

【二诊】 药后阴道血止，诸症均好转，查舌质暗红，舌苔薄白，诊脉细弱。复查彩超：子宫附件未见异常。守前方加炙黄芪20g，阿胶15g，党参15g，去桃仁、益母草、红花、生山楂，继服7剂，1周后复查无不适主诉，精力充沛，嘱其注意避孕。

按语： 目前药物流产的成功率为90%，流产后有10%的人药流不全，流产失败需要清宫术，此属中医学堕胎、产后恶露不绝范畴。药流后胞宫胞脉受损，加之有形之物滞于胞宫，阻滞胞络，冲任失调，有些患者惧怕手术，不能忍受清宫之苦，予口服中药生化汤祛瘀生新，加速蜕膜残留的排出，促进子宫缩复，血止症除，久病则虚，后加用炙黄芪、党参、阿胶等益气养血，恢复元气。

（陈海荣　整理）

八、产后痹证

验案：姚某，女，34岁。2017年4月3日初诊。

【初诊】 小产后周身关节疼痛月余。现病史：近1个月来周身关节疼痛，鼻渊急性发作，鼻流清涕。诊脉弦细，舌质暗红，舌苔白厚。既往史：人流后40余日。

西医诊断：关节疼痛

中医诊断：产后痹证，气血不足

辨　　证：风湿痹阻

辨证分析：古人曰："经脉所行皆起于手足，虚劳则血气衰损，不能温其四肢，故四肢逆冷也。"患者人流后气血不足，营卫不和，不能濡养四肢关节，故出现关节疼痛。气血不足，肺气失宣，故鼻流清涕。

治法：益气养血，疏风宣肺

处方：生黄芪30g　当归10g　鸡血藤15g　羌活10g

独活10g　防风10g　麸炒白术10g　苍耳子10g

辛夷10g　桂枝10g　川牛膝15g　炙甘草10g

生薏苡仁30g

7剂，水煎服，日1剂。

【二诊】　2017年4月17日。自述药后症状改善，关节疼痛减轻，鼻渊明显好转，诊脉弦细，舌红苔薄。

处方：生黄芪30g　　当归10g　　鸡血藤15g　　　羌活10g

独活10g　　防风10g　　麸炒白术10g　　苍耳子10g

辛夷10g　　桂枝10g　　川牛膝15g　　　炙甘草10g

白芷10g　　黄芩10g

7剂，水煎服，日1剂。

按语： 初诊时以黄芪桂枝五物汤（含黄芪、桂枝）合当归补血汤（黄芪、当归）以益气养血，加鸡血藤以增强养血通络之功，合羌活胜湿汤（含羌活、独活、防风、甘草）以祛风除湿，加生薏苡仁、川牛膝、白术以除湿宣痹。酌加苍耳子、辛夷以改善鼻渊症状。另外，本方用药暗合"蠲痹汤"——当归、羌活、姜黄、黄芪、白芍、防风、炙甘草，以奏益气和营，祛风胜湿之功。

二诊时，患者服药后症状明显改善，效不更方，继以前方以益气养血，疏风宣肺。患者舌苔厚腻减轻，故减生薏苡仁，加白芷、黄芩以燥湿，二者一凉一热，相互佐制。

老师点评： 产后百脉空虚，感受风湿，实为产后痹证。考羌活、独活二品，皆味辛、苦，性温。皆有散风祛湿止痛之功。然古时不分，实为二物，作用有异。羌活辛温燥烈，发散力强，主散肌表之游风及寒湿，故风寒在表之头痛，身痛及人体上部之风寒湿痹多用之，而独活微温，辛散力缓，善祛在里之伏风，又可除湿，故多用于人体下部腰膝筋骨风湿痹病兼治伏风头痛。

（刘惠杰　整理）

九、缺乳

验案1：蔡某，女，29岁。2016年7月1日初诊。

【初诊】　产后乳汁少2月余。现病史：诉自分娩后2月来，乳汁较少，伴有膝关节疼痛，舌质红，苔薄，左右脉寸关弦滑有力，尺滑。

西医诊断：泌乳障碍

中医诊断：产后缺乳

辨　　证：气血亏虚

辨证分析：患者产后气血亏虚，乳汁生化乏源，故见乳汁不足；气血不足，不荣则痛，故见关节疼痛。脉弦滑有力，但此时当舍脉从证，从虚论治。

治法：益气生血通络

处方：生黄芪30g　　当归10g　　鸡血藤15g　　白芍10g

　　　生麦芽30g　　丹参10g　　漏芦10g　　　炒王不留行30g

　　　续断10g　　　甘草10g　　丝瓜络10g

　　　　　　　　　　　　　　　　7剂，水煎服，日1剂。

两月后其母代诉坚持服用中药4周后，乳量明显增多，尚未添加奶粉。

按语：乳汁来源于脏腑、血气、冲任。《胎产心法》云："产妇冲任血旺、脾胃气旺则乳足。"薛立斋云："血者，水谷之清气也，和调五脏，洒陈六腑，在男子则化为精；在妇人上为乳汁，下为血海。"说明产妇的乳汁是否充足与脾胃血气强健有密切关系。乳汁由气血化生，赖肝气疏泄与调节，故缺乳多因气血虚弱、肝郁气滞所致，也有因痰气壅滞导致乳汁不行者。缺乳首辨虚实。虚者，乳汁清稀，量少，乳房松软不胀，或乳腺细小；实者，乳汁稠浓，量少，乳房胀满而痛。治疗缺乳以通乳为原则，虚者补而通之，实者疏而通之。本证患者当属虚证。

本方采用当归补血汤（黄芪、当归）以补气生血，且黄芪、当归、王不留行、丝瓜络暗合张锡纯之滋乳汤（生芪黄、当归、知母、玄参、穿山甲、路路通、王不留行，用丝瓜瓤作引）之意，加鸡血藤、白芍、丹参以养血和血；生麦芽健脾催乳；漏芦以下乳，舒筋通脉；续断以滋肾养肝；甘草以调和诸药。全方共奏益气养血通络之效。

老师点评：丝瓜又名天罗瓜、吊瓜。丝瓜清凉，味甘，无毒，入肝胃二经，具有清热解毒，凉血止血，通经络，通血脉，美容，抗癌等功效。其含有丰富的蛋白质，脂肪，碳水化合物，维生素C及钙、磷、镁，全身皆可入药。丝瓜含木聚糖，纤维素，甘露聚糖。《现代实用中药》言其

"……通乳汁……"，故因气血不足，经络不通，奶汁灰白稀薄，可用之通乳疏肝。可谓"通乳要药丝瓜络"。

（刘惠杰　整理）

验案 2：刘某，女，34 岁。2016 年 5 月 11 日初诊。

【初诊】　患者产后 2 个月，近 10 天来乳汁减少，伴口渴。时有乏力，腰部酸痛。饮食正常，夜寐不安。LMP1/5，带经 6 天，经量中等。二便调。双侧脉沉细，舌淡胖，边有齿痕，苔薄白。

西医诊断：泌乳障碍

中医诊断：产后缺乳

辨　　证：脾肾两虚

辨证分析：患者生产失血耗气，至气血虚弱。复因气血下行成经血，气血更加虚弱，冲任气血不足，无以化乳，则乳汁减少。脾胃虚弱，故气血生化不足，乳汁减少，乏力。肾虚则冲任不足，腰部酸痛。脉沉细，舌淡胖，边有齿痕，均为脾肾两虚症状。

治法：补益脾肾，通经生乳

处方：当归 10g　　熟地黄 10g　　白芍 10g　　　女贞子 15g

　　　枸杞子 15g　　巴戟天 10g　　何首乌 10g　　菟丝子 15g

　　　生麦芽 30g　　丹参 15g　　　通草 6g　　　王不留行 30g

　　　丝瓜络 10g　　炙黄芪 30g　　炙甘草 10g

10 剂，水煎服。

【二诊】　2016 年 5 月 21 日。服药后乳汁较前增多。双侧脉沉细，舌淡胖，边有齿痕，苔薄白。初诊方加党参 15g。7 剂，水煎服。

按语：《叶天士女科诊治秘方·卷三》："乳汁乃冲任气血所化，故下血为经，上则为乳。"患者产后 1 个月即行月经，气血下行化为经血，上行化为乳汁，此为消耗过多，气血生化不足。老师予益肾健脾法。脾肾强健则气血充足，冲任调和，故乳汁增多。老师予四物汤合五子衍宗丸加减治疗。当归、熟地黄、白芍为四物汤主药，养血活血；炙黄芪、当归为当归补血汤，补气生血。女贞子、菟丝子、枸杞子为五子衍宗丸主药，补肾填精益髓。巴戟天温补肾阳；何首乌滋补肾阴；丹参活血养血；生麦芽健脾和胃，疏肝行气下乳；通草通经下乳；王不留行通经活络下乳；丝瓜络通经活络，下乳化痰；炙甘草调和诸药。二诊老师加用党参，健脾以生气血。

（张志欣　整理）

十、溢乳

验案：权某，女，33岁。2017年8月10日初诊。

【初诊】 产后乳汁自溢、乳房胀痛2天。患者诉两胁乳房胀痛、拒按、触痛明显，乳汁不停涌出，患者曾自行用芒硝外敷，煎服麦芽等治疗无效，乳汁仍溢出，估计每日流出乳汁2 000ml以上。头昏、口渴，饮水多溢乳则更多。平素身体健康，月经规律。舌质红、苔薄白，脉象弦数。

西医诊断：产后乳汁溢出症

中医诊断：乳汁自流

辨　　证：肝郁化火，气滞血瘀

辨证分析：情志不舒，精神抑郁，肝郁化火，以致乳汁自溢；气滞血瘀，不通则痛，故乳房胀痛、拒按、触痛。

治法：活血化瘀回乳

处方：当归10g　　川牛膝10g　　赤芍10g　　　陈皮10g

　　　红花10g　　麦芽30g　　　炒山楂15g　　益母草15g

　　　甘草10g　　橘核10g

5剂，水煎服。

【二诊】 药后复诊，乳房胀痛即消除。

按语：方中川牛膝能滋补肝肾，引血下行，平降虚火，活血通经；赤芍平肝清热，凉血活血；红花、益母草凉血活血，通经散瘀；当归活血祛瘀；橘核理气解郁，散结退奶；陈皮、山楂、麦芽以健脾理气消胀；甘草以补中气，调和诸药。本方主要功用是通过平肝降火，凉血活血，理气散结，使气血顺畅，乳汁自流停止。

老师点评：《景岳全书》云："女人乳汁，乃冲任气血所化，故下行为经，上行为乳。"在当归、赤芍、红花活血化瘀，川牛膝引血下行的基础上（方为免怀散），加活血化瘀回乳理气之药，乳汁自然会减少得更快。

据现代研究报道麦芽中所含麦角类化合物有抑制催乳素的分泌作用，加炒山楂、益母草活血化瘀，陈皮燥湿化痰理气，生甘草调和诸药。故印证了薛立斋在《女科撮要》中"夫经水，阴血也，属冲任二脉主，上为乳汁，下为月水"之说。

（邵丽君　整理）

男科疾病

一、少精、弱精

验案 1：崔某，男，33 岁。2012 年 7 月 6 日初诊。

【初诊】　自诉结婚九年同居未避孕而未生育，其妻多次查 B 超可见优势卵泡，输卵管通液试验正常。目前无明显不适主诉。1 个月前在外院查精液常规化验：精液量 2ml，成活率 27.04%，密度 18.65 × 10^6/ml，a 级 0%，b 级 27%，液化时间 40 分钟。诊脉细弱，舌红苔薄白。

西医诊断：精子减少症、弱精子症

中医诊断：不育症

辨　　证：肾精亏虚

辨证分析：少精、弱精是指男性不育症患者的精子密度、活力低于世界卫生组织规定的正常参考值。中医对于本病的辨证要点，既要辨疾病的虚实，又要辨疾病的阴阳、脏腑及气血，对临床无明显症状可辨者宜从脾肾论治。该患者未诉不适，诊脉细弱，精液常规示精子数量、活力下降，辨证为肾精亏虚。

治法：益肾填精

处方：益肾种子汤加减

熟地黄 10g	山萸肉 10g	枸杞子 15g	韭菜子 12g
紫河车粉 6g（冲服）	鹿角镑 10g	淫羊藿 10g	菟丝子 15g
巴戟天 10g	鱼鳔 6g	黄芪 30g	当归 10g
党参 15g	丹参 15g	甘草 10g	

7 剂，水煎服，日 1 剂；同时口服苁蓉益肾颗粒 1 袋，日 2 次。

【二诊】 2012 年 7 月 14 日。病史同前，诊脉细弱，舌红苔薄白。守上方，加威灵仙 10g，14 剂，水煎服，日 1 剂。

【三诊】 2012 年 7 月 29 日。病史同前，患者诉有时乏力，纳眠可，二便调。诊脉弦细，舌红苔薄白，继以益肾填精法，上方去党参，加红参 10g，另煎兑入。7 剂，水煎服。

【四诊】 2012 年 8 月 10 日。今日复查精液常规示：精液量 2ml，成活率 71.53%，密度 42.80 × 10^6/ml，a 级 16%，b 级 28%，液化时间 30 分钟。诊脉弦细，舌红苔薄白。患者化验指标较前好转，精子成活率、活力接近正常，故予口服五子衍宗丸和苁蓉益肾颗粒以善后。

按语：肾藏精，主生殖，司二阴，故男性不育症皆关于肾，而临床又以肾精亏损者为多，如明代王肯堂《证治准绳·求子论》中记载："医之上工，因人无子，语男则主于精，……男从补肾为要……"。故益肾填精法是治疗男性不育症之大法。该患者虽无明显不适，但脉细弱，精液常规检查提示少精、弱精，故辨证为肾精亏虚，用经验方益肾种子汤加减。方中熟地黄、山萸肉性微温补肾肝之阴，为提供生精血的物质基础。"精不足者，补之以味"，故用紫河车、鱼鳔、鹿角镑等血肉有情之品以滋补强壮，为补肾填精之盛品。紫河车味甘微咸，气温无毒，为人之胞衣，其得先天之气而养后天之脏，为治精气不足、子嗣难成之要药；鱼鳔为大、小黄鱼之鱼肚，味甘性平，具有补肾生精滋肝之功，其主要成分为高级胶原蛋白及钙、锌、铁、硒等多种微量元素，并可促进精囊分泌果糖。淫羊藿、巴戟天皆入肾经，温肾壮阳，巴戟天尚有升发肾气而兴阳之功。枸杞子、菟丝子取五子衍宗丸之意，填精补髓，疏利肾气。宗肝肾同源、精血互生之旨，选用当归补血汤、党参以补养气血。韭菜子味辛甘，性温，以温补肝肾。丹参活血通络，使方中补而不滞。甘草调和诸药。本案从精液常规入手，采用阴阳互补、精血互生之法，药证合拍，故疗效满意。

老师点评：男性不育症多责于肾，而关系肝脾，临床常见无形而患（无疾苦主诉而精液化验异常）、无证可辨，故临床治疗时要想取得疗效，宜结合辨病论治，甚而辨体质与辨证相结合、辨遗传病史与辨证相结合等等。一个高明的现代中医，必须有扎实的中医功底，能熟练应用辨证论治（司外揣内、审证求因……），同时也应掌握现代医学知识，如各种辅助检查和诊断方法。而辨证和选方用药不要受西医的掣肘，用中医的诊断思维、治疗思维处理疾病，方能应手取效。比如精索静脉曲张是弱精子症的重要原因之一，临床上对伴有气滞血瘀者，在补肾的同时配合活血化瘀往往能明显提高疗效。

（聂锦坤　整理）

验案 2：李某，男，29 岁。2016 年 12 月 19 日初诊。

【初诊】　未避孕半年同居未育。现病史：患者自述未避孕半年，同居未育欲生二孩。饮食正常，夜寐安，二便调。双脉弦滑，舌质暗红，舌苔白腻。2016 年 7 月 26 日行精索静脉曲张手术。吸烟多年。辅助检查：2016 年 12 月 16 日查精液常规：禁欲时间 7 天，液化时间 > 60 分钟；被检精子总数：134；精子密度 38.168 × 10^6/ml；精子活率：1.49%，a 级：0.0%；b 级 0.0%。

西医诊断：精子减少症、精液不液化

中医诊断：不育症

辨　　证：肾虚浊蕴

辨证分析：《素问·金匮真言论》曰："精者，身之本也。""阳化气，阴成形"，人的生殖功能系于肾精，精子产生依赖于肾之阴阳的濡润、温煦，精子才能保持正常生化功能，故精液不液化责之于肾之亏虚，气化失司，湿浊蕴生。患者精子质量低，也源自肾精不足。

治法：益肾化浊

处方：生地黄 10g　　熟地黄 10g　　赤芍 10g　　　白芍 10g

山萸肉 10g　　枸杞子 15g　　鹿角镑 10g　　鱼鳔 6g

丹参 15g　　　菟丝子 15g　　巴戟天 10g　　蛇床子 10g

黄精 10g　　　野菊花 15g　　萆薢 10g　　　王不留行 30g

炙黄芪 30g　　当归 10g

7 剂，水煎服，日 1 剂。

注意事项：中午服用苁蓉益肾颗粒 1 次。嘱少食寒凉之品，不洗桑拿、不穿紧身短裤、不抽烟、不喝酒，不吃芹菜，多吃西红柿、胡萝卜、冻豆腐、牡蛎、海参、鲍鱼等。

【二诊】 2017年1月4日。病史同前，精液不液化，精子减少症，诉服药后大便稀溏，双脉弦滑，舌质暗红，舌苔白腻。

处方：熟地黄10g　　赤芍10g　　　白芍10g　　　山药30g

　　　山萸肉10g　　枸杞子15g　　鹿角镑10g　　鱼鳔6g

　　　丹参15g　　　菟丝子15g　　巴戟天10g　　蒲公英30g

　　　黄精10g　　　野菊花15g　　萆薢10g　　　王不留行30g

　　　炙黄芪30g　　当归10g

　　　　　　　　　　　　　　　　　　　　7剂，水煎服，日1剂。

随访：患者于2017年2月3日诉其妻子已经怀孕。

按语： 首诊患者症状、体征上临床表现较少，实验室检查异常，考虑为肾虚浊蕴，本方以老师的经验方益肾种子汤合滋阴液化汤加减。益肾种子汤以益肾填精为主，改善精子质量；滋阴液化汤以滋阴清热为主，改善液化时间。本患者肾精亏虚，而湿热之证不明显，故去掉滋阴液化汤中的清热利湿之品。全方标本兼顾，清补结合，共奏益肾化浊，液化生精之功。二诊患者服药后诉大便稀溏，考虑为服用蛇床子所致，因其果实中含挥发油，对胃肠道有轻微刺激作用。故在前方基础上去掉蛇床子、生地黄。加山药以健脾利湿，蒲公英以清热利湿。老师曾告诫说：精液由精浆和精子组成，其中精浆（附属性腺精囊腺）担负运送精子，激发精子活动的作用，而人类生殖繁衍中，起决定作用的是精子与卵子的结合，故对于少精、弱精、不液化病症在治疗中要重用益肾之品佐以酸甘化阴、化瘀，少用苦寒化浊之品。临床观察到大量运用苦寒化浊之品，精液液化了但更少精弱精了，没有达到治疗目的。本例患者正是应用益肾之品佐以化瘀，稍加化浊之品而治疗收效。

老师点评： 这是一例弱精、精液不液化不育症患者，医案总结引经据典，辨证分析，立法遣药。通过本例更进一步证明不育症病因复杂，体会深刻。但宗肾主生殖，肾藏精，佐以兼症用药，弱精、不液化要以治弱精为主，其效较好。

　　　　　　　　　　　　　　　　　　　　　　　（刘惠杰　整理）

验案3： *李某，男，35岁。2016年5月16日初诊。*

【初诊】 患者自述结婚13年，未避孕同居未孕。曾于北京某医院生殖中心做试管婴儿 2 次未果。就诊当地中医院，服用半年中药，精液常规未改善。刻下：体瘦，面色苍白，乏力，怕冷，纳食不香，胃脘时有疼痛，腰部酸痛，夜寐不安，大便稀，3 次 / 天。双侧脉弦，舌质暗，苔薄白。2016 年 5 月 11 日查精液：精液液化时间 < 30 分钟，精子密度 11×10^6/ml，正常精子存活率 15%，a 级 7%，b 级 8%。

西医诊断：弱精子症

中医诊断：不育症

辩　　证：肾气不足

辨证分析：患者面色苍白，怕冷，腰部酸痛，是典型肾阳亏虚，肾气虚症状；乏力，纳食不香，胃脘时有疼痛，为脾胃虚弱，气血两虚。肾精不足，肾阳亏虚，命门火衰，不能温煦脾阳，脾阳不足，不能运化水谷精微，气血两虚。脾肾阳虚，全身功能衰退，生精功能随之减退；精子动力乏源。精亏水乏，血少则精少，气不摄血，血不化精，导致精子减少。

治法：温脾肾，益肾精

处方：淫羊藿 10g　何首乌 10g　熟地黄 10g　韭菜子 10g

　　　鹿角镑 10g　紫河车粉 6g（冲服）　　菟丝子 15g

　　　覆盆子 15g　丹参 15g　　续断 10g　　鱼鳔 6g

　　　枸杞子 15g　蛇床子 10g　山药 30g　　砂仁 6g（后下）

　　　炙黄芪 30g　当归 10g　　炙甘草 10g

　　　　　　　　　　　　　　　　30 剂，水煎服。

【二诊】　2016 年 7 月 13 日服药后症状减轻，现偶有乏力，呃逆，胃脘部不适，晨起口苦，夜寐安，易怒。左脉弦，右脉缓，舌质红，苔薄黄。

治法：温脾肾，益肾精。

处方：熟地黄 10g　砂仁 6g（后下）　山萸肉 10g　枸杞子 15g

　　　鹿角镑 10g　紫河车粉 6g（冲服）　　　巴戟天 10g

　　　肉苁蓉 10g　韭菜子 10g　覆盆子 15g　菟丝子 15g

　　　鱼鳔 6g　　党参 15g　　山药 30g　　黄精 10g

　　　当归 10g　　炙甘草 10g

　　　　　　　　　　　　　　　　30 剂，水煎服。

【三诊】 2016 年 8 月 17 日。12/8 查精液（重庆妇幼）：密度 40 × 10^6/ml，精子活力 21%，正常精子存活率 56%，a 级 18%，b 级 3%。刻下食后腹部胀满，呃逆，双侧脉缓，舌质暗，苔薄白。二诊方加炙黄芪 30g、丹参 15g、陈皮 10g、肉桂 6g。30 剂。

按语： 世界卫生组织规定，男性由睾丸产生精子，由精原细胞到精母细胞，到最后成熟的精子，一个周期是 72～90 天，所以采取药物治疗来激发睾丸产生质量高的精子，大量的精子，应该服用 1 个周期的药物，大约 70 天。老师对精液异常类不育症，采用辨病与辨证相结合的方法进行诊治。治疗思路是：精浆异常和精子异常，以精子异常为主；精子异常中精子数量和质量异常，以精子质量为主；精子质量和精子自身免疫，以精子自身免疫为主。切忌妄投苦寒之药。苦泻过度，一则败胃，引起胃脘疼痛不适；二则伤阳，导致性欲淡漠，阳痿不举，同时影响精子质量。

本案老师辨证为肾气不足证，方用益肾种子汤加减。方中淫羊藿、鹿角镑、续断皆入肾经，以温肾壮阳，升发肾气；蛇床子温肾祛湿；紫河车、鱼鳔为血肉有情之品，滋补强壮，为补肾填精之盛品；枸杞子、菟丝子、覆盆子取五子衍宗丸之意，以填精补髓，疏利肾气；何首乌，熟地黄滋补肾阴，取"善补阳者，于阴中求阳"之意。当归补血汤以补养气血；韭菜子味辛甘，性温，温补肝肾；丹参活血通络，以防久病入络；山药、砂仁健脾和胃；炙甘草调和药性。

二诊调整方剂，用熟地黄、山萸肉、黄精补肝肾之阴，为生精血提供物质基础；鹿角镑、紫河车、鱼鳔为血肉有情之品，滋补强壮，补肾填精；枸杞子、菟丝子、覆盆子取五子衍宗丸之意，以填精补髓，疏利肾气；巴戟天、肉苁蓉温补肾阳；韭菜子温补肝肾；熟地黄、当归补血活血；党参、山药、砂仁健脾和胃；炙甘草调和药性。

三诊加用炙黄芪补气以生血，丹参活血通络，陈皮和胃，肉桂补火助阳，温经通络。患者服药 2 个月查精子常规，精子活力，存活率等明显好转。

（张志欣　整理）

二、遗精

验案：贾某，男，39岁。2016年12月5日初诊。

【**初诊**】 遗精十余年。现病史：自述遗精十余年，伴腰酸乏力，夜寐不安，夜尿4次，烦躁不安，舌质淡胖，边有齿痕，舌苔薄白，脉弦而数。既往手淫史。

西医诊断：遗精

中医诊断：遗精

辨　　证：肝肾阴虚，心神不宁

辨证分析：肾藏精，主生殖，司精关开阖。肾之阴阳平衡，则精液藏泄正常，当藏则藏。若肾之阴阳失去平衡，精关开阖功能失司，则精液封藏不固，出现遗精。患者肾阴亏虚则夜寐不宁，腰酸乏力；肾精不藏则夜尿频繁。

治法：滋肝肾，宁心神

处方：知母10g　　黄柏10g　　山萸肉10g　枸杞子15g

　　　麦冬10g　　五味子10g　泽泻10g　　芡实10g

　　　牡丹皮10g　生龙牡各30g　金樱子10g　远志10g

　　　白芍10g　　炙甘草10g　茯神10g

　　　　　　　　　　　　　　　7剂，水煎服，日1剂。

注意事项：嘱患者禁戒手淫，调畅情志。

【**二诊**】 2016年12月12日。病史同前，诉已经1周未遗精。处方：守上方加覆盆子15g，山药15g。7剂，水煎服，日1剂。

按语：遗精其制在心，其藏在肾，其动在肾，故治疗宜益肾固精，滋阴降火，宁心安神。首诊采用老师经验方知柏地黄丸合桂枝龙牡汤加减：知柏地黄汤（含知母、黄柏、山萸肉、泽泻、牡丹皮）以滋阴降火，合五味子、枸杞子、麦冬、白芍、炙甘草以增强滋阴之效；合芡实、金樱子以温补肾阳，益阳以固阴；桂枝龙骨牡蛎汤以潜阳入阴，调和阴阳。茯神、远志以化痰安神。全方共奏滋补肝肾，宁心安神之功。二诊患者服药后已获明显疗效，效不更方，在原方基础上加山药以健脾益气，加覆盆子以补益肝肾。性从心生，患者一边服药，一边调摄心神，则疗效更显著。

老师点评：遗精之症，在于精室藏泻功能失常，或因内外诸邪扰动精室，或因体虚封藏固摄无力，或二者兼存之。此病与心肝肾三藏密切。本病临床所见以劳心太过，情欲妄想，君相火盛为多。诚如《类证治裁》所言："心为君火，肝肾为相火，君火一动，相火随之而梦遗矣。"

（刘惠杰　整理）

三、精液不液化

验案1：王某，男，30岁。2013年12月20日初诊。

【初诊】　患者自诉结婚5年未避孕4年未育，在外院化验精液示不液化（具体不详），治疗1年多疗效不著，前来求治。询问病史，患者经常腰痛，尿赤短，五心烦热，时有盗汗，寐差，舌红苔少，脉细数。

西医诊断：精液不液化

中医诊断：腰痛、精稠

辨　　证：肾阴亏虚，湿热下注

辨证分析：男性精液不液化症是指精液排出体外60分钟以上不能液化，见精液黏稠如胶冻状，甚至呈块状，是男性不育的重要原因之一，属中医精滞、精瘀、精稠等范畴。患者肾阴亏虚，故见腰痛、五心烦热、盗汗、舌红少苔、脉细等症；湿热下注，则尿短赤；热扰心神，则寐差。

治法：滋阴清热，利湿化浊

方药：滋阴液化汤加减

生熟地各10g	赤白芍各10g	石斛12g	白薇10g
山萸肉10g	枸杞子15g	鱼鳔6g	菟丝子15g
野菊花15g	麦冬10g	生山楂15g	生麦芽30g
土茯苓15g	萆薢10g	丹参15g	生甘草10g

7剂，水煎服，日1剂。

【二诊】　2013年12月27日。患者诉诸症改善，今日化验精液常规：不液化，密度13.389×10^6/ml，活率12.77%，a级2.13%，b级5.38%。舌红苔薄白，脉细数。患者不液化同时，兼有少精、弱精，故在上方基础上加用益肾填精之品。

生熟地各 10g	赤白芍各 10g	山萸肉 10g	枸杞子 15g
菟丝子 15g	紫河车粉 6g（冲服）	麦冬 10g	续断 10g
肉苁蓉 10g	生麦芽 30g	生山楂 15g	鱼鳔 6g
野菊花 15g	土茯苓 15g	丹参 15g	生甘草 10g

10 剂，水煎服，日 1 剂。

患者服药 1 个半月后，复查精液常规示：精液已液化，精子成活率、活动力等均较前改善，继续口服中药治疗，3 个月后其妻怀孕。

按语：精液不液化辨证当分清虚实、寒热，但总体而言，以阴虚火旺、湿热内蕴者多，肾阳不足、痰瘀阻窍者少。治疗时以扶正祛邪，使肾阴阳平衡，恢复气化功能为治疗原则。本案患者一派阴虚湿热之象，故用老师自拟方——滋阴液化汤化裁。方中熟地黄、山萸肉、枸杞子、菟丝子滋补肾阴以养阴益血；生地黄、白芍、白薇、石斛、麦冬养阴生津、滋阴清热；野菊花、土茯苓、草薢苦寒清热解毒，利湿去浊；鱼鳔为血肉有情之品，味甘性温，补益精血；生山楂、生麦芽、甘草相伍取其酸甘化阴之意，改善生殖内环境，促进液化，且甘草益气，健运中州；丹参、赤芍疏肝理气、活血化瘀，清除下焦瘀热。全方标本兼顾，清补结合，共奏益肾化浊以液化生精，孕育之功。二诊时发现尚有少精、弱精，故加用紫河车、肉苁蓉以益肾填精。纵观全程，药中肯綮，故收孕育之功。

老师临床发现，精液不液化患者多伴有少精、弱精，若一味采用滋阴降火苦寒药治之，结果是液化问题虽然改善或治愈，但其精子密度却减少，活力也下降，从而得不偿失。原因在于苦寒药易损命门肾火，不能温精生髓，故致精子数量减少、活力减弱。这些患者，当务之急是提高其精子数量和质量。只要量和质上去了，纵使液化不完全，也能怀孕。因而苦寒药只宜暂用，不宜久用，中病即止，以免苦寒过度，损伤肾阳，影响性欲和精子质量。同时方中可加用巴戟天 10g 或淫羊藿 10g，调节性功能，以防性欲减退太过。

另外，生山楂、生麦芽二药相伍，原本为健脾开胃、消食化积之药对，移用于治疗精液不液化时，乃取酸甘化阴之意，借以酸化血液，以降低精液 pH 值，与西医用维生素 C 治疗本症有异曲同工之妙。现代研究认为，精液不液化与蛋白酶缺乏有关，而山楂、麦芽富含蛋白酶，配伍用之有利于精液液化。

老师点评：《黄帝内经》云："阳化气，阴成形。"精液属阴津之类，精液的正常液化赖于阳气的气化。若损耗肾阳，湿浊不化，湿热内生，可致精液不液化。但不少患者无不适主诉，无证可辨，仅精液化验出现异常。临床观察询问，此类患者多有慢性前列腺炎、精囊炎、手淫等病史，故治疗精液异常（少精、弱精、不液化）要以精子异常为主，治疗精浆异常（不液化）为辅。临床每每可见虽液化了但因精子质量差仍不能怀孕，若精子质量好，即使存在不液化，亦能孕育。

（聂锦坤　整理）

验案 2：杨某，男，35 岁。2017 年 4 月 19 日初诊。

【初诊】　结婚 2 年未避孕未育。现病史：自述结婚两年来一直未避孕，其妻子一直未怀孕，早泄，精液不液化，夜间多汗，纳可，二便调。诊脉弦细，舌质暗红，苔薄白，舌有裂纹。辅助检查：2017 年 3 月 19 日查精液常规示：密度 266.606×10^6/ml，活率 74.79%，a 级 4.21%，b 级 22.86%。双睾丸未见异常，前列腺未见异常，双侧精索静脉未见明显异常。甲状腺功能（－），抗精子抗体（－）。

西医诊断：精液不液化

中医诊断：不育症

辨　　证：肾气不足

辨证分析：《素问·金匮真言论》曰："精者，身之本也""阳化气，阴成形"，人的生殖功能系于肾精，精子产生依赖于肾之阴阳的濡润、温煦，精子才能保持正常生化功能，故精液不液化责之于肾之亏虚，气化失司，湿浊蕴生。患者精子质量低，也源自肾精不足。

治法：益肾填精

处方：熟地黄 10g　　山萸肉 10g　　枸杞子 15g　　韭菜子 10g

　　　鹿角镑 10g　　鱼鳔 6g　　　菟丝子 15g　　覆盆子 15g

　　　肉苁蓉 10g　　淫羊藿 10g　　续断 10g　　　丹参 15g

　　　蛇床子 10g　　黄精 10g　　　炙甘草 10g　　炙黄芪 30g

当归 10g

7剂，水煎服，日1剂。

【二诊】 2017年4月26日。病史如前，精子质量有所提高，仍有早泄，精液不液化。诊脉弦细，舌苔薄白。辅助检查：2017年4月19日查精液常规示不液化，被检精子7 444，密度411.30 × 10⁶/ml，活率77.7%，a级6.37%，b级21.6%。

处方：生地黄 10g　熟地黄 10g　赤芍 10g　白芍 10g
　　　山萸肉 10g　枸杞子 15g　菟丝子 15g　炙甘草 10g
　　　鹿角镑 10g　鱼鳔 6g　蛇床子 10g　黄精 10g
　　　蒲公英 30g　生麦芽 30g　生山楂 15g　土茯苓 10g
　　　野菊花 15g

7剂，水煎服，日1剂。

【三诊】 2017年5月1日。病史如前，精子质量有所提高，仍有早泄，精液不液化。诊脉弦细，舌苔薄白。

处方：熟地黄 10g　赤芍 10g　白芍 10g　淫羊藿 10g
　　　山萸肉 10g　枸杞子 15g　菟丝子 15g　炙甘草 10g
　　　鹿角镑 10g　鱼鳔 6g　蛇床子 10g　黄精 10g
　　　蒲公英 30g　生麦芽 30g　生山楂 15g　土茯苓 10g
　　　野菊花 15g　当归 10g　炙黄芪 30g

7剂，水煎服，日1剂。

按语： 首诊采用老师经验方益肾种子汤加减化裁，方中熟地黄、山萸肉，性微温，补肝肾之阴，为生精血提供物质基础；淫羊藿、鹿角镑、续断皆入肾经，以温肾壮阳，升发肾气而有兴阳之功。"精不足者，补之以味"，鱼鳔、肉苁蓉为血肉有情之品，滋补强壮，为补肾填精之盛品；枸杞子、菟丝子、覆盆子取五子衍宗丸之意，以填精补髓，疏利肾气；肝肾同源，精血互生，当归补血汤以补养气血；韭菜子味辛甘，性温，温补肝肾；丹参活血通络；甘草调和药性；蛇床子温肾除湿；黄精健脾益肾。全方益肾填精之功。

二诊采用老师经验方——滋阴液化汤进行加减化裁，方中熟地黄、山萸肉、枸杞子、菟丝子滋补肾阴以养阴益血；生地黄、白芍养阴生津、滋阴清热；蒲公英、野菊花、土茯苓苦寒清热解毒，利湿去浊；鱼鳔为血肉有情之品，味甘性温，补益精血；鹿角镑、蛇床子温肾燥湿。生山楂、生麦芽相伍取其酸甘化阴之意，改善生殖内环境，促进液化；赤芍疏肝理气、活血化瘀，清除下焦瘀热。黄精健脾益肾；炙甘草调和诸药，健运中气。全方标本兼顾，清补结合，共奏益肾化浊以液化生精，孕育之功。

三诊在前方基础上加炙黄芪、当归以益气补血，精血同源，以益生精血。加淫羊藿以温肾壮阳，升发肾气而有兴阳之功。全方标本兼顾，清补结合，共奏益肾化浊以液化生精、孕育之功。

老师点评：治疗男性不育症，其弱精伴精液不液化者，应以温肾填精为主，佐以祛湿化浊。

（刘惠杰　整理）

四、阳痿

验案：魏某，男，37岁。2010年4月14日初诊。

【初诊】 患者自诉结婚已十余年，婚后性生活尚算和谐。近半年来由于房事过频，阴茎勃起不坚硬，且早泄，其妻不满，多次数落，导致心情压抑，此后发现临房不能勃起，至今3月竟无一次成功性生活。现患者神情忧郁，乏力倦怠，下肢冷，临房不能勃起。既往无手淫不良嗜好，但有吸烟史十余年，1～2包/日，饮酒史十余年，3～5两/日。诊脉细弱，舌暗红、苔薄白。

西医诊断：勃起功能障碍

中医诊断：阳痿

辨　　证：肾虚肝郁，瘀阻脉络

辨证分析：患者年近不惑，因房劳过度，加上烟酒攻伐，致肾精受损，精不化气，命门火衰，故见阴茎勃起不坚硬，乏力倦怠，肢冷；肾主藏精，肾虚而封藏无力，故早泄；又其妻数落而情志抑郁，从而肝失疏泄，滞气凝血，宗筋为肝经所主，肝经气血不利，故见阳痿、舌暗。

治法：益肾疏肝振痿法

方药：三紫振痿汤加减

紫霄花10g　紫河车粉6g（冲服）　紫丹参15g　韭菜子10g

蜈蚣 2 条	白芍 10g	九香虫 10g	白芷 10g
淫羊藿 10g	续断 10g	枸杞子 15g	地龙 10g
柴胡 10g	香附 10g	蜂房 10g	甘草 10g

7 剂，水煎服，并予以心理辅导，嘱其下次就诊时让爱人陪同。

【二诊】 2010 年 4 月 19 日。患者诉药后出现晨勃，同房时阴茎勃起情况较前明显改善，但持续时间短，不足 1 分钟，眠差梦多，双下肢仍凉。诊脉弦细，舌暗苔薄白。守上方进退法，加生龙牡各 30g（先煎）、桂枝 10g、丁香 3g，7 剂，水煎服。继续给予心理安慰，同时劝导其妻心态要平和，勿过多指责，如此有益病情。

【三诊】 2010 年 4 月 28 日。自诉诸症均有改善，诊脉弦细，舌红苔薄白。予以调和阴阳、益肾助阳为法，桂枝龙骨牡蛎汤合三紫振痿汤加减。

桂枝 10g	白芍 15g	生龙牡各 30g（先煎）	蜈蚣 2 条
九香虫 10g	紫霄花 10g	紫河车粉 6g（冲服）	鹿角镑 10g
淫羊藿 15g	肉苁蓉 10g	枸杞子 15g	地龙 10g
蜂房 6g	细辛 3g	白芷 10g	

7 剂，水煎服，日 1 剂。

【四诊】 2010 年 5 月 3 日。患者心情愉悦，诉欲念时起，阳器易举，性生活和谐、美满。守上方，加韭菜子 10g、丁香 3g、香附 10g。7 剂，水煎服。

按语：阳痿又称性功能障碍，临床上有心理型、器质型和混合型之分。老师认为，本病皆关于肾肝，涉及瘀血。因为阳具之勃兴，赖肾气之作强，肝气之条达，更需宗筋之充盈、络脉之通畅，而无瘀血之阻滞。

本案患者平素房劳过度，且嗜好烟酒，毒素内积，肾气不足而致阳器勃起不坚，加上其妻数落，心情抑郁，肝气不疏，络脉不畅，症状愈发加重，故属混合型阳痿。治疗以益肾疏肝为法，用三紫振痿汤加减。方中紫霄花性味甘温，功善助阳益精，是治阳痿的专用药；紫河车味甘咸性温，是血肉有情之品，功专补气养血益精；淫羊藿、续断、韭菜子温肾壮阳，以兴阳事；枸杞子滋补肝肾，益阴助阳；蜈蚣辛温入肝经，可通达瘀脉，善治阳痿；白芍既能养血益精和调阴阳，又能克制蜈蚣，防其辛温走窜伤阴之弊；丹参、地龙活血通络散瘀；九香虫、蜂房咸温，入肝肾经，助阳攻毒；佐用白芷鼓舞阳明津气，宗"治痿独取阳明"之旨。同时，加用柴胡、香附疏肝理气以通络脉，辅以心理开导，减轻其心理压力，双管齐下，取得较好疗效。

老师点评：《黄帝内经》曰："……告之以其败，语之以其善，导之以其所便，开之以其所苦。"中医整体观之一，即"形神合一"。心理因素可致心身失调而致病，消极情绪则影响心神而造成人体脏腑损害。所以临床治病中在用药同时，也要进行心理疏导，则可提高疗效。

（聂锦坤　整理）

五、阳强

验案：宋某，男，30岁。2016年6月3日初诊。

【初诊】　患者近半月来阴茎勃起异常，肿胀疼痛。腰部酸痛，乏力。饮食正常，心烦，夜寐不安，夜尿多。易怒。双侧脉弦，舌质红，苔黄厚腻。

中医诊断：阳强

辨　　证：肝肾阴虚，肝胆湿热

辨证分析：肝肾阴虚，相火妄动，疏泄太过，故阴茎勃起异常；虚火内迫，茎络受损，则阴茎肿胀疼痛；心火上炎，津液耗伤，故心烦，夜寐不安。脉弦、舌质红为肝肾阴虚表现，苔黄厚腻为湿热征象。

治法：滋肝肾，清湿热

处方：知母10g　　　黄柏10g　　　山萸肉10g　　　枸杞子15g

覆盆子15g　　茯苓10g　　　泽泻10g　　　麦冬10g

青皮10g　　　乌药10g　　　野菊花15g　　　甘草10g

王不留行30g　车前子10g（包煎）

7剂，水煎服。

【二诊】　服药后阴茎异常勃起症状减少，尿频好转，会阴部尚有肿胀。双侧脉弦，舌质红，苔中后部黄厚。初诊方加夏枯草10g，丹参15g。7剂。

按语：阴茎异常勃起是指在无性欲和无性刺激下，发生持续的伴有疼痛的阴茎勃起而性高潮后仍不能转入疲软状态。中医称为"阳强"，又称为"强中""阳强不倒"。中医认为本病由于肝肾功能失调，导致经脉闭塞、宗筋驰纵不收。《灵枢·经筋篇》："伤于热，则纵挺不收。"《证治汇补》认为："强中之证，由……阳旺阴衰，相火无制。"可见阳强多由阴虚相火妄动所致，或由气滞、血瘀阻塞筋脉，证多虚实夹杂。老师用知柏地黄丸加减治疗。知柏地黄丸滋阴清热，用于治疗阴虚火旺证。知母清热泻火，生津润燥；黄柏清热燥湿，泻火除蒸；山萸肉、枸杞子、覆盆子补益肝肾；茯苓利水渗湿，健脾宁心；泽泻利小便，清湿热；麦冬滋肺阴以生肾阴；青皮疏肝理气，散结消滞；乌药行气止痛，温肾散寒。因患者舌苔厚腻，乃湿热内蕴，故不用知柏地黄丸中的熟地黄，以防熟地黄滋阴以助湿热。野菊花清肝热，泻火解毒；车前子清肝明目，利水通淋；王不留行活血通经，利小便；甘草补中益气调和诸药。二诊加夏枯草清肝胆湿热，丹参活血通经络。

老师点评：阳强之病实为心肝肾三经为病，本例诚为肝肾失调阴虚火旺。然临床所见尚有心火炽盛之证型，心为情欲之府也，心为君火，肾为相火，君火一动，相火随之。两火相加，阳亢至极，则性欲亢进，故即使阴虚火旺型，亦宜加清心宁神之品为好。本例加麦冬、茯苓便是从"性"字结构上，也有性从心生之意。

（张志欣　整理）

六、前列腺增生

验案 1：孙某，男，56 岁。2011 年 5 月 11 日初诊。

【初诊】　自诉尿频、小便淋沥一年余，每夜小便 5～6 次，且小便滴沥不净。2010 年 B 超示：前列腺 4.5cm×4.7cm×3.3cm。西医诊断为前列腺肥大，曾服"前列康"半年，效果不佳，故改中医治疗。刻下排尿不畅，尿后余沥，尿色黄，腰酸，纳眠可。诊脉弦滑，舌暗红苔黄厚。

西医诊断：前列腺增生

中医诊断：癃闭

辨　　证：肾虚血瘀，湿热下注

辨证分析：前列腺增生，中医无此病名，按其症状当属于中医学中的"癃闭"范畴，是临床常见病之一，多因年老肾元亏虚，膀胱气化无力，加之瘀血、败精、湿热等瘀阻下焦，乃成癃闭。该患者年过半百，如《黄帝内经》云"阴气自半也，起居衰矣"，加之湿热内蕴，血瘀水阻，膀胱气化失司，故见夜尿频、小便不畅、腰酸、尿黄等诸多症状。

治法：益肾清热，利湿化瘀

方药：滋肾通关丸加减。

知母 10g	黄柏 10g	肉桂 3g	龙胆草 10g
土茯苓 15g	夏枯草 10g	桃仁 10g	丹参 15g
菟丝子 15g	枸杞子 15g	浙贝母 10g	泽泻 10g
桑螵蛸 10g	川牛膝 15g	王不留行 10g	

7剂，水煎服，日1剂。

【二诊】 2011年5月18日。药后症减，夜尿次数减少到2～4次，排尿困难减轻，尿线变粗。诊脉弦滑，舌红苔白厚根腻，予以上方加黄芩10g、生薏苡仁30g，7剂，水煎服，日1剂。

按语：癃闭虽然病位在膀胱，病本却在肾脏。因为"肾主水，膀胱为津液之府，此二经为表里"。肾气充实，固摄有权，膀胱气化有力，开阖有度，则小便自利。本案辨为肾气不足、湿热蕴结下焦，选用滋肾通关丸加减。该方出自《兰室秘藏》，治"不渴而小便闭，热在下焦血分也"。方取黄柏、知母补津坚阴，清利膀胱之火；肉桂调膀胱之气化，亦制知柏之寒凝，使不利者能通；龙胆草、土茯苓、泽泻清热利湿；夏枯草、浙贝母清肝散结；枸杞子、菟丝子、桑螵蛸补益肾气；久病夹瘀，用桃仁、丹参、王不留行活血通络、利尿通淋；川牛膝导诸药下行，直达病所。全方合用而肾气充，气化行，瘀热通，故小便得利。

老师点评：治疗癃闭本着病机特点，应以扶元补虚治其本，以化瘀通窍治其标。治虚应以补肾为主，使肾之阴阳平衡，开阖有度；治实应根据"六腑以通为用"的原则，着重于通法的运用，宜清湿热，散瘀结，利气机以通水道，同时运用活血化瘀、软坚散结法，使梗阻程度减轻。需要注意的是，还要根据病因，审因论治，根据病变在肺、在脾、在肝、在肾的不同，进行辨证论治，不可滥用通利小便之品。

（聂锦坤　整理）

验案 2：袁某，男，29 岁。2017 年 6 月 7 日初诊。

【初诊】 患者自述体检示前列腺肥大，小便后淋沥不净，小便分叉，腰部酸痛，纳眠可，大便 1 日 / 次，质黏。双侧脉弦，舌淡，苔白黄腻。B 超示：前列腺增大伴钙化。

中医诊断：精癃

辨　　证：肾虚血瘀湿热

辨证分析：患者嗜食辛热肥甘之品，喜饮酒，酿成湿热，下注膀胱，发而为淋；久病不愈，湿热耗伤正气，导致脾肾亏虚，肾虚则下元不固，致小便淋沥不净；日久形成瘀阻。腰酸痛为肾虚症状；大便黏、舌苔白黄腻均为湿热表现。

治法：益肾化瘀软坚

处方：知母 10g　　黄柏 10g　肉桂 6g　　　橘核 10g
　　　荔枝核 10g　海藻 10g　浙贝母 10g　夏枯草 10g
　　　丹参 15g　　枳壳 10g　乌药 10g　　王不留行 30g
　　　山慈菇 10g　川楝子 10g

　　　　　　　　　　　　　　　　7 剂，水煎服。

【二诊】 2017 年 6 月 14 日。服药后诸症减轻。双侧脉弦细，舌质淡红，苔白黄。初诊方加车前子 10g（包煎），菟丝子 15g。7 剂，水煎服。泌淋清胶囊，1 日 3 次，1 次 3 粒。

【三诊】 2017 年 6 月 19 日。病史同前，腰酸好转，仍有尿等待，尿后淋沥，较前减轻。双侧脉弦，舌淡，苔白黄。

治法：益肾化瘀软坚。

处方：知母 10g　　肉桂 6g　　黄柏 10g　　枸杞子 15g
　　　覆盆子 15g　菟丝子 15g　丹参 15g　　王不留行 30g
　　　夏枯草 30g　野菊花 15g　浙贝母 10g　土茯苓 10g
　　　海藻 10g

　　　　　　　　　7 剂，水煎服。五子衍宗丸，1 日 2 次，1 次 6g。

【四诊】 2017 年 9 月 13 日。病史同前，尿后淋沥，尿等待等诸症均明显减轻。双侧脉弦，舌淡红，苔薄白。三诊方加萆薢 10g，山慈菇 10g。7 剂，水煎服。

按语：本例患者老师辨证为肾虚血瘀，选用滋肾丸合橘核丸加减治疗。滋肾丸又名通关丸，出自《兰室秘藏·小便淋闭门》，功能清下焦湿热，助膀胱气化。用于治疗热蕴膀胱，尿闭不通，小腹胀满，尿道涩痛。黄柏、知母苦寒泻火，肉桂温阳化气。橘核丸出自《医学心悟》，药物组成为橘核、荔枝核、川楝子、小茴香、香附、山楂子、神曲。功用：行气止痛，软坚散结。老师选用了三味主药：橘核行气消肿；川楝子行气止痛；荔枝核理气止痛散寒滞。海藻软坚消瘰，破散结气；浙贝母清热散结；夏枯草散肿消坚；王不留行活血通经；乌药行气止痛，温肾散寒；山慈菇清热解毒，消痈散结；枳壳行气消瘰；丹参活血化瘀。全方无活血化瘀之猛药，通过清热泻火，行气散结达到化瘀目的。二诊药后症减，加用车前子利水通淋；菟丝子补肝肾，固精缩尿。并加用泌淋清胶囊（功效：清热解毒、利尿通淋）。三诊仍选用滋肾丸加减治疗。黄柏、知母苦寒泻火；肉桂温阳化气；枸杞子、覆盆子、菟丝子平补肝肾；王不留行活血通经；夏枯草散肿消坚；浙贝母清热散结；野菊花清肝泄热解毒；土茯苓解毒除湿；丹参活血化瘀；海藻软坚消瘰，破散结气。因患者有生育要求，加用五子衍宗丸益肾生精。四诊患者症状明显减轻，守方基础上加用萆薢清下焦湿热；山慈菇清热解毒，消痈散结。患者前后断断续续治疗3个月，小便后淋沥不净，小便分叉，腰部酸痛等症状明显减轻。患者未提供复查B超结果，或许前列腺肥大会有明显改善。治疗中，老师辨证求本，通过清热泻火，行气散结达到化瘀软坚目的。

老师点评：本例为肾虚湿热血瘀之精癃病，西医谓之前列腺增生。精癃之病多见50岁以上老年人。本例为仅29岁的青年，实为罕见病例。本病辨证分型为肾阳虚衰、膀胱积热、浊瘀阻塞、阴虚火旺，总属"肾虚膀胱热"。故治法为益肾祛湿化瘀（软坚）。印会河教授宗抓主症以肝论之，独创疏肝散结方，疗效显著。师曰："前列腺肥大，小便癃闭不通，肝脉络阴器，故前阴癥积，大多与肝有关。"疏肝散结方，疏肝散结也。方组：柴胡9g，丹参15g，赤芍15g，当归15g，生牡蛎30g（先煎），玄参15g，川贝3g，夏枯草15g，海藻15g，昆布15g，海浮石15g，牛膝9g。

（张志欣　整理）

七、前列腺炎

验案：孙某，男，68 岁。2016 年 5 月 9 日初诊。

【初诊】 患者近 1 周尿频尿急尿痛，尿后淋沥，夜尿频多，会阴部胀痛。纳食可，夜寐不安，大便可。腰部酸痛，乏力。双侧脉弦大，舌质红，苔白黄厚腻。

中医诊断：淋证

辨　　　证：肾虚湿热

辨证分析：患者年近古稀之年肾气亏虚，又因饮食及生活方式感受湿热。湿热蕴结膀胱，气化失司，则尿频尿急尿痛；湿热阻于精室，气血失畅，经络阻塞不通，前列腺肿大，导致会阴部胀痛；舌苔白黄厚腻，脉弦皆为湿热之象。

治法：益肾祛瘀清利

处方：知母 10g　　　肉桂 6g　　　黄柏 10g　　　菟丝子 15g

　　　淫羊藿 10g　　覆盆子 15g　　肉苁蓉 10g　　丹参 15g

　　　王不留行 30g　萆薢 10g　　　生薏苡仁 30g　小茴香 10g

　　　炙甘草 10g

　　　　　　　　　　　　　　　　　　7 剂，水煎服。

【二诊】 2016 年 5 月 16 日。服药后略有好转，仍有尿频，尿后淋沥不净。双侧脉弦，舌质红，苔白黄厚。初诊方加车前子 10g，枸杞子 15g。7 剂，水煎服。

【三诊】 2016 年 5 月 23 日。自述服药后症状较前好转，仍有尿频。双侧脉弦，舌质红，苔薄黄。

治法：益肾祛瘀清利

处方：知母 10g　　　肉桂 6g　　　黄柏 10g　　　菟丝子 15g

　　　枸杞子 15g　　覆盆子 15g　　肉苁蓉 10g　　丹参 15g

　　　夏枯草 10g　　巴戟天 10g　　川牛膝 15g　　海藻 10g

　　　浙贝母 10g　　北沙参 10g

　　　　　　　　　　　　　　　　　　7 剂，水煎服。

【四诊】 2016 年 6 月 6 日。服药后好转。现夜尿 1～2 次／天，小便通畅。偶有尿急尿痛。双侧脉弦，舌质红，苔薄黄。三诊方加益智仁10g，车前子10g（包煎），萆薢10g。7剂，水煎服。

按语：《黄帝内经》云："无虚，邪不能独伤人。"患者古稀之年肾气亏虚，又感受湿热，遂发病。本病外感湿邪，湿阻血行，气血运行不畅，精血瘀滞，造成尿道瘀阻。老师辨证论治，用滋肾丸加减治疗，并全程应用活血化瘀药物。首诊方中知母、黄柏、肉桂组方为滋肾丸，又名通关丸，出自《兰室秘藏•小便淋闭门》，功能清下焦湿热，助膀胱气化。用于治疗热蕴膀胱，尿闭不通，小腹胀满，尿道涩痛。菟丝子平补肝肾，固精缩尿；淫羊藿补肾壮阳，祛风除湿；覆盆子温补肝肾，固精缩尿；肉苁蓉补肾助阳；丹参活血养血；萆薢分清去浊，祛风除痹，为治淋证之要药；生薏苡仁健脾渗湿，清热排脓；王不留行通经活络；小茴香疏肝理气止痛，温肾祛寒；炙甘草健脾和中，调和诸药。

二诊老师加用车前子清热利水通淋，是治疗淋证常用药；枸杞子滋补肝肾。三诊患者症状明显改善，仍有尿频。湿热情况改善，老师减少祛湿药物，增加温肾药，加用活血化瘀药物。巴戟天补肾助阳，祛风除湿；川牛膝活血祛瘀，祛风除湿，引血下行；夏枯草清热解毒，散肿消坚；海藻利水消痰软坚；浙贝母清热散结；北沙参滋阴清热。四诊加用益智仁补肾固精缩尿。本例治疗全程，治病求本，温补肾阳的同时祛湿邪，待湿邪不占主药因素时加用活血化瘀药物，温肾活血化瘀是治疗本病（前列腺增生）的总则。

老师点评：本例（精癃、淋证、前列腺增生、前列腺炎）实为肾气已虚，湿热羁留，瘀血阻滞，故温肾祛瘀、清利化浊为治，其效颇好。

（张志欣　整理）

杂症

一、经前头痛

岳某，女，40岁，已婚。2017年10月6日初诊。

【初诊】　主诉：经前头痛3年余，以右侧为主，月事周期尚可，末次月经 9 月 28 日，带经 3 天，经量中等偏少，经至腹痛发凉。舌质红，苔薄，脉弦细。既往孕 3 产 1。

中医诊断：经前头痛　肝郁血瘀

西医诊断：头痛

治法：疏肝祛瘀调经

处方：柴胡 10g　　赤芍 10g　　白芍 10g　　鸡血藤 15g

　　　川芎 10g　　当归 10g　　熟地黄 10g　丹参 15g

　　　羌活 10g　　白芷 10g　　泽兰 10g　　天麻 10g

　　　炙甘草 10g　香附 10g

7 剂，水煎服，日 1 剂。

【二诊】　2018 年 1 月 1 日。自述服上药后，近两次月经前头痛头晕减轻，既往末次月经 9 月 28 日，11 月 29 日，刻下月经未至。诊脉弦细，舌质红，苔薄。

治法：疏肝祛瘀，疏风调经

处方：柴胡 10g　　赤芍 10g　　白芍 10g　　鸡血藤 15g

　　　当归 10g　　川芎 15g　　熟地黄 10g　泽兰 10g

　　　益母草 15g　川牛膝 10g　天麻 10g　　白芷 10g

　　　羌活 10g　　香附 10g　　炙甘草 10g

7 剂，水煎服，日 1 剂。

按语：首诊处方采用四物汤（当归、熟地黄、川芎、白芍）以养血和血，四逆散（含白芍、甘草、柴胡）以疏肝理气，并合芍药甘草汤之意以缓急止痛。加赤芍、鸡血藤、丹参、泽兰以养血化瘀调经。辅以香附以疏肝理气；加天麻平息肝风，引药入头。羌活、白芷、川芎、甘草为川芎茶调散之组成，有疏风止痛的作用，且用风药于大量补益药中，有"静中有动"之妙。全方动静结合，补而不滞。

二诊患者服药后，头痛好转，说明辨证准确，药证相符。故效不更方，在前方基础上减丹参，加益母草、川牛膝以助月经来潮。

老师点评：本例即是瘀血内停，肝郁气滞，经前期冲气挟血上逆，阻滞脑络而痛，不通则痛，实证也。西医以雌激素过高，黄体功能不全论治。

（刘惠杰　整理）

二、痤疮

王某，女，24岁。2018年3月3日初诊。

【首诊】 自述2年来面部痤疮，以下颌为主，食辛辣刺激食物及经前尤甚，现有散在小脓点，月经周期正常，末次月经2月8日，带经7天，量可，色红，有少量血块，无腹痛，微腰酸，纳可，寐安。舌红、尖甚，苔白，脉弦细。

诊断：粉刺肺胃蕴热证

治法：清热凉血解毒

处方：

生地黄15g	赤芍10g	黄芩10g	牡丹皮10g
蒲公英15g	金银花15g	连翘15g	栀子10g
白芷10g	生麻黄6g	炙甘草10g	白花蛇舌草15g
浙贝母10g	枇杷叶10g	苦参10g	

7剂，水煎服，日1剂。

【二诊】 2018年4月30日。药后新疮未生，末次月经4月6日。带经7天，经量中等，经至未诉明显不适，诊脉弦细，舌质红，苔薄白。治法：清热凉血解毒。处方在前方基础上加益母草15g，香附10g。7剂，水煎服，日1剂。

【三诊】 2018年5月7日。病史如前，痤疮减，末次月经4月6日，诊脉弦细，舌质红，苔薄白。治法：疏肝清热，理气通经。

处方：

柴胡10g	生地黄10g	牡丹皮10g	赤芍10g
当归10g	黄芩10g	栀子10g	益母草15g
生白术10g	醋香附10g	炙甘草10g	白芷10g

7剂，水煎服，日1剂。

守方调治，3个月后随访，患者痤疮已消，新疮未起。

按语：患者长期饮食不节，喜食辛辣刺激之品，导致肺胃蕴热，肺主皮毛，热邪熏灼于肌肤则痤疮起，胃经被热邪熏浊，加之胃经为多气多血之经，且面部为三阳经交会之所，邪热稽留则痤疮易发，舌红尖甚为热邪上扰之征。故辨证属肺胃蕴热。首诊采用皮炎汤加减。生地黄、牡丹皮、赤芍清营卫、散瘀化斑；金银花、连翘辛散表邪，清热解毒而不伤阴；黄芩、栀子、蒲公英清肺胃及三焦之热；生麻黄与枇杷叶一宣一降，以宣降肺气，调畅气机；苦参、白花蛇舌草以清热燥湿解毒；浙贝母清热化痰软坚；白芷为引经药，且入阳明胃经燥湿。炙甘草调和诸药，健运中州。全方共奏清热凉血解毒之功。

二诊时患者服药后收效，故效不更方，在前方基础上加益母草以利湿化瘀，香附以行气理气，全方共奏清热凉血解毒之功。

三诊时患者服药后症状明显好转，故减轻了清热解毒药的力量。本方采用生地黄、牡丹皮、赤芍以清营卫、散瘀化斑；当归、益母草以养血活血利湿；黄芩、栀子清肺胃及三焦之热；柴胡、香附疏肝理气；白术、白芷健脾燥湿，并入阳明；炙甘草调和诸药。全方共奏疏肝清热，理气通经之功。

老师点评：本案为痤疮治例，中医称其为"肺风粉刺"或"粉刺"，是肺经血热所致。故临床从肺胃血热、湿热内毒、冲任失调论治。西医认为是一种包囊皮脂腺慢性炎症，以粉刺、丘疹、脓疱、结节、囊肿为皮损特点，好发于面部、前胸、背部。

本例为肺胃血热，冲任失调混合型，故用皮炎汤（生地黄、牡丹皮、赤芍、知母、石膏、金银花、连翘、竹叶、生甘草）和四物汤增损治疗。

三、黄褐斑

验案：岳某，女，47岁，工人。2016年7月1日初诊。

【初诊】 月经后愆1年余。现病史：患者诉月经后错1年余，面部色斑半年余，潮热汗出，末次月经6月13日，夜寐不宁，二便尚可。舌质红，苔薄白，脉弦细。

西医诊断：月经不调、黄褐斑

中医诊断：月经后愆、肝斑

辨　　证：肝肾亏虚

辨证分析：患者肝肾亏虚，经血乏源故月经后愆，肝肾阴虚，阴不敛阳，以致于虚火上升而肾阴亏损，从而使皮肤受到损伤，产生肝斑。潮热汗出为阴虚火旺之征。

治法：滋补肝肾

处方：墨旱莲15g　酒女贞子15g　白芍10g　熟地黄10g

当归10g　枸杞子15g　酒萸肉10g　知母10g

麦冬10g　茯神10g　生龙骨30g　生牡蛎30g

炒枣仁30g　夏枯草10g　川牛膝6g　炙甘草10g

白芷10g　制何首乌10g　天麻10g　菟丝子15g

7剂，水煎服，日1剂。

【二诊】 2016年7月12日。月事未行，夜寐欠佳，潮热汗出减轻，色斑隐隐。治以疏肝滋肾宁神。

处方：柴胡10g　赤芍10g　白芍10g　鸡血藤15g

女贞子15g　墨旱莲15g　熟地黄10g　淫羊藿10g

茯神10g　牡丹皮10g　何首乌10g　白芷10g

益母草10g　刘寄奴15g　醋香附10g　生牡蛎30g

7剂，水煎服，日1剂。

守方加减治疗3月后，患者黄褐斑减轻，肤色较前明显变亮。

按语：初诊方以二至丸（墨旱莲、女贞子）合四物汤（含白芍、熟地黄、当归）以滋补肝肾，养血和血，合枸杞子、山萸肉、制何首乌、麦冬以加强滋补肝肾之功；龙骨、牡蛎以收敛浮阳，滋阴潜阳以安神，合茯神、炒枣仁以加强安神之功；天麻平抑肝阳；知母、夏枯草以清热降火；川牛膝益肝肾，引血下行；白芷、菟丝子为治疗肝斑常用药。炙甘草调和诸药。全方共奏滋补肝肾之功。二诊时患者服药期间应属行经期，方以二至丸（女贞子、墨旱莲）滋补肝肾，合何首乌、淫羊藿、熟地黄以填精补肾；牡丹皮滋肾清热；柴胡、赤白芍、香附以疏肝解郁；行经期应活血化瘀以助行经，以鸡血藤、益母草、刘寄奴活血化瘀利湿；生牡蛎、茯神以安神；白芷为肝斑常用药。全方共奏疏肝滋肾宁神之功。

老师点评：患者近知天命之年，天癸渐竭，故呈现出一派肝肾阴虚症状，宜参考激素检查以进一步确诊，补通结合为其治疗大法。

（刘惠杰　整理）

四、老年瘙痒

李某某，男，59岁。2001年10月初诊。

【初诊】 自述全身皮肤瘙痒 3 年余。近 1 年来加重,冬季加重,夏季缓解。刻下正值冬月,每晚入睡前脱衣服后奇痒。自用老头乐搔抓或用酒精外涂以缓解。刻下躯干,四肢呈散在、不规则抓痕血痂,皮肤增厚,呈线状色素沉着,形体瘦弱,痛苦不堪,便和纳馨。曾用中西药治疗,其效不著。诊脉弦细,舌暗红,苔薄白。

西医诊断:老年瘙痒症

中医诊断:痒风

辨　　　证:气虚血燥

辨证分析:患者气血两虚,血不养肤,肝风内生,风盛则痒,故辨证属气虚血燥之证。

治法:养血润肤,疏风止痒

处方:四物三色荆防草汤加味

生熟地各 10g	白芍 10g	当归 10g	川芎 6g
生黄芪 20g	红花 10g	白鲜皮 10g	荆芥 10g
防风 10g	甘草 10g	何首乌 15g	白蒺藜 10g
僵蚕 10g			

7 剂,水煎服。

【二诊】 自述药后痒减,已能及时入睡,未见新的抓痕。诊脉弦细,舌质暗红,苔薄白。守上方加丹参 15g,天花粉 10g,以养阴润肤,祛瘀活血。

【三诊】 自述全身已不痒,查体未见瘙痒,抓痕。守上方 7 剂以求愈功。停药两个月后,追访患者身体瘙痒未见复发。

按语:皮肤瘙痒症是一种临床上无原发性皮肤损害,而以瘙痒为主的感觉神经功能异常性皮肤病。其病因比较复杂,但从瘙痒来讲,主要由化学介质和组织胺、激肽和蛋白酶的释放而引起。中医称为"风瘙痒""痒风""血风疮"。《黄帝内经》云:"诸病为实,诸痒为虚。"《备急千金要方》云:"痒症……血虚皮肤燥痒干宜四物汤加防风。"此病多见于老年人的痼症顽疾,缠绵不愈,其原因是气血两虚,血不养肤,肝风内生,风盛则痒。故本方用四物汤养血和血润燥;黄芪色黄性甘温,归肺、脾经,为补药之长,补气固表;防风辛甘微温,为治风通用之药,其药性缓和，微温而不燥，甘缓而不峻，有风药中之润剂之称，二药相伍，防风能载黄芪补气达于周身，黄芪得防风之疏散而不固邪，防风得黄芪之固表而不散泄，故用于皮肤瘙痒症，补气而不留邪，去邪而不伤正。黄芪配当归为当归补血汤，以益气生血，荣养肌肤，肌肤得以滋养，风不内生，何患瘙痒？红花色红辛散温通，和血调血养血，尚有活血化瘀之力；白鲜皮色白，性苦寒善行，归脾胃走肌肉以祛风除湿，为皮肤病之要药；荆芥辛而微温，为芳香清扬之品，是散风清风之药，主治风痒、瘙痒。何首乌滋肾养阴；白蒺藜入肝经，平肝散风；僵蚕平肝息风，祛风化痰；甘草调和诸药。以上诸品相配伍，标本兼治，共奏益气养血润肤，疏风祛邪止痒之功。

（于增瑞、刘惠杰　整理）

五、眩晕

验案：李某，女，56岁。2016年5月23日初诊。

【初诊】 头晕一周余。现病史：自诉近一周来头晕，心悸，偶伴恶心，未吐，伴颈项部不适，夜寐不安，已绝经。舌质暗，苔薄白。左右脉沉滑。

西医诊断：头晕

中医诊断：眩晕

辨　　证：阴虚阳亢

辨证分析：患者已逾五旬，天癸已竭，肝肾减亏，阴虚则心肾失养而出现心悸，失眠等症。阴虚阳亢，清阳不升，浊阴不降则头晕、恶心。脉沉皆为肝肾不足之表现，故辨证属阴虚阳亢。

治法：滋阴宁神

处方：墨旱莲15g　酒女贞子15g　酒萸肉10g　白芍10g
　　　知母10g　　麦冬10g　　　茯神10g　　泽泻10g
　　　天麻10g　　炒枣仁30g　　生龙骨30g（先煎）
　　　生牡蛎30g（先煎）　　　　夏枯草10g　葛根10g
　　　川牛膝10g　炙甘草10g

7剂，水煎服，日1剂。

1个月后随访，患者诉服药5剂后头晕就减轻，夜寐好转，后在他处抄方7剂。病情好转就未再继续服药。

按语：本方采用二至丸（墨旱莲、女贞子）合酒萸肉、白芍、知母、麦冬滋阴养血；炒枣仁滋养心血；茯神健脾安神；泽泻清湿热；天麻、夏枯草以平肝息风，治疗头晕；辅以龙骨、牡蛎收敛浮越之阳；川牛膝引血下行；葛根升举阳明清气上行；炙甘草健运中气，调和诸药。全方以滋阴为基本大法，阴平则阳秘，阴血得养则浮阳无以上越，共奏滋阴宁神之功。

老师点评：《黄帝内经》曰："诸风掉眩，皆属于肝。"朱丹溪论："无痰不作眩。"张景岳论："无虚不作眩。"更有无瘀不作晕也。本例天癸已竭，肝肾阴虚，症见舌质暗红，久虚多瘀也……故本案宜加祛瘀之品（丹参、川芎）其效更好。

（刘惠杰　整理）

六、发热

验案：**王某**，**男**，**9岁**，**学生。2016年5月9日初诊。**

【初诊】　反复发热半年。现病史：半年来反复发热，双足底肿痛，纳食尚可，夜寐不安，烦躁易怒。二便调，舌淡胖，苔白，尖红，脉弦。既往曾就诊儿童医院，查抗核抗体阳性。既往淋巴结肿大及关节炎病史。

西医诊断：发热待查

中医诊断：发热

辨　　证：正气不足，湿热内蕴

辨证分析：《黄帝内经》云："正气存内，邪不可干。"患者半年来反复发热，病程已逾半年之久，为正气不足之征。病程缠绵不愈，郁久化热则见夜寐不安，烦躁易怒。舌淡胖，苔白为湿邪内蕴之征。

治法：益气祛湿，凉血解毒

处方：

生黄芪15g	白术10g	防风10g	僵蚕10g
蝉蜕10g	当归10g	忍冬藤15g	秦艽10g
桂枝10g	生地黄10g	白芍10g	川牛膝6g
甘草10g	桔梗10g	生薏苡仁30g	羌独活各10g

7剂，水煎服，日1剂。

【二诊】 2016年5月16日。服药后曾发热1次，体温38.3℃，右足跟疼痛，咳嗽痰多，色白而黏，疲乏无力。舌质淡胖，苔白，脉弦。辅助检查：丙氨酸转氨酶40.8U/L，碱性磷酸酶204U/L，尿酸173.2mmol/L。治以益气祛湿，凉血解毒。

处方：生黄芪15g　　白术10g　　防风10g　　僵蚕10g

　　　　蝉蜕10g　　　忍冬藤15g　　秦艽10g　　甘草10g

　　　　生地黄10g　　白芍10g　　　川牛膝6g　　桔梗10g

　　　　羌独活各10g　威灵仙10g　　蜂房6g　　　茵陈15g

　　　　酒苁蓉10g　　丹参15g

7剂，水煎服，日1剂。

【三诊】 2016年5月23日。自述药后症减，一周未见明显发热，近日胃脘不适，大便正常。治以益气祛湿，凉血解毒。

处方：生黄芪30g　　炒白术10g　　防风10g　　　僵蚕10g

　　　　蝉蜕10g　　　忍冬藤15g　　知母10g　　　羌活10g

　　　　秦艽10g　　　威灵仙10g　　生薏苡仁30g　生白术10g

　　　　桂枝10g　　　川牛膝10g　　炙甘草10g

7剂，水煎服，日1剂。

【四诊】 2016年5月30日。诉近日低热，脉弦，舌质红，苔薄白。治以益气疏风解毒。

处方：生黄芪30g　　生白术10g　　防风10g　　僵蚕10g

　　　　金银花10g　　连翘15g　　　蝉蜕10g　　藿香10g

　　　　忍冬藤15g　　荆芥10g　　　黄芩10g　　羌活10g

　　　　炙甘草10g　　生薏苡仁15g

7剂，水煎服，日1剂。

【五诊】 2016年6月6日。诉近20天未发热，咳嗽1周，胸部憋闷，咳吐黄稠黏痰，左眼干涩，关节未见疼痛。诊断：咳嗽，肺热内盛证。治以清热宣肺止咳。

处方：炙麻黄6g　　杏仁10g　　黄芩10g　　　僵蚕10g

　　　　蝉衣10g　　桔梗10g　　芦根10g　　　浙贝母10g

　　　　知母10g　　藿香10g　　鱼腥草15g　　甘草10g

麦冬 10g　　陈皮 10g

7剂，水煎服，日1剂。

【六诊】 2016年6月13日。患者药后咳嗽明显减轻，不发热，咳吐白痰，质稠，舌红，苔薄黄，脉弦。治以清热宣肺止咳。

处方：炙麻黄 6g　　杏仁 10g　　黄芩 10g　　僵蚕 10g

　　　蝉衣 10g　　桔梗 10g　　芦根 10g　　浙贝母 10g

　　　知母 10g　　藿香 10g　　鱼腥草 15g　甘草 10g

　　　麦冬 10g　　陈皮 10g　　百部 10g　　生薏苡仁 30g

　　　法半夏 10g

7剂，水煎服，日1剂。

按语： 首诊以玉屏风散（黄芪、白术、防风）以益气固表，降散中僵蚕得天地清化之气，轻浮而升阳中之阳，故能胜风除湿，清热解郁，散逆浊结滞之痰；蝉蜕气寒无毒，味咸且甘，为清虚之品，能祛风而胜湿，涤热而解毒；合忍冬藤以清热解毒，疏风通络；秦艽、羌独活、生薏苡仁以清热利湿；当归、生地黄、白芍取四物汤之意以养血和血以固本，且白芍、桂枝、甘草取桂枝汤之意以调和阴阳；川牛膝引血下行。桔梗引药入肺，宣肺化痰。全方共奏益气祛湿，凉血解毒之效。二诊仍以玉屏风散合升降散加减，较前方去桂枝、当归、生薏苡仁，加威灵仙、蜂房、茵陈、酒苁蓉、丹参。《开宝本草》云威灵仙："主诸风，宣通五藏，去腹内冷滞，心隔痰水久积。"《本草经疏》曰："威灵仙主诸风，为风药之宣导，善走者也。"《药品化义》曰："威灵仙宣通十二经络。"故威灵仙可宣化十二经络之水湿，合茵陈以清热利湿；蜂房攻毒杀虫，祛风止痛；丹参养血活血；肉苁蓉益肾填精以固本。全方共奏益气祛湿，凉血解毒之效，且本方较前方加强了清热利湿的效果。三诊仍以玉屏风散合升降散加减，患者已不发热，且觉胃脘不适，故去蜂房、茵陈等碍胃之品，大便恢复正常去掉酒苁蓉，仍以忍冬藤、羌活、秦艽、威灵仙、生薏苡仁、生白术之品以清热利湿。全方共奏益气祛湿，凉血解毒之效。四诊仍以玉屏风散合升降散加减，较前方加金银花、连翘以加强清热解毒之效，加黄芩、藿香以清热化湿，荆芥以祛风解表。全方共奏益气疏风解毒之功。五诊采用升降散中的僵蚕、蝉衣以祛风胜湿，涤热解毒；麻黄、杏仁以宣肺止咳；黄芩、鱼腥草、芦根、知母以清肺热；浙贝母、陈皮、桔梗以止咳化痰；藿香以化湿。《本草分经》称麦冬"甘、微苦，微寒，润肺清心、泻热生津、化痰止呕、治嗽行水"。《医学衷中参西录》言其"能入胃以养胃液，开胃进食，更能入脾以助脾散精于肺，定喘宁嗽"。桔梗、甘草取桔梗甘草汤之意以清肺利咽。全方共奏清热宣肺止咳之功。六诊较前方加百部、法半夏以增强化痰止咳之功，加生薏苡仁以清热利湿。且麻黄、杏仁、薏仁、甘草合麻黄杏仁薏仁甘草汤之意以清表之风湿。全方共奏清热宣肺止咳之功。

老师点评： 患者素体虚弱，抗病能力不强，缠绵发热半年，体胖而咳嗽咽痛，时而足骨及关节肿痛，时而湿疹，总属本虚标实，气虚郁热，运用玉屏风散合升降散临证化裁，调治两月余，发热常作，诸症已除，可谓病中肯綮。

（刘惠杰 整理）

七、便秘

验案： 陈某，女，30岁。2016年11月30日初诊。

【**初诊**】 诉产后大便秘结4年余。自述产后大便秘结4年，2～3日一行，经前乳胀，经行腹痛，腰酸，带经7天，末次月经2016年11月15日。欲生二孩。纳可，寐安，大便初头硬，舌质红，苔薄白。脉弦细。

西医诊断：便秘

中医诊断：便秘

辨　　证：脾虚气滞

辨证分析：患者产后脏腑功能受损，脾肾两虚，脾虚则运化无力，气滞不行，肾虚则水亏，如"无水行舟"，故见大便秘结；脾虚气滞，气血运行不畅，胞宫失养，则见经行腹痛。

治法：益气运脾通便

处方：生黄芪30g　　虎杖15g　　生甘草10g　　黄连10g
　　　生白术30g　　酒苁蓉10g　　火麻仁10g　　生地黄30g
　　　枳壳10g　　当归10g　　川牛膝10g　　甘草10g

　　　　　　　　　　　　　　　　7剂，水煎服，日1剂。

【二诊】 2016年12月7日。诉药后症减，大便好转，舌红苔薄白，脉沉滑。治以益气运脾通便。前方加木香6g，炒莱菔子10g，生山楂10g。7剂。

按语：首诊采用济川煎（当归、牛膝、肉苁蓉、泽泻、升麻、枳壳）加减，以济川煎温肾益精，润肠通便。生黄芪30g以益气，生白术30g健脾通便，生地黄30g以滋肾行水。方中"黄芪-虎杖-甘草"为治疗虚性便秘的药对，《绍奇谈医》中认为虎杖微辛，可以透邪外出；苦寒则能清热利湿，但不甚苦，而不致败胃伤中；既入气分，又可入血分，兼有清气凉血活血之长；既能利小便，又可以通腑，具疏通之性，导湿热痰火下趋。加黄连的用意一为清热燥湿，佐制黄芪之燥性，一为泻心火，心与小肠相表里，清热通腑。全方共奏益气滋肾通便之功。二诊患者服药后，大便明显好转，故效不更方，继遵前方加木香以行气，莱菔子以降气通腑，山楂以健脾助运。

老师点评：便秘是由多种原因引起的常见病，世人皆以通下速效为快，临床可见劳倦内伤气血不足导致大肠功能失常，屡见不鲜，本例即是。特别便秘痼疾，更应慎用泻下之品为好。生白术、生地黄、生山楂等为润肠通便佳品，通而不伤脾气。济川煎为温阳通便之方。临床观察应用本方不必拘泥于老年阳虚便秘，临床诸疾，凡见阳虚血虚之症，用之皆有良效。

（刘惠杰　整理）

八、肾功能不全

杨某，男，72岁。2017年6月30日初诊

【初诊】 患者肾病痼疾，曾多方诊治，疗效不佳，遂慕名来诊。刻下双下肢凹陷性水肿。面色㿠白，畏寒怕冷，乏力。夜寐尚可。纳食量少。腹部胀满，腰部酸痛，大便干，数日一行，小便少。双侧脉沉，舌淡胖，苔白黄腻。

西医诊断：肾功能不全

中医诊断：水肿

辨　　证：脾肾阳虚，湿热内蕴

辨证分析：患者年老，肾阳不足，命门火衰，不能化气行水，使膀胱气化失常，开阖不利，水液内停，形成水肿；肾阳衰微，不能温养脾土，脾肾俱虚，使水肿更加严重；脾虚失于健运，致水湿停聚，内郁化热，三焦为之壅滞，水道不通，加重水肿。患者怕冷畏寒、面色㿠白为阳虚，腹胀、苔白黄腻为湿重。

治法：益肾清利，祛瘀化浊

处方：生黄芪60g　猪苓10g　　　　茯苓10g　　生白术30g
　　　枸杞子15g　泽泻10g　　　　益母草20g　丹参15g
　　　蒲公英30g　熟大黄5g（后下）生地黄15g　苦参10g
　　　连翘15g　车前子10g（包煎）白茅根15g　白花蛇舌草30g
　　　　　　　　　　　　　　　　　14剂，水煎服。

嘱服用金水宝胶囊，每日2次，每次6粒。

【二诊】 2017年7月14日。服药后小便量增多，大便3天/次。双侧脉沉，舌淡胖，苔白黄。2017年7月12日查血肌酐381μmol/L。

处方：生黄芪60g　猪茯苓各12g　生白术30g　生地黄20g
　　　枸杞子15g　菟丝子15g　　丹参15g　　益母草15g
　　　土茯苓20g　黄柏15g　　　淫羊藿10g　白茅根15g
　　　苍术10g　　木香10g　　　蒲公英30g　生大黄5g（后下）
　　　车前子10g（包煎）　　　　白花蛇舌草30g
　　　　　　　　　　　　　　　　14剂，水煎服。

【三诊】 2017年7月28日。服药后乏力、畏寒好转，大便3天/次。双侧脉沉，舌淡胖，苔白。

处方：生黄芪60g　猪茯苓各12g　生白术60g　连翘15g
　　　菟丝子15g　枸杞子15g　　淫羊藿10g　丹参20g
　　　益母草20g　土茯苓15g　　木香10g　　白花蛇舌草30g
　　　连翘10g　　熟地黄10g　　白茅根15g　厚朴10g
　　　苍术10g　　生大黄6g（后下）
　　　　　　　　　　　　　　　　14剂，水煎服。

按语：水肿是指体内津液输布失常，水液潴留，泛滥于肌肤，引起头面、眼睑、四肢、腹背甚至全身水肿。《黄帝内经》治水三法："发汗、利小便、逐水。"《金匮要略》:"诸有水者,腰以下肿,当利小便;腰以上肿,当发汗乃愈。"肺脾肾三焦功能失职,肾失开阖,水气泛滥肌肤,则发水肿。水肿之为病,以肾为本,以肺为标,以脾为制水之脏。

本例为脾肾阳虚,痰湿内蕴。老师选用五苓散加减治疗。五苓散出自《伤寒杂病论》,药物组成为泽泻、猪苓、茯苓、白术、桂枝。功用:温阳化气,利水渗湿。五苓散是治疗膀胱气化不利之下焦蓄水症的基础方。方中泽泻补肾利水渗湿;茯苓、猪苓淡渗利水;白术、茯苓健脾以运化水湿;同时生白术还有通便作用。老师重用生黄芪补气利尿退肿;枸杞子滋补肝肾;益母草活血利水消肿;丹参活血养血;蒲公英、白花蛇舌草清热解毒利湿;连翘清热解毒消肿;苦参清热燥湿利尿;车前子利水消肿;生地黄清热凉血养阴;白茅根凉血清热利尿;熟大黄清热泻火解毒,老师恐泻下力重,仅用3g。配合服用成药金水宝,补益肺肾,秘精益气,用于治疗肾功能不全。二诊患者诸症减轻。老师守上方去苦参及泽泻。加入菟丝子平补肝肾;淫羊藿温补肾阳;黄柏清下焦湿热;土茯苓清热解毒利湿;木香调理三焦,行气止痛解毒消肿。去熟大黄,改用生大黄5g,加强清热解毒通便作用。三诊患者症状进一步减轻。老师在原方基础上加减。去掉黄柏、蒲公英;生白术用到60g。《神农本草经》曰:"白术主风寒湿痹死肌。"身体为湿邪所困,疲倦无力,肠道缺乏蠕动之力,此时要重用白术以健脾胃行气机通便。加入苍术健脾燥湿;厚朴消积除痞。本例患者肾功能不全,在老师诊治下症状明显减轻,肌酐逐渐减低。

老师点评:肾病痼疾病机为正气已虚,湿热羁留,瘀血内生。其临床多见脾肾阳虚脉症,而舌苔厚腻。特别是用过激素的患者,更是虚浮之象,宜舌症全参,禁用慎用辛热峻补,更宜泻利祛湿化瘀以邪之所去之路,治宜益肾清利祛瘀化浊。生大黄乃治疗肾炎之佳品。

(张志欣 整理)

九、尿路感染

验案:王某,女,53岁。2016年6月20日初诊。

【初诊】 诉尿频、尿急2月余。现病史:患者诉近2月来尿频、尿急，见水则思尿，伴双下肢冷痛感，夏日仍穿着毛裤，贴伤湿止痛膏，舌质暗红，苔干而裂纹隐隐，脉左右寸关尺沉。尿常规及尿沉渣示：白细胞：698/ul，细菌：0.7×10^6/ml。

西医诊断：尿路感染

中医诊断：淋证

辨　　证：肾虚湿蕴

辨证分析：患者肾气亏虚，肾不化气，则水湿停聚，津液代谢失常故尿频、尿急；肾气亏虚，无以温养经脉，气血不通，则见下肢冷痛。水湿停聚，阻碍津液化生，则见舌苔燥裂，故四诊合参，本证属肾虚湿蕴之证。

治法：益肾清利

处方：酒苁蓉 10g　　泽兰 10g　　枳壳 10g　　当归 10g
　　　升麻 6g　　　川牛膝 10g　　萆薢 10g　　白花蛇舌草 30g
　　　石菖蒲 10g　　瞿麦 10g　　萹蓄 10g　　盐益智仁 10g
　　　乌药 10g　　　炙甘草 10g

7 剂，水煎服，日 1 剂。

按语：采用济川煎合萆薢分清饮加减，以济川煎（含当归、牛膝、肉苁蓉、升麻、枳壳）温肾益精。方中肉苁蓉味甘咸性温，功能温肾益精，暖腰润肠，为君药。当归补血润燥；牛膝补益肝肾，壮腰膝，性善下行，共为臣药。枳壳下气宽肠；泽泻改用泽兰以走血分，消水肿，且能破瘀消癥；用升麻以升清阳，清阳升则浊阴自降，相反相成，补中有泻，降中有升，具有"寓通于补之中、寄降于升之内"之意。萆薢分清饮（益智仁、萆薢、石菖蒲、乌药）以温肾利湿，分清化浊。方中萆薢善于利湿，分清化浊，是治白浊之要药；益智仁温肾阳，缩小便，为臣药；乌药温肾祛寒，暖膀胱以助气化；石菖蒲芳香化浊，分利小便，共为佐药。加瞿麦、萹蓄以增强利湿之功；白花蛇舌草味苦、淡，性寒，清热解毒、消痛散结、利尿除湿，尤善治疗各种类型炎症。炙甘草健运中州，调和诸药。全方共奏益肾清利之功。

老师点评：济川煎乃张景岳润肠通便之方，治用肾气虚而大便不通。肾司二便，肾与膀胱相表里，肾虚则气化无力，本例用之乃异病同治也。

（刘惠杰　整理）

十、多寐

验案： 支某，女，41岁，已婚。2017年10月6日初诊。

【初诊】 自述欲寐多年，伴阵发性头晕，夜寐多梦，腰痛，手足畏寒乏力，月事周期尚可，末次月经9月12日，带经7天，经量中等偏多，带下不多，大便干，舌质暗红，苔薄白，脉弦细。既往孕2产1。

西医诊断：睡眠障碍

中医诊断：多寐，痰湿互阻证

治法：温化痰湿

处方：法半夏10g　陈皮10g　　苍术10g　　茯苓10g

　　　枳壳10g　　胆南星10g　桂枝10g　　黄芩10g

　　　生龙骨30g　生牡蛎30g　防风10g　　炙甘草10g

　　　藿香10g　　砂仁6g

7剂，水煎服，日1剂。

【二诊】 自述药后症减，仍便干，末次月经11月6日，值经期，经量中等偏少，诊脉弦细，舌质红苔白。故在前方基础上加益母草15g，川芎6g，香附10g，生白术30g。

【三诊】 自述药后欲寐，头晕好转，便干，末次月经12月6日，带经7天，经量中等。乳腺增生。诊脉弦细，舌红苔薄。

治法：温化祛瘀

处方：姜半夏10g　陈皮10g　　苍术10g　　茯苓10g

　　　枳壳10g　　胆南星10g　桂枝10g　　黄芩10g

　　　生白术30g　牡丹皮10g　青皮10g　　丹参15g

　　　赤芍10g　　炙甘草10g　山慈菇10g　王不留行30g

　　　夏枯草10g

7剂，水煎服，日1剂。

一月后随访多寐已愈，头晕未发。

按语： 初诊方以二陈汤（陈皮、半夏、茯苓、甘草）加苍术以燥湿化痰；加枳壳、胆南星、黄芩以降气化痰；桂枝甘草龙骨牡蛎汤以振奋心阳；加防风取"风能胜湿"之意；藿香、砂仁以醒脾化湿。全方共奏温化痰湿之功。

二诊时患者服药后症情好转，故在前方基础上加药，值经期故加益母草以养血活血化瘀，川芎、香附辅以行气，生白术用至30g以升清健脾，改善便秘。

三诊患者药后多寐头晕好转，故效不更法，在前方基础上加减，仍以二陈汤以燥湿化痰，加苍术以增强温化水湿之功；青皮、枳壳、胆南星、黄芩以降气清热燥湿化痰。桂枝、甘草以振奋心阳；生白术以健脾升清化湿；患者服药期间值经期，故加王不留行、赤芍、丹参、牡丹皮以养血化瘀破血。本方用到山慈菇，其甘、微辛、凉，归肝、脾经，具有清热解毒、化痰散结之功。"大约怪病多起于痰，山慈菇消痰之药，治痰而怪病自除也。"（《本草新编》）考虑本方此处应用山慈菇与夏枯草为此意？

后又查了文献，发现《杂病源流犀烛》对于不寐的论述较为全面，兹录述于下：《杂病源流犀烛·不寐多寐源流》谓多寐为心肺之病。一由心神昏浊，不能自主；一由心火虚衰，不能生土而健运。可为多种原因引起。若体重或浮而多寐，为湿胜，宜平胃散加防风、白术。食方已即困倦欲卧，为脾气弱不胜食气，俗称"饭醉"，宜六君子汤加山楂、神曲、麦芽。四肢怠惰而多寐，为气弱，宜人参益气汤。长夏懒惰，四肢无力，坐定即寐，为肺脾两经之气本弱，复因炎暑所逼而致，宜清暑益气汤。病后多眠，身犹灼热，为余邪未清，正气未复，宜沈氏藏蕤汤。狐惑症见默默多眠，可辨证选用甘草泻心汤内服、苦参汤熏洗。风温阳脉浮滑，阴脉濡弱，发热，咽干口苦，微恶寒，闭目欲眠，为少阴伏邪发出，感太阳客邪，宜黄芩汤加桂枝、石膏，甚则藏蕤汤加减。热病得汗后，脉沉细，身冷喜卧，或脉沉细，昏沉不省，为阳气内遏，急与药令四肢温缓，不尔有熟睡死者，宜四逆汤。汗下后酣眠者，为正气已复，可不用药。参见嗜卧、多眠、善眠等条。

老师点评：多寐者，阳虚阴盛之病（《类证治裁》），痰湿阴物也，温化治之症减，然二诊值经期，自述患乳腺增生，乃乳癖也，气滞痰瘀所致也，故在原方佐用青皮、山慈菇、夏枯草、王不留行对症治疗。

（刘惠杰　整理）

十一、失眠

验案：周某，男，62岁。2016年6月8日初诊。

【初诊】 患者近3个月来入睡困难，每晚可睡4小时左右，夜寐梦多。时有头晕头沉，口中黏腻，口干，咽干。偶有胸部憋闷，纳食不香，腹部胀满，双下肢酸沉。怕热，易汗出。双侧脉沉，舌质暗，苔白黄厚腻。

西医诊断：失眠

中医诊断：不寐

辨　　证：痰热扰神

辨证分析：患者口中黏腻，纳食不香，腹部胀满，双下肢酸沉，说明素体脾虚，运化失司，聚湿酿痰，蕴久化热，热扰心神，则入睡困难，梦多；痰热蒙蔽清窍，致头晕头沉，阻遏气机不畅致胸部憋闷，自汗。舌苔黄厚腻为湿热内蕴之象。

治法：燥湿化痰，镇静安神

处方：苍白术各10g　法半夏10g　陈皮10g　茯苓10g

　　　木香10g　　　胆南星10g　枳壳10g　黄芩10g

　　　竹茹10g　　　石菖蒲10g　郁金10g　炒枣仁30g

　　　生龙牡各30g（先煎）　　黄连3g　肉桂1g

　　　炙甘草10g　　丹参15g　　五味子10g

　　　　　　　　　　　　　　　　7剂，水煎服。

【二诊】 2016年6月15日。服药后诸症较前好转。双侧脉沉弦，舌质淡，苔白厚。初诊方加藿香10g，牡丹皮10g。7剂，水煎服。

按语：《景岳全书·不寐》中说："神不安则不寐，其所以不安者，一由邪气之扰，一由营气之不足耳。"本例患者因痰热扰神所致失眠，"有邪而不寐者，去其邪而神自安也"。老师选用温胆汤加减治疗本病。温胆汤出自《三因极一病证方论》卷九方，组成有半夏、竹茹、枳实、陈皮、炙甘草、茯苓，具有理气化痰，清热和胃之功。主治肝胆不和，痰热内扰之证。方中半夏燥湿化痰，和胃降逆；竹茹清热化痰除烦止呕；陈皮燥湿化痰；茯苓健脾渗湿，以绝生痰之源；枳实（本方用枳壳）破气消痰，使痰随气下，以通痞塞；炙甘草调和诸药。老师加用苍术健脾燥湿，白术健脾祛湿；脾旺则生痰无源。胆南星清热化痰；黄芩清上焦热；木香理气和胃；石菖蒲化湿和胃，开窍宁神；郁金清心解郁，行气活血；酸枣仁养心安神；龙骨、牡蛎镇静安神；丹参养血活血；黄连、肉桂为交泰丸，交通心肾以助眠；五味子生津敛汗，宁心安神。全方共奏去湿热宁心神之功。二诊患者明显好转，加用藿香化湿醒脾和胃；牡丹皮清热凉血，活血散瘀，止无汗骨蒸。

老师点评：不眠的病机是邪气客于五脏六腑，使卫气独卫其外，行于阳而不得入于阴，行于阳则阳气盛，阳气盛而阴虚。故令人不得眠。故《灵枢·邪客》曰："卫气者……行于阳不得入于阴，行于阳则阳气盛，阳气盛则蹻陷，不得入于阴，阴虚故目不瞑。治以针、药并用。药用半夏秫米汤。"宜熟读此经文，结合本例，则对不寐一证体会更深。简言之"阳不入阴则不寐"。《类证治裁·不寐》亦云"不寐者，病在阳不交阴也"。

（张志欣　整理）

十二、雷诺病

验案：常某，女，54岁。2016年6月6日初诊。

【初诊】 患者主诉手脚冰凉十余年，指（趾）端色白，麻木。停经一年余。脉：左寸关沉细，尺沉。右寸关尺沉细涩。趺阳脉沉细涩。舌质暗，苔白。

西医诊断：雷诺病

中医诊断：痹证

辨　证：寒瘀痹阻

辨证分析：古人曰："经脉所行皆起于手足，虚劳则血气衰损，不能温其四肢，故四肢逆冷也。"患者手脚冰凉，为气血不荣，不能温养经脉之征。

治法：温经活血祛瘀

处方：炙麻黄10g　　黑顺片3g　　细辛3g　　当归10g

　　　吴茱萸6g　　　川芎10g　　干姜10g　　桂枝10g

　　　鸡血藤15g　　蜈蚣1条　　甘草10g　　威灵仙10g

生薏苡仁30g　丹参15g

7剂，水煎服，日1剂。

按语：雷诺病是由于寒冷或情绪激动引起发作性的手指（足趾）苍白、发紫，然后变为潮红的一组综合征。没有特别原因者称为特发性雷诺病；继发于其他疾病者，则称为继发性雷诺病。本方采用当归四逆汤（含当归、桂枝、细辛）合麻黄附子细辛汤（炙麻黄、附子、细辛）以养血散寒，温经通脉。加丹参、蜈蚣、威灵仙、鸡血藤以活血化瘀通络，生薏苡仁以化湿通络，吴茱萸温经散寒止痛，川芎理气活血，甘草调和诸药，共奏温经活血祛瘀之效。

此患者近2月未来复诊，目前不知其近况，选取此医案的原因在于老师治疗痹证选方立意与传统中医内科学治疗不同。中医内科学认为痹证是指人体肌表、经络因感受风、寒、湿、热等引起的以肢体关节及肌肉酸痛、麻木、重着、屈伸不利，甚或关节肿大灼热等为主症的一类病证。临床上有渐进性或反复发作性的特点。主要病机是气血痹阻不通，筋脉关节失于濡养所致。分为：行痹（风痹）、痛痹（寒痹）、着痹（湿痹）、热痹。本案患者属寒痹，一般治疗用乌头汤（麻黄、芍药、黄芪、炙甘草、川乌），然乌头汤证患者疼痛剧烈，不可屈伸，为受寒邪之重者，脉象沉弦，为邪实者适用。而本案患者疼痛不明显，主要为手脚冰凉，脉沉细涩，有本虚之征，故乌头汤不适用。老师采用当归四逆汤和麻黄附子细辛汤内以养血固本，外以散寒通络，切合本案之病机。

（刘惠杰　整理）

十三、胃痛

验案：张某，女，41岁。2017年11月13日初诊。

【初诊】　自述胃病痼疾业已2年，伴有呃逆反酸，纳差胃疼满，腰痛，月事如期而至，月经量少，末次月经11月4日，经前腹痛发凉。纳食尚可，入睡困难，大便日2次，质黏腻不爽。舌质红，苔薄，舌体胖大。脉弦。既往孕3产1。

西医诊断：消化不良

中医诊断：胃痛

辨　　证：肝郁脾虚

辨证分析：患者长期饮食不节，脾主升清，胃主降下，二者一升一降，其功能失调则该降不降该升不升，出现呃逆，反酸；气机升降失调则气滞，不通则痛，故胃痛。脾气不升，气血生化乏源则月经量少；肝郁气滞，疏泄失调，不通则痛，故经至腹痛。本证总属肝郁脾虚之证。

治法：疏肝理气，和胃运脾

处方：柴胡 10g　　　白芍 10g　　　黄芩 10g　　　姜半夏 10g

炒白术 10g　　　吴茱萸 6g　　　干姜 10g　　　砂仁 6g

煅瓦楞子 30g　　浙贝母 10g　　　蒲公英 15g　　　木香 6g

乌药 10g　　　甘草 10g　　　党参 15g　　　肉桂 6g

7 剂，水煎服，日 1 剂。

【二诊】　2017 年 11 月 3 日。患者诉药后症减，诊脉弦，舌质红，苔薄白。治以疏肝理气，和胃运脾。

处方：柴胡 10g　　　白芍 10g　　　黄芩 10g　　　姜半夏 10g

炒白术 10g　　　吴茱萸 6g　　　干姜 10g　　　砂仁 6g

煅瓦楞子 30g　　浙贝母 10g　　　蒲公英 15g　　　木香 6g

乌药 10g　　　甘草 10g　　　党参 15g　　　肉桂 6g

枳壳 10g　　　陈皮 10g

7 剂，水煎服，日 1 剂。

按语：首诊采用半夏泻心汤（半夏、黄芩、黄连、干姜、党参、炙甘草）合小柴胡汤（柴胡、黄芩、半夏、党参、炙甘草、生姜）加减化裁，以半夏泻心汤辛开苦降以除痞满，小柴胡汤以和解之，加木香、肉桂、乌药辛温行气以开气郁；佐吴茱萸以温肝助肝之用；煅瓦楞子、蒲公英以制酸益胃。白术、砂仁以健脾益气养胃。白芍和甘草合芍药甘草汤之意。浙贝母气平，味辛，气味降多于升，阴也（本草经解）。《本草经集注》载："治腹中结实，心下满。"故以本品软坚散结，以除痞满。二诊患者药后症减，说明药证相符，故效不更方，继续以前方加枳壳以降气。《雷公炮制药性解》载："主下胸中至高之气，消心中痞塞之痰，泄腹中滞塞之气，去胃中隔宿之食，削腹内连年之积，疏皮毛胸膈之病，散风气痹麻，通大肠闭结。"故加之以增强降气理气之功。加陈皮以理气化痰。全方共奏疏肝和胃，健脾理气之功。

半夏泻心汤是《伤寒论》中调理脾胃的经典方剂之一。脾胃同居中焦，为气机升降及水饮上达下输之枢机。脾主升，胃主降，脾胃功能正常，则清气得升，浊阴得降。脾胃功能失常，则清气不升，浊阴不降，在上则为呃逆、反酸、嗳气等，在中则为腹痛、腹胀、痞满等，在下则为肠鸣、下利等。故而治疗脾胃疾病，首要关键在于调理脾升胃降的功能。又"太阴湿土，得阳始运；阳明燥土，得阴自安""脾喜刚燥，胃喜柔润""脾为阴脏，脾虚易湿盛；胃为阳腑，胃病多热盛"，所以脾胃为病，多见湿热互结，寒热错杂之证。本证采用半夏泻心汤切合病机。

老师点评：本例为肝郁脾虚之胃痛，方由小柴胡汤、半夏泻心汤、左金丸、乌贝散、芍药甘草汤化裁组成（其中煅瓦楞子易海螵蛸、黄芩易黄连）加用温补之肉桂，加用甘苦性寒之蒲公英，其甘寒而不伤胃，运用古方化裁组合宜法中有方、方中有法。中医治疗学一般分法则、治则和治法三个层次。尤其治则和治法指导临床意义更大。换言之，治疗原则是法则的体现，是针对某一疾病或某一类证候的特点的治法归类。治疗方法则是根据当前病情确定治疗方案，是治疗法则、原则的具体落实。

（刘惠杰　整理）

十四、胃痞

验案：高某，女，56岁。2017年5月1日初诊。

【初诊】　胃脘痞满胀痛月余。诉近1个月来胃脘痞满胀痛，大小便排泄不畅，大便黏腻不成形，小便费力，量少淋沥，口黏不爽，时有口苦，咳吐红沫。舌质紫暗，苔腻而满，脉象沉滑。既往绝经4年。

西医诊断：消化不良

中医诊断：胃痞

辨　　证：湿热内蕴

辨证分析：患者饮食不节，导致脾虚湿盛，湿浊内蕴，郁久化热，痰浊内蕴则见口黏不爽，湿浊阻滞肠道，泌别清浊失调则见大便黏腻不成形。

治法：清胃燥湿调中

处方：瓜蒌30g　　姜半夏10g　　黄连10g　　枳壳10g

　　　炒苍术10g　　生白术30g　　茯苓10g　　厚朴6g

　　　砂仁6g　　　陈皮10g　　　车前子10g　干姜10g

　　　甘草10g　　　吴茱萸6g　　　炒莱菔子10g

　　　　　　　　　　　　　　　7剂，水煎服，日1剂。

【二诊】 2017年5月8日。患者服药后诉症情好转，胃脘痞满胀痛减轻，小便好转，大便仍黏腻不成形，口黏不爽，时有口苦。舌质紫暗，苔腻而满，脉象沉滑。治以清胃燥湿调中。继予前方7剂，水煎服，日1剂。

按语：本方以小陷胸汤（半夏、瓜蒌、黄连）合平胃散（苍术、厚朴、陈皮、甘草、生姜）加减化裁。以平胃散燥湿运脾，行气和胃。以小陷胸汤清热化痰，宽胸散结。加白术、茯苓、砂仁以加强健脾化湿之功；加枳壳、炒莱菔子以降逆通腑；加车前子以利湿；吴茱萸与黄连为左金丸，黄连苦寒泻火，佐以辛热之吴茱萸，既能降逆止呕，制酸止痛，又能制约黄连之过于寒凉；二味配合，一清一温，苦降辛开，以收相反相成之效。全方共奏清胃燥湿调中之功。二诊患者服药后症情减轻，药证相符，效不更方，继予前方以清胃燥湿调中。对于方中使用的小陷胸汤之意义，柯琴在《伤寒来苏集·伤寒附翼》中所说比较精彩："热入有浅深，结胸分大小。心腹硬痛，或连小腹不可按者，为大结胸，此土燥水坚，故脉亦应其象而沉紧。止在心下，不及胸腹，按之知痛不甚硬者，为小结胸，是水与热结，凝滞成痰，留于膈上，故脉亦应其象而浮滑也。秽物据清阳之位，法当泻心而涤痰。用黄连除心下之痞实，半夏消心下之痰结，寒温并用，温热之结自平。瓜蒌实色赤形圆，中含津液，法象于心，用以为君，助黄连之苦。且以滋半夏之燥，洵为除烦涤痰、开结宽胸之剂。"本例患者双寸脉浮滑，正应了"脉亦应其象而浮滑"，切合病机。

方中使用车前子的意义，考虑为清热利湿。患者小便费力，量少淋沥，思为湿热蕴结之故。《神农本草经》记载车前子："主气癃、止痛，利水道小便，除湿痹。"《医学启源》："主小便不通，导小肠中热。"《药品化义》：“车前子，子主下降，味淡入脾，渗热下行，主治痰泻、热泻，胸膈烦热，周身湿痹，盖水道利则清浊分，脾斯健矣。取其味淡性滑，滑可去暑，淡能渗热，用入肝经，又治暴赤眼痛，泪出脑疼，翳瘴障目及尿管涩痛，遗精溺血，癃闭淋沥，下疳便毒，女人阴癃作痛、或发肿痒，凡此俱属肝热，导热下行，则浊自清矣。”原来认为车前子主入肾经，清下焦之湿浊，后看到《医林纂要》的记述：“车前子，功用似泽泻，但彼专去肾之邪水，此则兼去脾之积湿；彼用根，专下部，此用子，兼润心肾。又甘能补，故古人谓其强阴益精。”才明白车前子也能去“脾之积湿”。

老师点评：胃痞一案，方由小陷胸加枳实汤（《温病条辨》）、平胃散（《太平惠民和剂局方》）、半夏泻心汤（《伤寒论》）、左金丸（《丹溪心法》）权衡化裁，且妙用生白术、车前子二味以使邪出二阴。其“痞”有痛，气机郁滞导致的脘闷不适以及腹内的结块和硬满之意，历代医家论述颇多，而痞证、胃痞未入编内科教材，然临床不鲜见。考“痞”，《说文解字》“病”部曰：“痛也，段玉裁注。”《大宋重修广韵》曰：“腹内结痛”。《黄帝内经》《伤寒论》《金匮要略》等医家皆有论治，此不赘述，而《张氏医通》论治较详。论曰：“痞者，否也，不通之意，由阴伏阳蓄，气血不运而成。处心下，位中央，填满痞塞，皆土之为病也，然痞与胀有轻重之分。痞则内觉痞闷，而外无胀急之形也……天地不交而痞，此脾之清气不升而下溜，胃之浊气不降而上逆。”又曰：“诸痞塞乃痰为气激而上，气为痰腻而滞，痰与气搏，不得流通。”关于“胃痞”，李乾构教授有所论及，胃痞一证，实为湿热太甚，痰气上逆阳位，古贤治痞以苦泄之，辛甘散之，故本案方用黄连枳壳之苦以泄之，厚朴姜夏之辛以散之，茯苓车前子以淡渗之。

（刘惠杰　整理）

十五、泄泻

验案 1：马某，女，45 岁。2017 年 10 月 6 日初诊。

【初诊】　大便日行 4～5 次半年余。现病史：自述半年来大便日行 4～5 次，入夜尤重，大便时稀时干，畏寒怕冷，月经量少，夜寐不宁。左寸关滑，尺沉弱不及，右寸小滑浮，关沉，尺部沉弱。舌质暗红，苔

白腻。既往痔疮手术史。孕5产2。辅助检查：2017年9月27日查B
超示：子宫肌瘤，盆腔内偏囊性包块，盆腔积液。腹部CT示：直肠右
后方结节影，考虑为囊性病变。

西医诊断：腹泻

中医诊断：泄泻

辨　　证：湿瘀互阻

辨证分析：患者素体湿浊内蕴，故见大便稀溏，湿为阴邪，重浊黏
腻，易损阳气，故见畏寒怕冷；加之多次孕育史，瘀血内蕴，气血运行
不畅，不能润养心神则见夜寐不宁。且夜中为如厕所扰，更不能安眠。
故本证辨为湿瘀互阻。

治法：清湿热，化瘀血

处方：乌梅10g　　细辛3g　　肉桂6g　　党参15g

　　　附子6g　　　川椒3g　　黄连10g　　黄柏10g

　　　当归10g　　丹参15g　　苍术10g　　生薏苡仁30g

　　　木香10g　　大黄3g　　槐角10g　　甘草10g

　　　生地榆10g

　　　　　　　　　　　　　　　　　　7剂，水煎服，日1剂。

【二诊】　2017年10月16日。药后大便减少，每日2次，便后少
腹及腰部疼痛。脉沉滑，舌暗苔腻。治以清湿热、化瘀血。处方：上方
加白芍15g，败酱草15g。7剂，水煎服，日1剂。

【三诊】　2017年10月23日。症如前述，药后大便减少，每日2
次，便稀，腰痛减轻，纳可。脉沉滑，舌暗苔淡。治以清湿热、化瘀血。

处方：乌梅10g　　细辛3g　　肉桂6g　　党参15g

　　　附子6g　　　川椒3g　　黄连10g　　黄柏10g

　　　当归10g　　丹参15g　　甘草10g　　干姜10

　　　白芍15g　　败酱草15g

　　　　　　　　　　　　　　　　　　7剂，水煎服，日1剂。

按语：首诊采用乌梅丸（乌梅、细辛、肉桂、党参、附子、川椒、黄
连、黄柏、当归）以清热燥湿；加丹参以活血养血；木香以理气行气；苍
术、薏苡仁以燥湿利湿。槐角、地榆以清肠热。大黄清热，引邪下行，

给邪以出路；甘草清热解毒，调和诸药。上以清热，下以温运，佐以化瘀行气，全方共奏清湿热、化瘀血之功。二诊时，患者药后症状明显减轻，说明药物对证。继以前方加减。加白芍以柔肝缓急，败酱草以清热解毒，活血散瘀排脓。三诊患者药后症状明显减轻。继以前方加减。患者大便次数减少，厚腻舌苔较前减少，故减去薏苡仁、苍术等燥湿利湿之品，减去木香、大黄、槐角、生地榆。

乌梅丸出自《伤寒论》，主治蛔厥证，久泻久痢。本方所治蛔厥，是因胃热肠寒，蛔动不安所致。蛔虫得酸则静，得辛则伏，得苦则下，故方中重用乌梅味酸以安蛔，配细辛、干姜、桂枝、附子、川椒辛热之品以温脏驱蛔，黄连、黄柏苦寒之品以清热下蛔；更以人参、当归补气养血，以顾正气之不足。全方合用，具有温脏安蛔，寒热并治，邪正兼顾之功。

对于乌梅丸治疗久泻久痢的机制，任应秋的老师刘有余以善用乌梅丸治杂病蜚声一时，他说，凡阳衰于下，火盛于上，气逆于中诸证都可以随证施用。久泻久痢源于上热下寒，且久泻伤正，故以细辛、干姜、桂枝、附子、川椒辛热之品以温下，黄连、黄柏苦寒之品以清热，乌梅以酸甘化阴，人参、当归补气养血，以顾正气之不足。

而此种上热下寒形成的机制，李士懋先生解释得很好——肝为刚脏，内寄相火，心包亦有相火。相火者，辅君火以行事，随君火以游行全身。当肝寒时，阳气馁弱，肝失升发、舒达之性，则肝气郁。当然，这种肝郁，是因阳气馁弱而郁，自不同于情志不遂而肝气郁结者，此为实，彼为虚。既然阳气虚馁而肝郁，则肝中相火也不能随君游行于周身，亦为郁，相火郁则化热。这就是在阳气虚馁的脏寒基础上，又有相火内郁化热，因而形成了寒热错杂证，正如尤在泾所云"积阴之下，必有伏阳"。治疗这种寒热错杂证，因其前提是厥阴脏寒，所以乌梅丸中以五味热药温肝阳，人参益肝气，乌梅、当归补肝体；连柏清其相火内郁之热，形成补肝且调理寒热之方。

老师点评：本例为泄泻证，其久则脾肾阳虚，湿热羁留，瘀血内生，寒热错杂证也。故选用乌梅丸进行治疗，临床上对慢性泄泻久病不愈，效佳！治疗泄泻在辨证基础上，宗东垣之旨，一则佐以风药效果好,"风能胜湿也",少量加用羌活、防风、升麻等,其量宜轻,大则耗伤脾气;其二宗"治湿不利小便非其治也",加用车前子、茯苓、泽泻等药为好。其三,久泻者必体虚,因为久泻多虚证,然正虚之处便有害邪之所,即有湿热滞留存在。其四,慢性泄泻先消后补,以通为治,慢性泄泻多因饮食不节而诱发,况祛邪亦是扶正,邪去正复也。其五,泻久宜用丸散,药补食补兼施,"药补不如食补"。

(刘惠杰 整理)

验案 2:李某,女,28 岁。2016 年 7 月 18 日初诊。

【初诊】 患者近 20 余天大便次数增多,8～9 次／天,质稀如水,便前腹痛,泄后痛减。乏力,纳差,夜寐安。双侧脉弦细,舌质红,苔白黄厚腻。素体瘦弱,怕冷,手足凉。

中医诊断:泄泻

辨　　证:气虚湿热证

辨证分析:患者素体瘦弱,脾胃虚弱,脾胃运化失司,大肠无以传导变化,水反为湿,谷反为滞,日久化热,湿热积滞导致腹痛,泄泻;久泄耗损气血,则阳气不足,导致怕冷,手足凉。

治法:温脾肾,止泄泻

处方:乌梅 10g　细辛 3g　　　肉桂 6g　　　党参 15g

　　　川椒 3g　黄连 10g　　　黄柏 10g　　　附子 6g(先煎)

　　　木香 10g　炒薏苡仁 30g　石榴皮 10g　炒白芍 10g

　　　砂仁 6g(后下)　　　　　炙甘草 10g

7 剂,水煎服。

【二诊】 2016 年 7 月 27 日。自述药后症减,大便 1～2 次／天,纳馨。双侧脉弦,舌质红,苔白。予参苓白术丸加减治疗,7 剂,水煎服。

按语:《临证指南医案》云:"滑泄之久下不能禁固,湿胜气脱也。"本案老师辨证为气虚湿热证。方用乌梅丸加减。乌梅酸收,涩肠止泻;黄连、黄柏苦寒,能清热燥湿;附子、肉桂、细辛、川椒皆温热之品,可温肾暖脾而助运;党参益气健脾;诸药相合为乌梅丸,用于寒热错杂,久虚久泄。另木香、砂仁运脾和胃;炒薏苡仁健脾化湿;石榴皮酸涩温,归胃、大肠经,功专涩肠止泻,与黄连、黄柏等配伍治久泻不止。

炒白芍、炙甘草缓急止痛养血。

老师点评：本例是运用乌梅丸治疗泄泻，以参苓白术丸善后，其效较佳。我在临床应用乌梅丸化裁治疗慢性泄泻诸如慢性肠炎、过敏性肠炎、溃疡性肠炎，效果很好。

（张志欣　整理）

十六、脱发

验案 1：张某，女，37 岁。2017 年 7 月 24 日初诊。

【初诊】 诉一年来脱发、斑秃，纳可，二便调，舌质红，苔白根腻。脉左沉细，右寸滑，关尺沉。既往史 G3P1。

西医诊断：脱发

中医诊断：脱发

辨　　证：气血不足，肝肾亏虚

辨证分析：发为血之余，患者气血不足，肝肾亏虚则无以滋养毛发，故脱发，风性善游走，则见斑秃。

治法：滋肝益肾，疏风养血

处方：墨旱莲 10g　　酒女贞子 15g　　白芍 10g　　熟地黄 10g

当归 10g　　生白术 15g　　天麻 10g　　桑椹 15g

川芎 10g　　牡丹皮 10g　　生黄芪 30g　　防风 10g

炙甘草 10g

7 剂，水煎服，日 1 剂。

按语：本方采用四物汤（当归、熟地黄、川芎、白芍）加二至丸（墨旱莲、女贞子）合当归补血汤（黄芪、当归）以益气养血、滋肝益肾；并加天麻、防风以疏风，加白术以健脾益气，牡丹皮、桑椹以滋肝益肾，炙甘草建运中气，调和诸药。全方共奏滋肝益肾，疏风养血之功。"肾藏精，主生殖，其华在发""发为血之余"，肾为先天之本，头发为血液的产物，肾藏精，肝藏血，精血同源相互转化，两者缺一不可，故治疗脱发以益肾养血为主。

老师点评：脱发（斑秃、白发）源于《黄帝内经》所论"发为血之余""肾之华在发"，故血气虚、肾气弱则发白而脱落。张子和有血热生风之说，"年少发早白落或白屑者，此血热而太过也"。《医宗金鉴》有风盛燥血之论，"由毛孔开散邪风乘虚而入，以致风盛燥血，不能荣养毛发"而致。据此立法组方，方由二至丸、四物汤、玉屏风散、当归补血汤加味组成。法为滋肝益肾，疏风养血，符合法中有方，方中有法组方原则。

方中加天麻一味，此乃赵炳南经验用药，他认为"天麻加补血补肝肾的药，有促进生发作用"（《赵炳南临床经验集》）。牡丹皮一品，其辛甘微寒，实有凉血清热之功，此品有活血不留瘀、活血而不妄行的特点。

（刘惠杰　整理）

验案 2：范某，男，28岁，已婚。2016 年 7 月 6 日初诊。

【初诊】　患者诉 4 个月来脱发，每日掉发较多，头前额部毛发稀疏，伴头皮发痒。夜寐尚可。饮食喜油腻。面部油光，体胖，腹部膨隆，腰部酸痛，大便不爽。脉沉，舌质暗红，边有齿痕，苔白腻。

中医诊断：油风

辨　　证：肝肾阴虚，湿热内蕴

辨证分析：发为血之余，头发掉落、稀疏，由于肝血不足，肾气虚所致。患者喜食油腻，面部油光，体胖均为湿热内蕴之象，湿热外蒸，致头皮油腻发痒。

治法：滋肝肾，清湿热

处方：墨旱莲 15g　女贞子 15g　枸杞子 15g　当归 10g
　　　　生地黄 15g　牡丹皮 10g　何首乌 10g　苦参 10g
　　　　侧柏叶 10g　天麻 10g　　桑椹 10g　　甘草 10g

　　　　　　　　　　　　　　　　7 剂，水煎服。

【二诊】　2016 年 7 月 13 日。服药后大便不爽，量多，质黏。脉弦，舌质淡红，苔薄白腻。初诊方加生白术 15g，蛇床子 10g。7 剂，水煎服。

【三诊】　2016 年 7 月 20 日。诉服药后脱发渐少，饮食正常，二便调。脉沉，舌质暗，边有齿痕，苔薄白腻。

治法：滋肾凉血，燥湿生发

处方：墨旱莲 15g　　女贞子 15g　何首乌 10g　枸杞子 15g
　　　　生熟地各 10g　当归 10g　　牡丹皮 10g　苦参 10g
　　　　炒苍术 10g　　天麻 10g　　蛇床子 10g　桑椹 10g

侧柏叶 10g　　　甘草 10g

7 剂，水煎服。

按语：《素问·六节藏象论》曰："肾者，主蛰封藏之本，精之处也，其华在发。"肾气虚则发易落。（肾主藏精，精与血是互为资生的，精足则血旺，而毛发的濡养来源于此，故有血余之称。发为血之外候，发的生长于脱落，润泽与枯槁，均与肾经盛衰有关。）发为血之余，头发掉落、稀少，由于肝血不足，肾气虚，所以养发先养血，养血先补肾。本案患者舌质暗红，苔白腻，为湿热内蕴。老师治疗本病在补肾的基础加用祛湿药。方中二至丸（墨旱莲、女贞子）、枸杞子补益肝肾；生地黄清热凉血，养阴生津；何首乌、桑椹补益精血，生发乌发；当归养血活血；牡丹皮清热凉血；苦参清热燥湿，祛风杀虫止痒；侧柏叶凉血止血，止痒防脱发；天麻归肝经，息风止痉，平肝潜阳，并有活血脉通九窍泻湿除风的作用，并可顺应肝脏的升发之性，带领药物作用到头部；炙甘草补益气血，调和诸药。二诊加用生白术健脾祛湿通便；蛇床子温肾燥湿。三诊患者湿热减轻，故加用熟地黄补肾养血，苍术健脾燥湿。

（张志欣　整理）

十七、口苦

验案：王某，女，52 岁，工人。2017 年 10 月 2 日初诊。

【初诊】　口苦一年余。现病史：患者诉口苦一年余，伴口中黏腻，头晕，耳鸣。纳可、夜寐安。时有胃中痞满而胀。既往子宫切除。

西医诊断：消化不良

中医诊断：胃痞

辨　　　证：肝郁脾虚，湿浊内蕴

辨证分析：患者饮食不节，脾胃亏虚，湿热内蕴，中泛于胃则胃脘痞胀，上泛于口则口苦口黏；清气不升，不能营润脑窍则头晕耳鸣。故本证辨证属于肝郁脾虚，湿浊内蕴。

治法：疏肝清热燥湿

处方：瓜蒌 15g　　姜半夏 10g　　川黄连 10g　　苍术 10g

枳壳 10g　　厚朴 6g　　　吴茱萸 6g　　　生薏苡仁 30g

木香6g　　藿香10g　　防风10g　　砂仁6g

甘草10g

7剂，水煎服，日1剂。

【二诊】 2017年10月9日。药后症减，口苦好转，仍口中黏腻，胃脘胀满减轻，耳鸣，腰酸、腰痛，二便调。处方：上方加陈皮10g，黄芩10g，豆蔻10g。7剂，水煎服，日1剂。

按语： 首诊采用小陷胸汤（瓜蒌、半夏、黄连）以清热化痰、宽胸涤痰，合半夏厚朴汤及藿香正气散（含苍术、藿香、半夏、厚朴）加减化裁以健脾除湿，枳壳、砂仁以降气除湿，生薏苡仁以利湿，防风以胜湿（风能胜湿），以三消水湿之邪，加木香以疏肝理气。元素曰吴茱萸："气味俱浓，浮而降，阳中阴也。其用有三：去胸中逆气满塞，止心腹感寒痛，消宿酒，为白豆蔻之使也。"故以吴茱萸以温中降逆除痞，且反佐黄连等苦寒之性。甘草调和诸药。全方共奏疏肝清热燥湿之功。

二诊患者服药后症情好转，说明药证合情，效不更方，在前方基础上加陈皮以燥湿行气，黄芩以清热燥湿，豆蔻以理气宽中燥湿。全方共奏疏肝清热，宽中燥湿之功。

老师点评： 口苦多见于胆热或肝热证，《黄帝内经》称为"胆瘅""肝气热则胆泄口苦"，传统治宗龙胆泻肝丸，本例羔已一年，肝之久郁化热则中焦运化失司，湿热内蕴。

口中异常味有口苦、口气、口臭之别，现代医学分为口源性、非口源性和精神性三类，中医予以清肝燥湿，芳香化浊为治。

（刘惠杰　整理）

十八、呃逆

验案： 郭某，女，35岁。2017年7月12日初诊。

【初诊】 患者自述呃逆频频一年余，近日加重。刻下夜寐安，脘腹胀满，纳食尚可，咽中有痰，不易咳出。怕冷恶风，易感冒。月事尚可，血量少。LMP30/6，带经3天，经量中等。大便调，夜尿2次/天。双侧脉弦，舌淡暗，苔白黄。

中医诊断：呃逆

辨　　　证：肝胃不和证

辨证分析：患者为中年妇女，易怒，恼怒伤肝，气机不利，横逆犯胃，胃失和降，逆气动膈，发生呃逆；素体脾胃不足，运化失职，痰饮内停，复因恼怒气逆，上逆动膈发生呃逆。怕冷恶风，为素体脾胃虚寒，运化功能失职，致脘腹胀满、少腹冷。

治法：疏肝和胃，理气健脾

方药：四逆散加减

柴胡 10g	白芍 10g	枳壳 10g	炙甘草 10g
陈皮 10g	炒白术 10g	砂仁 6g（后下）	姜半夏 10g
吴茱萸 6g	丁香 6g	旋覆花 10g（包煎）	丹参 15g
香附 10g	紫苏梗 10g		

7剂，水煎服。

【二诊】 2017年7月19日。自述服药后呃逆明显减轻。昨日因受寒，而略有加重。双侧脉弦，舌质红，苔薄白。上方加厚朴6g行气，肉桂6g散寒温通。7剂，水煎服。

按语： 呃逆，是指胃气上逆动膈，气逆上冲，喉间呃呃连声，声短而频，不能自止为主要表现的病症。本例患者，老师辨证为肝胃不和，选用四逆散加减治疗。柴胡、白芍、枳壳、甘草为四逆散，出自《伤寒论》，是疏肝解郁理脾的基础方。老师常说"学会四逆散，看病就不难"，常在四逆散基础上加减治疗各种肝郁所致的疾病。本例患者肝胃不和，脾胃虚寒。老师用四逆散疏肝解郁理脾，加用姜半夏燥湿化痰降逆消痞；陈皮理气；炒白术健脾益气除湿；砂仁温中行气化湿；吴茱萸疏肝散寒下气；丁香温中降逆；旋覆花降逆止呕消痰行水；紫苏梗宽中下气。久病必瘀，故用丹参活血，香附疏肝理气。

老师点评： 四逆散源于《伤寒篇》第318条："少阴病，四逆，其人或咳、或悸、或小便不利、或腹中痛、或泄利下重，四逆散主之。"是疏肝解郁之良方。古人曰"百病皆生于郁""肝为五脏六腑之贼"，故本方临床运用甚广，且疗效显著。可谓"学会四逆散，看病就不难"。

四逆散由炙甘草、枳实、柴胡、芍药组成。从方根分析：柴胡、甘草为小柴胡汤之雏形，柴胡味苦平，甘草味甘平，外赤中黄，二药配伍实为助肝用、补脾体、疏肝气畅脾运。芍药、甘草为芍药甘草汤,两者相伍乃酸甘化阴以生津血润滑降泄郁,宣畅气逆。枳实、芍药二药相伍开达肝脾阴结,共奏祛痰宣畅气机之功,枳实芍药散也。柴胡、枳实、芍药三药为大柴胡汤重要组成部分,疏泄肝木,理通脾滞,和解枢机,宣布畅气。

临床常以合方治病诸如合二陈汤用于痰气郁结致肝脾不调之证;合五苓散用于水气弥漫三焦,内侵肝脾而致肝脾失调之证;合升降散用于火气郁结而肝脾不和之证;合痛泻要方以疏肝健脾、升阳止泻;合旋覆代赭石汤以疏肝益胃降逆止呃;合小陷胸汤治肝郁胃热之胃痞、肝炎。

（张志欣 整理）

十九、破伤风

验案:患者方某,男,57岁。2012年5月6日初诊。

【初诊】 患者主诉4月30日在田间劳作时不慎左手中指指尖皮肤破损,未予理会,未前往医院诊治。4天后开始出现口周麻木、张口受限,并逐渐出现周身疼痛、肢体强直,活动障碍,伴吞咽困难、项强,于5月5日前往北京某医院就治,确诊为"破伤风",予破伤风免疫球蛋白肌注,注射用阿莫西林钠克拉维酸钾、甲硝唑静脉滴注抗炎及肠内营养混悬液(TPF)营养支持,略有好转。患者想寻中医治疗,6日回我院就诊,请老师会诊。刻下症:阵发性肢体抽搐,牙关紧闭、张口受限,咳嗽咳白黏痰、量多,伴头目不清,食欲不振,大便干,2日未行。舌苔无法查看,脉弦滑。

西医诊断:破伤风

中医诊断:破伤风

辨　　证:风痰阻络

辨证分析:《外科正宗》指出,破伤风之所成,是"因皮肉损破,复被外风袭入经络,渐传入里"所致。即破伤风属外风引动内风之疾患。风邪走窜经脉,脏腑气机失调,津液不布,聚而成痰。风、痰搏结,闭阻于经络,荣卫不得宣通,故见牙关紧闭、肢体挛急、角弓反张,咳嗽咳痰等；气机升降失司，则见头目不清、大便秘结。

治法：平肝息风化痰，祛瘀解毒

方药：玉真散合五虎追风散、止痉散加减

白附子6g（先煎）	僵蚕10g	全蝎3g	天麻10g
蜈蚣2条	胆南星6g	蝉衣10g	川芎15g
葛根15g	羌活10g	甘草10g	半枝莲15g
钩藤10g	防风10g	酒大黄3g	

4剂，水煎服，日1剂。

【二诊】 2012年5月10日。患者诸症悉减，已能下地扶床行走，抽搐发作次数及咳嗽咯痰均明显减少，效不更方，前方继服。前后加减共服15剂，除吞咽时偶有呛咳、肢体乏力外，余症均除。

按语：关于破伤风治法，《素问·玄机原病式》有云："大法破伤风宜以辛热治风之药，开冲结滞，荣卫宣通而愈。"老师对此例患者，辨证入微，抓住疾病的病机本质，选方用药丝丝入扣，切中病机。方用玉真散以白附子、胆南星祛风化痰、解痉止搐为主药。羌活、防风疏风通络止痉，助主药疏散经络中之风邪，故共为辅药。天麻平肝息风止痉，能增强主药止痉定搐作用，故为佐药。诸药配合，药少力专，起效迅速，为治破伤风之妙方。然本方祛风化痰之功较强，而解痉稍逊，合用五虎追风散和止痉散，以增加解痉之效。且该患者尚有痰湿内阻、清阳不升致头目不清，大便干结等症状，故加用葛根、川芎清利头目，大黄活血通便，半枝莲清热解毒。由于方药紧扣病机，病机紧扣症状，故效如桴鼓。

老师点评：破伤风一病，《外科正宗》《医宗金鉴·外科心法要诀》皆有论述及诊治方法，目前中西医结合治疗效果较好，但目前临床病例较少。该患者应用中药治疗，疗效显著，所以现代中医在辨病基础上，应用中医辨证选方遣药治疗急重患者时很有优势的。要想做一名好中医，就要敢于去治疗急危重病，关键是要多读经典和医案，多临证，要有胆有识。

（聂锦坤 整理）

第四篇

于增瑞临床经验方

一、滋阴液化汤

【组成】 生熟地各 10g，赤白芍各 10g，白薇 10g，石斛 10g，山萸肉 10g，枸杞子 15g，菟丝子 15g，鱼鳔 6g，紫河车 6g（冲服），野菊花 15g，萆薢 10g，土茯苓 15g，丹参 15g，王不留行 30g，生山楂 15g，生麦芽 30g。

【功用】 滋阴益肾，清热化浊。

【主治】 阴虚火旺之精液不液化症。

【按语】 精液不液化症多由湿热瘀阻下焦，郁久化热，或由相火亢盛，伤及阴液，以致精稠难化。故方用熟地黄、山萸肉、枸杞子、菟丝子滋补肾阴以养阴益血；生地黄、白芍、白薇、石斛养阴生津、滋阴清热；野菊花、土茯苓、萆薢苦寒清热解毒，利湿去浊；紫河车、鱼鳔为血肉有情之品，味甘性温，补益精血；生山楂、生麦芽相伍取其酸甘化阴之意，改善生殖内环境，促进液化；王不留行、丹参、赤芍疏肝理气、活血化瘀，清除下焦瘀热。全方标本兼顾，清补结合，共奏益肾化浊以液化生精，孕育之功。

二、三紫振痿汤

【组成】 紫霄花 10g，紫河车 10g，紫丹参 15g，蜈蚣 2 条，白芍 10g，淫羊藿 10g，蜂房 6g，巴戟天 10g，枸杞子 15g，香附 12g，柴胡 10g，葛根 10g，九香虫 6g，牛膝 6g。

【功用】 益肾疏肝，活血通络，兴阳振痿。

【主治】 肝郁肾虚型勃起功能障碍。

【按语】 勃起功能障碍，俗称"阳痿"，是男科门诊常见病之一。本病皆关于肝肾,而涉及瘀血。因为阳具之勃兴,需肾气之作强,肝气之条达,更需宗筋之充盈,络脉之通顺,而无瘀血之阻滞。方中紫霄花为淡水海绵科动物脆质针海绵的干燥群体,甘温益阳涩精,《医学入门》称其"主阳衰阴痿",是治阳痿的专用药。紫河车味甘咸性温,是血肉有情之品,补气养血益精。淫羊藿、巴戟天、蜂房益肾壮阳,以兴阳事。枸杞子滋补肝肾以益阴助阳。蜈蚣辛温,入厥阴肝经,走窜力最速,内而脏腑,外而经络,凡气血凝聚之处,皆能开之,故可通达瘀脉,善治阳痿。白芍养血活血,补肝柔肝,荣养宗筋,既能养血益精,和调阴阳,又能兼制蜈蚣辛温走窜伤阴之弊。瘀血阻于经络,宗筋失养,难以充盈而致阳痿,瘀血又是肾虚肝郁的病理产物,故用丹参活血通经散瘀。肝经络阴器,宗筋乃肝所主,肝失疏泄,气血失调,经络运行障碍,宗筋难得其养,故阳事不兴,故用香附、柴胡疏肝解郁通经。九香虫善入肝肾之位,功善理气化滞,温中助阳。古有"治痿独取阳明""阴中求阳"之论述,故佐以葛根鼓舞阳明津气,兼起阴气,牛膝益肾而引血下行阴部。诸药协力,共奏益肾疏肝活血通络以兴阳事之功。

【加减】 少精弱精者加黄精 15g、肉苁蓉 10g;心神不宁、失眠多梦者加石菖蒲 10g、远志 10g;遗精早泄者加金樱子 10g、芡实 10g。

三、益肾种子汤

【组成】 熟地黄 15g,山萸肉 10g,枸杞子 15g,韭菜子 12g,鹿角镑 10g,紫河车 6g,淫羊藿 10g,菟丝子 15g,鱼鳔 6g,炙黄芪 30g,当归 10g,丹参 15g,巴戟天 10g,甘草 10g。

【功用】 益肾填精,补气养血。

【主治】 精子异常类男性不育症。

【按语】 肾藏精,主生殖,司二阴,故男性不育症皆关于肾。因为人的生殖功能系于肾精,精子的产生赖于肾之阴阳的濡润、温煦,精子才能保持正常生化功能。肾虚天癸衰少,精少精弱精冷则导致不育。故益肾填精法是治疗男性不育症之大法。方中淫羊藿、巴戟天皆入肾经,以温肾壮阳,巴戟天尚有升发肾气而兴阳之功。"精不足者,补之以味",故用紫河车、鱼鳔、鹿角镑血肉有情之品以滋补强壮,为补肾填精之盛品。其紫河车味甘微咸，气温无毒，为人之胞衣，其得先天之气而养后天之脏，为治精气不足、子嗣难成之要药；鱼鳔为大、小黄鱼之鱼肚，味甘性平，具有补肾生精滋肝之功，其主要成分为高级胶原蛋白及钙、锌、铁、硒等多种微量元素。枸杞子、菟丝子取五子衍宗丸之意，以填精补髓，疏利肾气。熟地黄、山萸肉性微温补肾肝之阴，为提供生精血的物质基础。宗肝肾同源、精血互生之旨，选用当归补血汤以补养气血。韭菜子味辛甘，性温，以温补肝肾。丹参活血通络，使方中补而不滞。甘草调和诸药。本方实为阴阳互补、气血互生，以益肾填精嗣后。

【加减】 气虚体弱乏力者，加人参、黄精；阳虚精冷精弱者，鹿茸粉易鹿角镑，加续断、覆盆子；脾胃虚弱、纳差便稀者，加山药、砂仁；精液不液化者，基本方去鹿角镑和淫羊藿，加生麦芽、生山楂以酸甘化阴；性功能障碍者，加蜈蚣、白芍、紫霄花、九香虫。

四、暖宫助孕汤

【组成】 紫石英30g，川椒2g，熟地黄10g，当归12g，鹿角胶15g（烊化），龟甲胶15g（烊化），紫河车6g，淫羊藿12g，胡芦巴12g，菟丝子15g，黄芪30g，肉苁蓉12g，巴戟天10g，茺蔚子15g，丹参15g，枸杞子10g，香附10g，甘草10g。

【功用】 益肾暖宫，补气养血。

【主治】 肾虚宫寒不孕症。

【按语】 肾藏精，主生殖，为生胎之元。故精亏血少，冲任虚寒，胞脉失养，则不能摄精成孕。"妇人无子，冲任不足，肾气虚故也。"《黄帝内经》云："冲为血海""太冲脉盛，月事以时下，故有子。"傅青主云："大寒冰之地，不生草木，重阴之渊，不长鱼龙，今胞胎既寒，何能受孕。"故治疗女性不孕，应从肾入手，暖宫散寒，调补冲任督脉为治。《临证指南医案》云："冲脉为病，用紫石英以为镇逆，任脉为病，用龟甲以为静摄，督脉为病，用鹿角以为温煦，带脉为病，用当归以为宣补。"故方中紫石英温补肝肾，淫羊藿补肾壮阳，川椒专入督脉，和鹿角胶温肾补火，暖宫散寒。鹿角胶、龟甲胶、紫河车为血肉有情之品，滋肾以生精血；菟丝子、肉苁蓉、巴戟天、枸杞子皆甘温之品，温肾暖宫益精，且补而不燥；胡芦巴温经祛寒暖下焦；当归、熟地黄、黄芪补气养血调经脉，香附气病之总司，气中血药，疏气调经，且防上药之滋腻之性，茺蔚子、丹参活血化瘀。甘草补脾益气，调和诸药。本组方为补肾兼活血化瘀药两类药，佐用气药之香附，可动静结合。据现代药理研究，补肾类中药能促进卵发育和排卵，并能提高雌激素水平；补肾兼活血化瘀药能使角化细胞指数升高提高排卵率。以上诸药合用，共奏温肾暖宫、调经助孕之效。

五、柴附青金汤

【组成】　柴胡10g，香附15g，青皮12g，郁金12g，丹参15g。

【功用】　理气疏肝，活血化瘀。

【主治】　原发性痛经。

【按语】　原发性痛经发病原因比较复杂，但无论是气滞血瘀、风寒湿乘，或是气血虚弱、肝肾亏损，其主要原因是气血运行不畅，导致气血瘀滞，冲任失调，其病机主要体现在"不通则痛"。故方选香附，其味辛微苦甘，性平，芳香走窜，为理气之良药，血中之气药。李时珍在《本草纲目》中称其为"气病之总司，女科之主帅"。香附能疏肝解郁除三焦之气滞，肝气条达，则气血和畅，月事自调，疼痛自止。现代药学研究证明，香附对子宫的肌张力有弛缓作用，并有明显的镇痛作用。青皮味辛苦，性温，入肝胆经；其气峻烈，沉降下行，能疏肝胆，破气滞，散结消坚止痛，引诸药至肝经，疏下焦肝气。《妇人明理论》中说："一味丹参散，功同四物汤。"丹参为妇科要药，是临床上常用的凉血活血通经之品，可以治疗肝郁胁痛，心腹刺痛，妇女痛经诸症，与血中气药郁金相伍，治痛经尤佳。郁金辛苦气寒，辛散苦降，寒则清热，行气解郁，活血止痛为其主要功能。从而用于治疗肝气郁滞，瘀血内阻所致的痛经，与"功同四物"之丹参和"气病之总司"的香附相配，则相得益彰。柴胡乃肝经气分药，入气分既能疏气解郁，行气活血，又能入血分而行血中之气，其在气则能调血，在血又能调气。以上五药相配伍，共奏理气疏肝、活血化瘀之功，使瘀去滞通，气顺血和，冲任充盈，经行畅达平和，自无疼痛之苦。

临床运用，经前 2 周开始服药（以基础体温上升为依据），连续服药 15 天至月经来潮第 1 天，疗程为 3 个月经周期。如经期后怨，量少色暗，小腹坠胀，有冰冷的感觉，属寒凝气滞血瘀者加橘核、吴茱萸、淫羊藿、肉桂、小茴香等。兼有头晕、心慌、腰膝酸软、神疲乏力等虚象者，加人参、黄芪、当归、熟地黄、续断、阿胶等。

六、六二五合方

【组成】 熟地黄 12g，山药 15g，山萸肉 10g，茯苓 12g，泽泻 10g，牡丹皮 10g，仙茅 6g，淫羊藿 12g，菟丝子 15g，枸杞子 12g，覆盆子 10g，车前子 10g，五味子 10g。

【功用】 益肾填精种子。

【主治】 肾虚所致的精子异常、性功能障碍。

【按语】 本方由六味地黄丸（《小儿药证直诀》）、二仙汤（《中医方剂临床手册》）、五子衍宗丸（《证治准绳》）。其中六味地黄丸是滋补肝肾、抗衰老名方。方中熟地黄味甘微苦，性微温，为阴中之阳药，善补血生精以滋肾养肝；山萸肉为常用的滋补强壮药，其味酸苦涩，微温补肝肾而涩精；山药收摄脾经，功健脾胃，为精血生化之源，兼有强肾生精之功，配合熟地黄、山萸肉、五味子为治肾虚滑精、遗精的要药；牡丹皮清泻，茯苓、泽泻泄浊，而补中不滞，诚为通补开合之良剂。五子衍宗丸专补肾气，其中菟丝子苦平补肾，益精髓，其温而不燥，不助相火，为平补肝肾之良药；覆盆子甘酸微温，固肾涩精；枸杞子甘酸化阴，滋补肾生精养阴养血；五味子五味俱备，入五脏大补五脏之气，入肾补肾之功更强；车前子泄肾浊补肾阴而生精液，配合仙茅、淫羊藿温肾壮阳，鼓动肾气以提高生精功能。淫羊藿又名仙灵脾，辛甘，可促进男女性腺功能。早在 20 世纪 50 年代就已发现淫羊藿能促进精液分泌，使前列腺、精囊重量增加，有类似雄激素样作用，《本草备要》谓其是"治绝阳不兴，绝阴不产"的要药。综观三方合用，具有肾之阴阳双补的作用。

张景岳曰："善补阳者，必于阴中求阳，则阳得阴助，则生化无穷；善补阴者，必于阳中求阴，则阴得阳升，而泉源不竭。"故临床运用，加减权变，既能肾填精，又可温壮元阳，是治疗精子异常和性功能障碍的基本方、有效方，临床上宗法权变，收效甚宏。如精液不液化者，实属相火偏盛，下焦湿热，热灼津液而致，可去二仙加知母、黄柏、天花粉、败酱草、生山楂、生麦芽等滋阴清热利湿，酸甘化阴；阳痿者，多因肝郁肾虚而至，或纵情色欲，损伤肾气，可去泽泻、牡丹皮、车前子加紫河车、紫霄花、韭菜子和九香虫等温肾壮阳之品和香附、柴胡、白芍等疏肝之药。

七、柴芍通经汤

【组成】 柴胡 10g，赤白芍各 10g，鸡血藤 15g，女贞子 15g，枸杞子 15g，山萸肉 10g，菟丝子 15g，丹参 15g，紫河车 6g，川牛膝 15g，益母草 15g，当归 10g，熟地黄 10g。

【功用】 疏肝益肾，活血通经。

【主治】 肝郁肾虚、气滞血瘀之月经后期。

【按语】 月经后期虽有虚实之分，但以虚为主，肾虚血亏，冲任不调是其主要病机。故调理月经的根本在于补肾。通过益肾养血使得肾气充足，精血旺盛，则月经自然通调，即所谓"水满自溢"。同时，妇人以肝为先天，肝藏血主疏泄，具有储藏血液、调节血量和疏泄气机的作用。对于肝气郁结的患者采用疏肝之法，往往能取得事半功倍的效果，故曰"调经肝为先，肝调经自和"。肝气得疏，肾气得补，气机调畅，气得以行，血得以养，冲任调和，经水自有定期矣。故方用柴胡、赤芍、白芍取四逆散配伍之意以疏肝解郁；熟地黄、山萸肉、枸杞子、菟丝子、女贞子补肝肾之阴而益精血，为月经提供物质基础；当归、白芍、鸡血藤补血养血、疏通经络；紫河车性温味甘咸，为血肉有情之品，具补肾益精，益气养血之功；丹参、川牛膝、益母草活血调经。形体肥胖或多毛，佐以化痰散结之品如半夏、白芥子等以祛痰除湿通络；性情抑郁易怒者，加香附、川楝子疏肝等泻肝之品；子宫偏寒者，佐以暖宫散寒之品，如紫石英、淫羊藿、巴戟天等。

八、二三止崩汤

【组成】 墨旱莲 15g，女贞子 15g，三七粉 6g（冲服），阿胶 30g（烊化），生地黄 20g，黄芩 10g，山萸肉 15g，枸杞子 15g，白芍 20g，桑叶 10g，乌梅 10g，僵蚕 10g，椿根皮 10g，仙鹤草 15g，海螵蛸 20g，甘草 10g。

【功用】 养阴清热，凉血固冲。

【主治】 阴虚内热之崩漏证。

【按语】 崩漏是妇科常见病、疑难病，在临床有青春期、育龄期、围绝经期不同，其病机而以阴虚内热最为常见。考《素问·阴阳别论》："阴虚阳搏谓之崩。"《景岳全书·妇人篇》："凡阳搏必属阴虚，络伤必致血溢。"《傅青主女科》言："止崩之药不可独用，必须于补阴之中行止崩之法。"综上，养阴清热、凉血固冲为其治疗大法。该方用墨旱莲甘酸性寒，入肝肾，养阴益肾、凉血止血；女贞子甘苦平，入肝肾，补肾滋阴、养肝明目，二者合用取二至丸之意，大大增强补益肝肾、凉血止血之功。三七散瘀止血；阿胶滋阴补血止血；生地黄滋阴清热；凉血止血；黄芩苦寒清热；山萸肉、枸杞子滋补肾阴、收敛元气。乌梅、僵蚕、白芍为乌梅宁血汤，其中乌梅性味酸平，入肝养肝，肝得养乃血藏。《本草求原》："治溲血、下血、诸血证。"《妇人良方》："治妇人血崩。"僵蚕辛咸平，善疏肝经风热，邪去血谧，止崩中下血，咸入肾，解下焦郁热。桑叶清热凉血，息风安胎；椿根皮味苦性寒，固崩止血；仙鹤草收敛止血，又有补虚之功；海螵蛸收敛止血；甘草调和诸药。

九、逆陷平胃汤

【组成】 柴胡 10g，枳壳 10g，炒白芍 12g，瓜蒌 30g，黄连 6g，半夏 10g，苍白术各 10g，陈皮 10g，厚朴 6g，砂仁 6g，蒲公英 30g，麻黄 10g，甘草 10g。

【功用】 疏肝和胃，理气清热。

【主治】 胃食管反流病。

【按语】 胃食管反流病（GERD）中医病名多归属吐酸、嘈杂、呕吐、噎膈、胃痞、胃痛、痞满、梅核气、胸痞、胸痛等病证范畴。中医学认为，本病多因情志失调、酒食所伤，劳累过度或感受外邪而发病。简言之，病在食管，其本源：一是肝气郁结，横逆犯胃；二是脾失健运，胃失和降；三是肺失肃降，痰气郁阻，从而导致胃失和降而胃气上逆。所以，方中用四逆散（柴胡、枳壳、白芍、甘草）以疏肝解郁，行气散结，和营调肝。因情志不遂则肝郁不升，胆火上升。黄坤载曰："肝气宜升，胆火宜降。"肝郁、胆火蕴结则湿热痰郁互结中焦，故用小陷胸汤（黄连、半夏、瓜蒌）以清热化痰散结，其中黄连功擅清热燥湿，泻心肝胃之实火，燥肠胃积滞之湿热；半夏功擅燥湿化痰，和胃止呕，消痞散结；瓜蒌功擅清肺润燥，涤痰导滞，散结宽胸利气通便。平胃散为郁久中焦湿热互结而设。平胃散由苍术、厚朴、陈皮、甘草组成。苍术燥湿运脾，厚朴除满宽胸；陈皮理气化湿，共奏燥湿、祛湿热之结，胃气得以下降。方中用白术、苍术运脾，一运一健，标本兼治，则运其湿热之邪，健其脾胃之气；佐用麻黄一味，宣肺气化湿邪，肺主气宜降，肺之繁昌则能调节脾胃之气；砂仁芳香化湿，快气调中；蒲公英甘苦性寒，清热解毒以除郁热；甘草健脾益气，调和诸药。若反酸重者加煅瓦楞子 30g，浙贝母 10g，以和胃制酸；烧心重者加吴茱萸 3g，以辛开苦降和中。

十、四物三色荆防草汤

【组成】 生熟地各 10g，白芍 10g，当归 10g，川芎 10g，生黄芪 20g，红花 10g，白鲜皮 10g，荆芥 10g，防风 10g，甘草 10g。

【功用】 养血润肤，疏风止痒。

【主治】 阴血不足、血虚风燥、肌肤失养之皮肤瘙痒症（风瘙痒）。

【按语】 皮肤瘙痒症是老年人在秋冬季节常见的皮肤病，属中医学风瘙痒、痒风、血风疮范畴。《黄帝内经》云："诸病为实，诸痒为虚。"《备急千金要方》云："痒症……血虚皮肤燥痒干，宜四物汤加防风。"此病多见于老年人的痼症顽疾，缠绵不愈，其原因是气血两虚，血不养肤，肝风内生，风胜则痒。故方中用四物汤养血，和血，润燥。黄芪色黄，性甘温，归脾、肺经，为补药之长，益气固表；防风辛甘微温，为治风通用之药，其药性缓和，微温而不燥，甘缓而不峻，有"风药中之润剂"之称。二药相伍，防风能载黄芪补气达于周身，黄芪得防风之疏散而不固邪，防风得黄芪之固表而不散泄，故用于治疗皮肤瘙痒症，补气而不留邪（风），祛邪（风）而不伤正。黄芪配当归，为当归补血汤，以益气生血，荣养肌肤，肌肤得以滋养，风不内生。红花色红，辛散温通，和血调血养血，尚有活血化瘀之力。白鲜皮色白，苦寒善行，归脾、胃经，走肌肉以祛风除湿，为治皮肤病之要药。荆芥辛而微温，为芳香清扬之品，是散风清风之药，主治风痒、瘙痒。诸药配伍，标本兼治，共奏益气养血润肤、疏风祛邪止痒之功。

十一、悦颜痤疮净

【组成】 白芷粉 60g，珍珠粉 30g，生大黄粉 60g，滑石粉 30g，硫黄粉 20g。

【功用】 清热解毒，润肤泽容。

【主治】 肺胃蕴热引起的痤疮。

【用法】 以上诸药混匀，储瓶备用。每晚 1 次，用凉茶水或白开水调成糊状，涂于患处，次日早晨洗去。

【方解】 痤疮，中医又称"肺风粉刺"，或"酒刺"。多由肺胃蕴热所致。外因者，天时不正之时毒，诸如风热暑燥之火毒；内因者，醇酒厚味之热毒；郁怒横逆之火毒。实为发生于青年颜面、胸背部的毛囊、皮脂腺的慢性炎症。皮损为多形性，呈现高粱米粒大小红色丘疹、脓疱、结节等。方中白芷性辛温，入胃、大肠、肺经，具有散寒解表，祛风止痛，解毒医疮，化湿止带之功。《本草便读》载其有"泽面涂荣"之功。《神农本草经》云："长肌肤、润泽。"《日华子本草》谓："去面䵟疵瘢。"大黄、硫黄相伍为古方颠倒散，有清热化毒，消肿杀虫止痛之功。珍珠粉，甘咸性寒，入心肝二经，内服可清心肝之火，镇心定惊，外用生肌敛疮消翳，涂面则使皮肤光泽悦颜。滑石甘淡性寒，质重而滑，外用有清热收敛之功。五品混匀调糊共奏清热化毒，润肤泽容以解肺胃之热。

十二、褐斑美白方

【组成】 珍珠粉 30g，白及粉 10g，白附子粉 15g，滑石粉 20g，白芷粉 60g。

【功用】 美白润肤泽容。

【主治】 湿浊蕴结的黄褐斑。

【**用法**】 以上诸药混匀，储瓶备用。每晚 1 次，用绿茶水或牛奶调成糊状，涂于患处，次日早晨洗去。

【**方解**】 黄褐斑，中医称之为肝斑。老师认为肝斑多由肝、脾、肾功能失调，胞宫失常及冲任损伤，导致气血不调，精血不能上荣于面（虚证），或痰浊瘀滞凝聚于面（实证）。临床可见忧思、抑郁、血虚不华，火燥津亏血瘀为多，故辨证为肝郁、肝热、血瘀夹杂。疏肝解郁，疏肝健脾或温阳健脾，滋补肾阴为治法，然祛瘀贯彻各型证治法中。除内服药外，可配中药面膜治疗，效果更佳。珍珠粉，甘咸性寒，入心肝二经，内服可清心肝之火，镇心定惊，外用生肌敛疮消瘢，涂面则使皮肤光泽悦颜。白及粉收敛止血，消肿生肌，《本草经集注》载其"除白癣疥虫"，有治疗"死肌"的作用。白附子辛甘温，入脾、肝经，祛风泻湿，逐痹行痰，温燥发泄，表散风湿。《雷公炮制药性解》载其治疗"头面百病，斑点风疮疥癣"。滑石甘淡性寒质重而滑，外用有清热收敛之功。《本草经解》载白芷"入足厥阴肝经、足阳明胃经、手阳明大肠经"。《本草从新》载："主治不离三经，通窍发汗，除湿散风。治头目昏痛，皮肤瘙痒，三经风热之病，及血崩血闭，肠风痔瘘，痈疽疮疡，三经湿热之病。"《本草纲目》谓白芷"长肌肤，润泽颜色，可作面脂"，是历代医家喜用的美容药。现代药理研究证明，白芷除了具有解热、镇痛、抗炎等作用，还能改善局部血液循环，消除色素在组织中过度堆积，促进皮肤细胞新陈代谢，进而达到美容的作用。五品混匀调糊，共奏祛风化湿，润肤美白之功。

十三、养胎饮

【**组成**】 1 袋牛奶，2 个鸡蛋，3 个核桃，5 个大枣，10 个花生。

【**功用**】 滋肾养胎。

【**主治**】 妊娠期贫血，气血不足证。

【**方解**】 妊娠食疗方，为妊娠期间的饮食营养均衡而设。牛奶味甘性微寒，具有生津止渴、滋润肠道、清热通便、补虚健脾等功效。现代研究认为，牛奶中所含有大量的蛋白质及人体生长发育所需要的全部氨基酸，这是其他食物所无法比拟的。牛奶中各种矿物质元素以及微量元素比例比较合适，而且容易被人体吸收。牛奶中所含有的钙含量比较高，而人体骨骼、牙齿等生长都是离不开钙的参与的。鸡蛋中蛋清甘，凉；蛋黄甘，平。入心、肾经。鸡蛋滋阴润燥，养心安神。蛋清清肺利咽，清热解毒。蛋黄滋阴养血，润燥息风，健脾和胃。《本草纲目》云："鸡蛋黄，补阴血，解热毒，治下痢。"现代研究认为，鸡蛋黄中的卵磷脂、甘油三酯、胆固醇和卵黄素，对神经系统和身体发育有良好作用，可延缓老年人的智力衰退，改善记忆力，鸡蛋中几乎含有人体所有需要的营养物质，故被人们称为"理想的营养库"。营养学家称之为"完全蛋白质模式"。核桃，又称胡桃，含有丰富的营养素，如蛋白质、脂肪、碳水化合物，并含有人体必需的钙、磷、铁等多种微量元素和矿物质，以及胡萝卜素、核黄素等多种维生素。核桃中所含脂肪的主要成分是亚油酸甘油酯，食后不但不会使胆固醇升高，还能减少肠道对胆固醇的吸收。李时珍说核桃能"补肾通脑，有益智慧"，核桃中所含的微量元素锌和锰是脑垂体所需的重要成分，常食有益于脑的营养补充，有健脑益智作用。此外，核桃具有补气养血、润燥化痰、温肺润肠、散肿消毒等功效。《本草新编》记载："核桃味甘，气温，无毒。入肾经。润能生精，涩能止精，更益肾火，兼乌须发，愈石淋。实温补命门之药。"《本草经解》载大枣："气平，味甘，无毒。主心腹邪气，安中养脾气，平胃气，通九窍，助十二经，补少气少津液，身中不足，大惊四肢重，和百药，久服轻身延年。"李时珍认为大枣最宜补脾胃，为养胃健脾、益血壮神、安中益气的良药。大枣的营养十分丰富，含有较多的糖、蛋白质、脂肪、淀粉、多种维生素、胡萝卜素、鞣质、硝酸盐、有机酸和磷、钙、铁等物质。大枣中得维生素 C 含量在水果中名列前茅，每 100g 含量中达 0.1～0.6g，比苹果、桃子等高 100 倍左右，维生素 B 的含量也是百果之冠。早在明朝时，徐光启在《农政全书》中就把大枣列为果木之首。人们称大枣为"活维生素丸"。花生，又名长生果、落花生。花生米煮熟性平，炒熟性温，具有和胃、润肺、化痰、补气、生乳、滑肠之功，经常食用可治营养不良、咳嗽痰多、产后缺乳等症。每 100g 干花生米中含蛋白质 26g，相当于 250g 瘦猪肉的蛋白质含量；脂肪 40g，是相同数量瘦肉的 1.4 倍。此外，花生中还含有丰富的纤维素、维生素类、氨基酸以及少量的磷脂、嘌呤、生物碱、三萜皂苷和矿物质等。常食花生可促进脑细胞发育、增强记忆力、提高智力、防止过早衰老。同时，花生中含有脂溶性维生素 E，溶于花生油脂中，能维持有机体的正常生理功能和胚胎发育，延长细胞寿命，有利于生育、长寿，所以花生被称作"健脑长寿食品"。这 5 种药食同源之品，颜色包括白、黄、红、黑，能入五脏，补虚扶正，味道可口，营养搭配合理，是孕期固胎养元的佳品。

十四、促排卵方

【组成】 紫石英 30g，川椒 3g，紫河车 6g，淫羊藿 10g，枸杞子 15g，山萸肉 10g，菟丝子 15g，鹿角霜 10g，巴戟天 10g，肉苁蓉 10g，皂角刺 10g，当归 10g，熟地黄 10g，丹参 15g，羌活 10g，茺蔚子 12g，香附 10g。

【功用】 温肾益精，调理冲任。

【主治】 排卵障碍。

【方解】 方中紫石英甘温，质重善走下焦，其性温。温能温阳胞宫，调补冲任。甘又能健运中焦，脾胃健则气血之源充足。胞宫得养则易受孕。紫河车味甘微咸，气温而无毒，其得先天之气，为血肉有情之品，可养后天之脏，为精气不足，子嗣难成之要药。二药配伍，具有温暖下元胞宫，大补精血之功。且紫石英质重降气又能通利，可引紫河车直入胞宫而生血填精，是临床治疗宫寒不孕的常用药对。川椒入督肾，补命门，暖胞宫；淫羊藿、鹿角霜、巴戟天、肉苁蓉、菟丝子补肾助阳，调冲任。枸杞子、山萸肉滋肾阴，阴中求阳，且制上药之燥烈。当归、熟地黄、丹参、茺蔚子养血活血助孕，增加宫内动脉血流量而助孕。香附，辛，微温，入肝、三焦经，理气解郁疏肝。羌活，辛、苦、温，入膀胱经、肝经，具有散风活血通络，疏肝解郁作用。皂角刺辛散温通，药力锐利，合羌活之活血通络以促进卵泡破裂，卵子与精子结合。

十五、促卵泡方

【组成】 熟地黄 15g，砂仁 3g（共捣），白芍 10g，当归 10g，阿胶 15g（烊化），龟甲 10g（先煎），山萸肉 10g，枸杞子 15g，女贞子 15g，沙参 10g，葛根 15g，菟丝子 15g，淫羊藿 10g，醋香附 10g，黄精 10g，炙甘草 10g。

【功用】 滋肝肾，调冲任。

【主治】 经后期卵泡发育不良。

【方解】 方中熟地黄、白芍、当归乃四物汤去川芎，滋阴养血。熟地黄与砂仁共捣，砂仁防熟地黄滋腻碍胃伤脾。山萸肉、枸杞子、女贞子滋补肝肾，养血助元阴之不足。龟甲、阿胶为血肉有情之品，性味甘咸平，入肝、肾之经，补阴滋肾。沙参乃补肺启肾，清金以滋水。沙参为肺经之药，肺主一身之气，气机调畅则血行正常，脏腑功能如常。黄精补脾气，益肾精；菟丝子、淫羊藿皆辛甘温之品，入肝肾经，补肾阳，取其阴阳互根之义，且防滋阴药之腻，而菟丝子其性平和，既能补阴，又能补阳，补而不燥又能生精。方中用葛根一味，考葛根辛、甘、平，入脾胃经，其为阳明经药，阳明为多气多血之经，而冲任二脉隶属阳明。现代药理研究表明，葛根具有雌激素样作用。香附，辛，微温，入肝、三焦经，理气解郁疏肝。炙甘草健脾益气，调和诸药。全方共奏滋肝肾、调冲任之功，为卵泡成熟奠定物质基础。

53检